妈妈宝宝护理大全

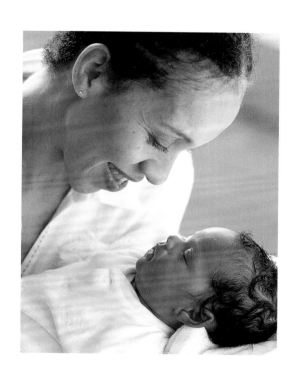

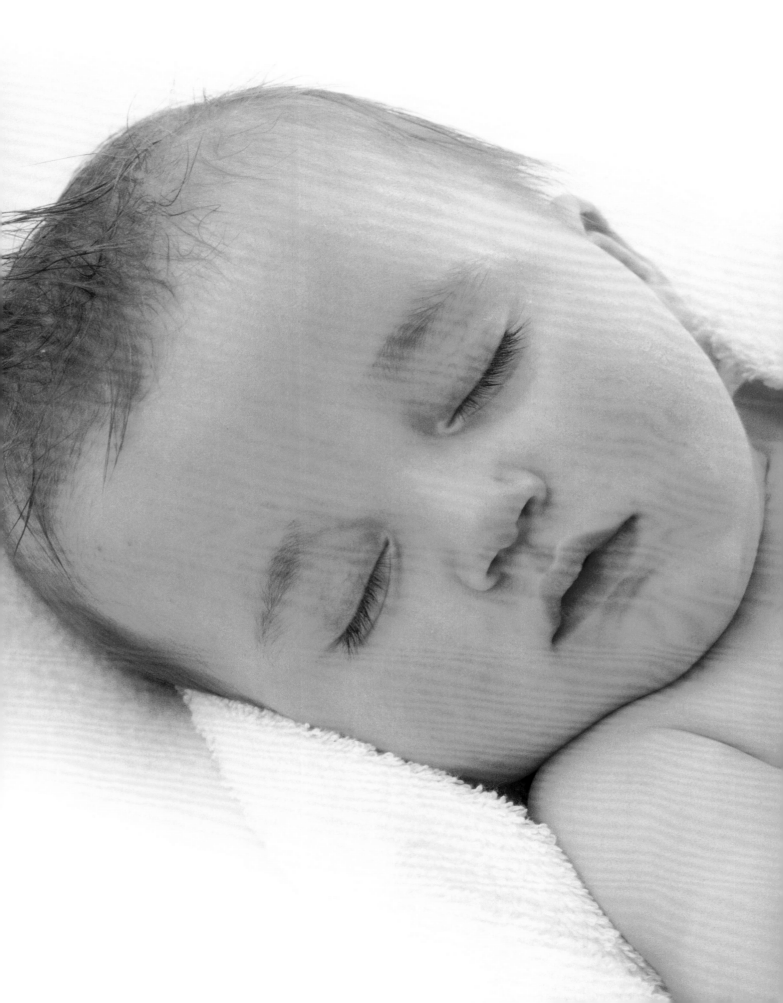

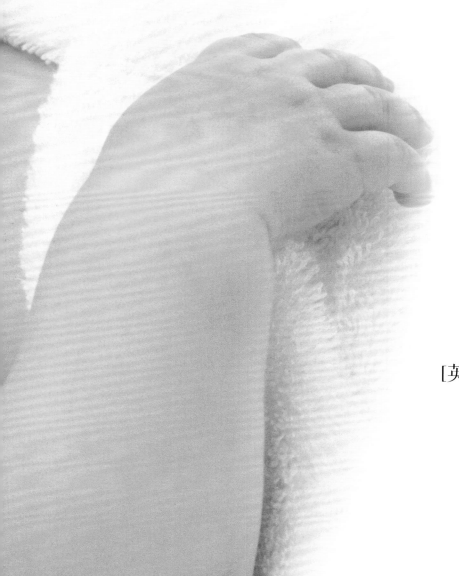

妈妈宝宝
护理大全

[英]卡罗尔·库伯 编著

薛 瑾 译

北京联合出版公司

Beijing United Publishing Co.,Ltd.

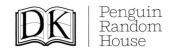

A Dorling Kindersley Book

www.dk.com

图书在版编目（CIP）数据

妈妈宝宝护理大全/（英）库伯编著；薛瑾译.
– 北京:北京联合出版公司, 2015.1
ISBN 978-7-5502-3437-6
Ⅰ.①妈… Ⅱ.①库… ②薛… Ⅲ.①妊娠期 – 妇幼
保健 – 基本知识②婴幼儿 – 护理 – 基本知识 Ⅳ.①R715.3②R174
中国版本图书馆CIP数据核字（2014）第190301号

版权合同登记号

图字：01-2014-5927

Original Title:JOHNSON'S MOTHER AND BABY . Trademark and Copyright Johnson & Johnson

Ltd 2003

Cover design . Johnson & Johnson Ltd and Dorling Kindersley Limited 2003

Health section text copyright . Dr Carol Cooper 2003

Development (12 to 24 months and 24 months to 36 months) text

copyright . Harriet Griffey 2002

All other Text Copyright . Dorling Kindersley Limited 2003

Images Copyright . Dorling Kindersley Limited 2003

JOHNSON'S is a registered trademark of Johnson & Johnson

本书经由Dorling Kindersley 出版公司授权北京联合出版公司独家出版

妈妈宝宝护理大全

作　者：〔英〕卡罗尔·库伯

翻　译：薛　瑾

策　划：王京图

责任编辑：宋延涛　徐秀琴

书籍装帧：锦创佳业

北京联合出版公司出版

（北京市西城区德外大街83号楼9层　100088）

鸿博昊天科技有限公司印刷

新华书店经销

字数553千字　787×1092mm　1/16　17.5印张

2015年1月第1版　2015年1月第1次印刷

ISBN 978-7-5502-3437-6

定价：168.00元

致妈妈们的信

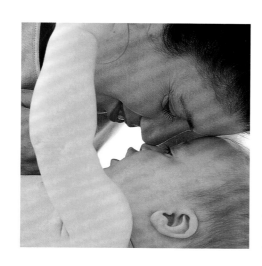

对于妈妈而言，孩子是你一生收到的最珍贵的礼物。你是他的世界的中心，最初对他的接触、拥抱和交流可以帮助他健康成长。

本书意在为你提供各种建议，便于加强和加深母亲与孩子之间的联系，同时也帮助你开始享受初为人母的各种经历。与此同时也为你的孩子迈入人生的第一步提供最好的帮助。

每一个宝宝都是独特的，每一对母子都会找到属于他们自己的平衡关系的方式。不过，母亲的职责在最初看起来可能有点令人生畏。因而，本书的目的也在于为你提供各种信息，以帮助你在照顾自己的孩子时倍感自信。

这也就是为什么我们要提供这本书给各位母亲，它将为你们提供更为科学和专业的有关怀孕、照顾婴儿和儿童发展方面的指导。

当你纵览本书，最重要的应该记住一点：你比任何人都要了解你的孩子，通过观察和倾听她的一言一行，会有助于你更加自信地发挥本能。你将会清楚地了解如何使用你所掌握的信息，以便于为你怀中的宝宝收获最大的益处。

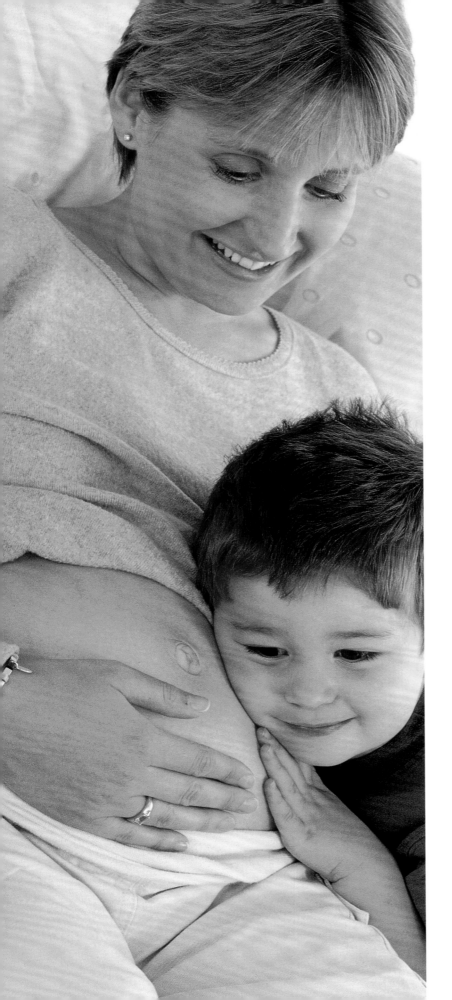

目　录

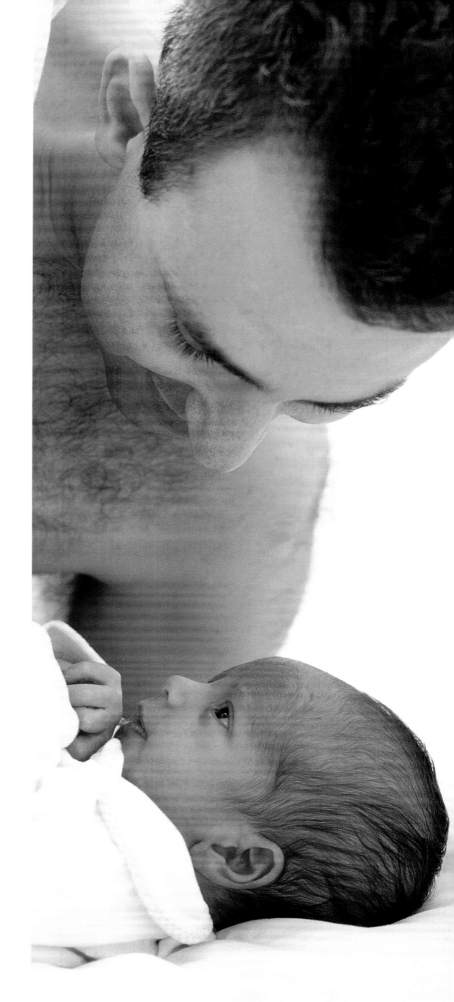

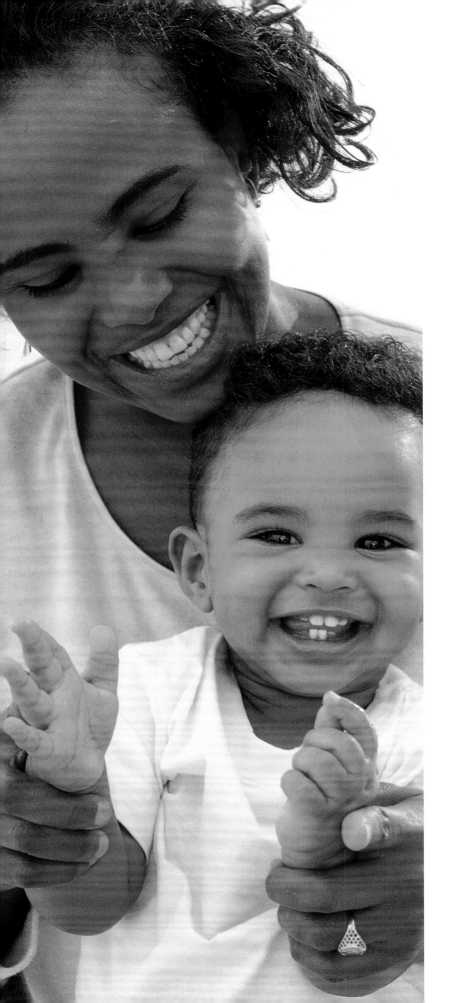

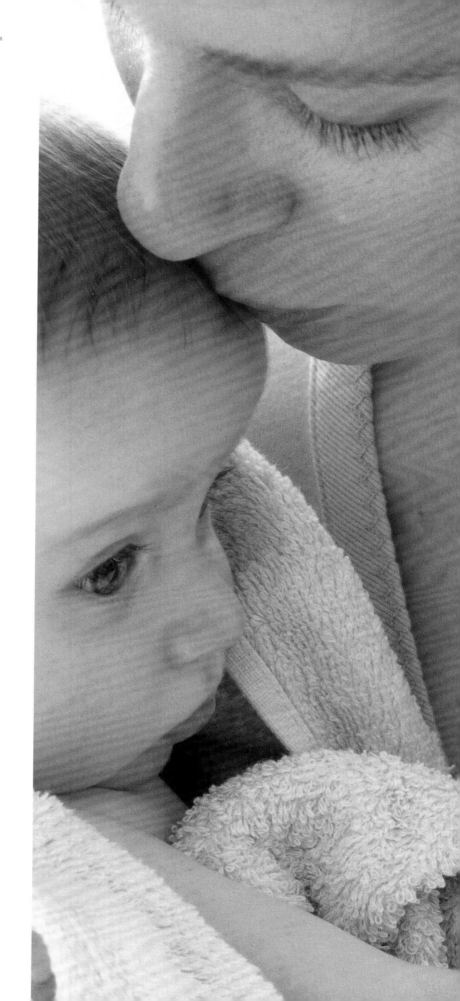

前言

从您考虑要为人父母的那一刻起，您就开始了人生最奇妙的一段旅程。每天都有婴儿出生，但当您有了自己刚刚出生的宝宝后，世界上最美妙的经历也将随之而来，您对人生的观点也会因此而改变。这个新的家庭成员的到来，会给您带来深深的欢欣和无穷的乐趣。

在宝宝长成一个活蹦乱跳的小家伙，又成为成年人的这个过程中，会受到很多的影响，但您的影响对他来说始终是最重要的。您和宝宝之间的关系将形成他一生中和他人相处的模式。同时，您还有很多实际的问题要处理，比如，喂养、给宝宝洗澡，以及保护宝宝不受疾病的侵扰等。

您很快就会发现，呵护宝宝并不是一个单向的过程，您的情绪和宝宝的情绪会互相影响，在宝宝的成长过程中会不可避免地出现高潮和低谷，这完全正常。成为父母可能是一个自然的过程，但这并不一定是一个简单的转变过程。

婴幼儿养育没有简单的规则可以遵循，但有很多信息可供新的爸爸妈妈利用。我编写这本书的目的，就是帮助您迎接挑战，并从容应对作为家庭生活一部分的各种期望和担忧。这本书专门为您提供关于育儿的全面帮助和指

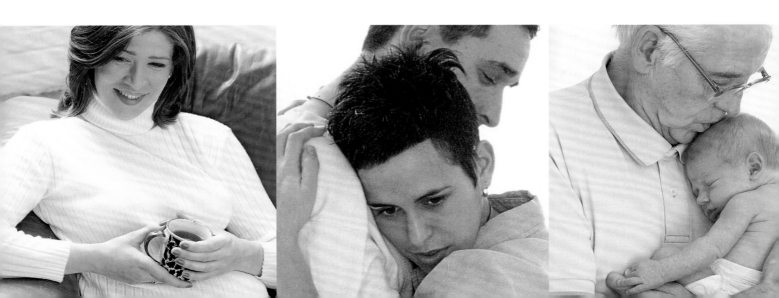

导，使您能够从容自信地享受最大的家庭乐趣。书中大部分建议结合了我作为家庭保健医生的职业经验和作为母亲的个人体会。

我深知，不同的家庭有着不同的结构，除了与孩子的关系以外，父母们还有着种种其他重要的社会关系，这就是为什么您会发现每个人——上班族父母、全职太太（或先生）、单身父母，甚至是祖父母或者保姆——都能在这本书中找到适合自己的内容。希望您能从本书中得到所需的指导和启示。亲身感受让我体会到，养育孩子是多么让人满足的独特经历。我衷心地祝愿您也能从这美妙的经历中得到巨大的成就感和快乐。

卡罗尔·库伯

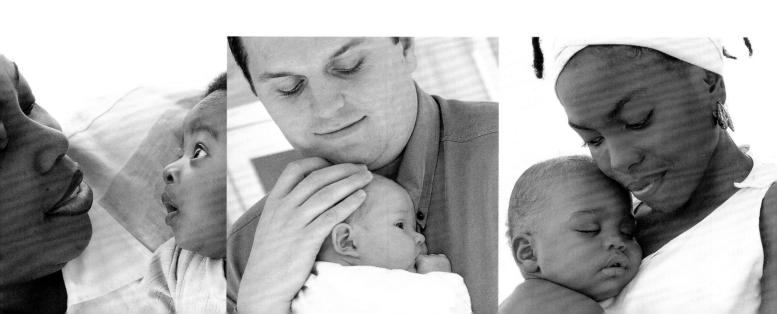

怎样使用本书

本书共分为四个部分：

"孕期保健"部分　为您提供从孕前的计划准备到分娩及产后恢复的全程建议和指导。这是一段令人兴奋的时期，作为准妈妈，您以及您的伴侣会为您怀孕期间子宫内发生的一切变化感到快乐和陶醉。在您怀孕的每个阶段，这一部分都以图文并茂的方式向您展示您自身的变化和腹中胎儿的发育情况。这一部分将为您提供有关孕期饮食、运动、产前保健等充足的信息，还为您提供如何应对常见的不适感觉和出现不良状况时的就医建议。

"婴幼儿护理"部分　详细阐述了从宝宝出生到3岁期间的护理知识。这一部分按照时间顺序安排，您从中可以了解关于喂养、断奶、洗澡、穿衣和睡眠等方面的信息。这一部分为您提供贴心实用的建议，帮助您应对宝宝的哭闹、喂养和断奶、如厕的训练等一系列令父母们头疼的问题。在阅读本书的过程中，您会发现，这一部分的重点是帮您最充分地利用和宝宝在一起的时间，即使您只负责换尿布这样最基本的任务。

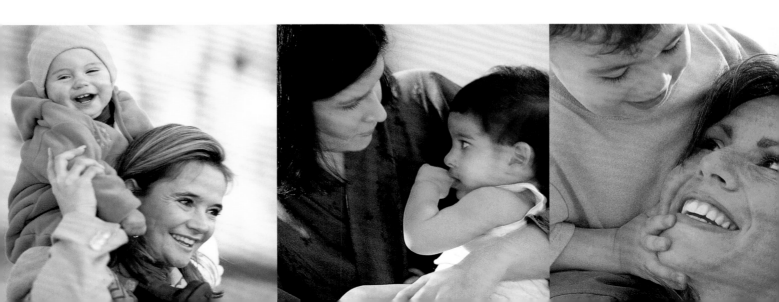

"成长发育"部分 包括了令父母们困惑的重要话题。您的宝宝在每个阶段可以完成的事标志着他对世界不断发展的了解和认识。宝宝达到他成长路上的每一个里程碑也会是爸爸妈妈乃至爷爷奶奶都倍感骄傲的时刻。您会为宝宝的第一个微笑、第一次咿呀学语和迈出的第一步而感到无比快乐。希望这一部分能帮您了解宝宝的成长发育过程，让您理解宝宝在这一阶段的各种行为。同样，这一部分的重点也在于通过帮您更好地了解婴幼儿的成长发育，使您能够充分享受和宝宝共处的每一刻，欢庆他的每一次进步，让他更加茁壮地成长。

"健康"部分 提供预防疾病和防止意外事故的有效建议。为增强实用性，这一部分涵盖了许多常见但一般不被育儿书籍提及的疾病，比如，手足口病以及川崎病等。内容易于理解，并吸收了最新的医疗概念和方式。通过这一部分，我们希望能为您提供与医院里为家长们提供的相同的帮助。在这一部分的结尾，是关于急救的建议。虽然我们希望您永远没有将之付诸实践的可能，但仍然希望您能够把它读完，并把它保存在手边以备应急之需。

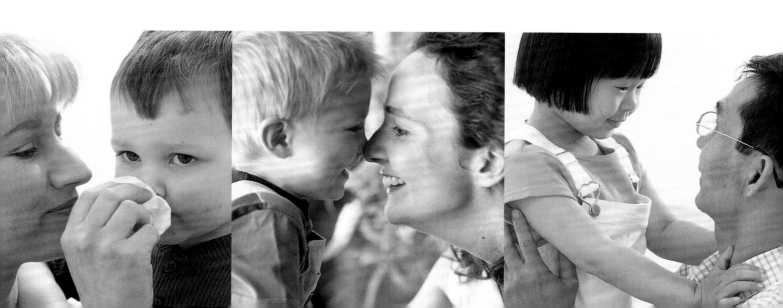

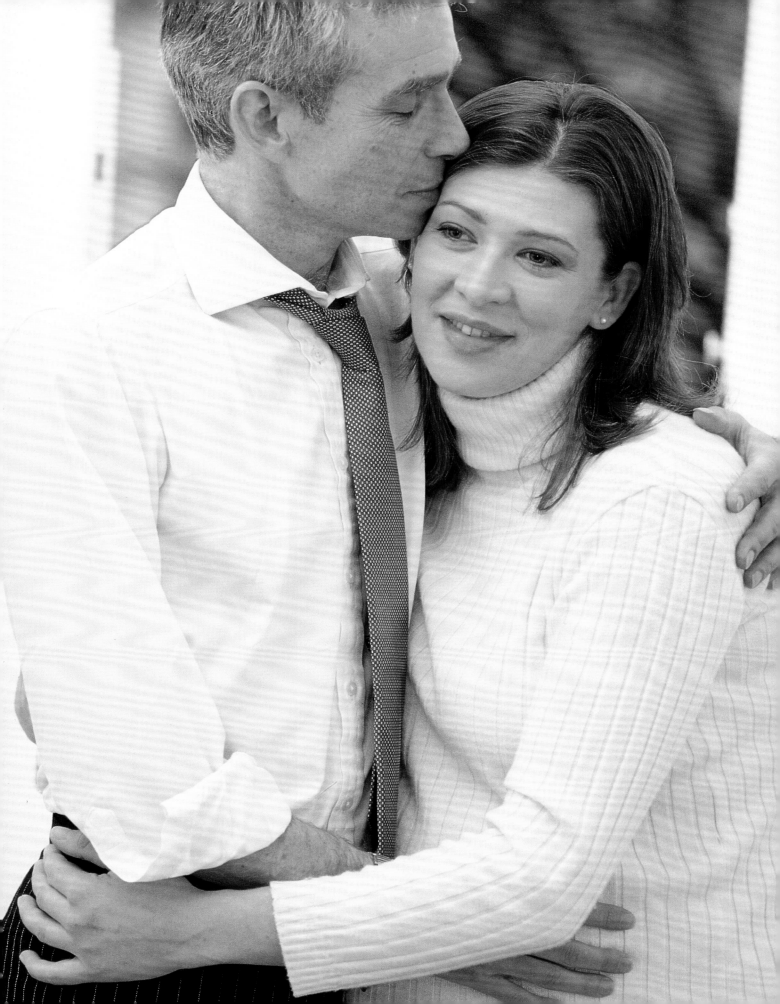

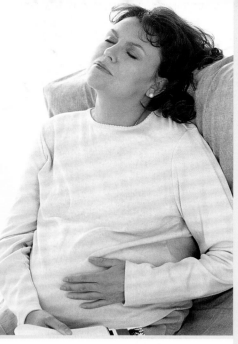

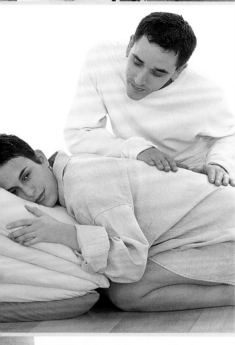

孕期保健

　　接下来的大约九个月时间，对您和孕育中的宝宝来说将是一段非常特殊的时期。您的身体和情绪都将经历前所未有的变化，而您体内的小宝宝也会以他一生中最快的速度生长发育。很快，小小的胎儿就会成为发育完全的小婴儿了。如果您有什么问题，请不要着急。这一部分将尽可能详尽地为您提供关于产前护理和活动的指导。您会发现，在阅读的过程中，您已经不知不觉地为以后那关键的时刻和随后的无数欢乐做好了准备。

计划受孕

您已经决定要做妈妈了，这是一件多么美好的事情！这是一个重大的决定，因为它将改变您的一生——当然是发生您可以想象得到的最好的转变。努力受孕也许会让您焦虑不安，但大多数的夫妻不会遇到什么问题。别期望您能立刻怀孕，但也请您做好心理准备，也许几个月之内，您的梦想就实现了。

生活方式

在开始受孕的努力之前和受孕后，看看自己的生活规律有什么问题，这对您很有好处。没有人要您做出巨大的改变，但您和您的伴侣还是可以做出一些适当的调整，从而最好地保证您和胎儿的健康。

饮食

孕期的饮食健康与平时并无特别之处：多吃新鲜水果和蔬菜，少吃加工的食品、饼干和蛋糕，不要摄入过多的脂肪。您怀孕以后，请避免食用未全熟的肉类、未洗的蔬菜和沙拉、未经高温杀菌的食品（见27页）。由于受孕一般在两周后才能确知，所以建议您在开始尝试受孕时就避免食用以上食品。

我们同时也建议您在开始尝试受孕时就服用一些维生素。有证据表明，这可以降低胎儿脊椎裂和其他神经方面问题的发生率。

月经周期

一个月经周期大约是28天，在这期间，子宫准备受精，子宫壁（子宫内膜）会增厚，以迎接受精卵，如果卵子未受精，子宫内膜就会脱落。促卵泡激素（FSH）促使卵子发育成熟，而黄体激素（LH）则促使卵子脱离。在排卵前雌激素分泌量达到最高，而黄体酮的增多刺激子宫内膜增厚。排卵通常是在第14天，而受精成功率最高的时期大约是第12-16天。

保证健康饮食的第一步是检查一下自己的日常食谱。在怀孕早期，很多人发现自己的胃口时好时坏。您每天应尽量吃种类丰富的食品。一位未怀孕的妇女平均每天需要约2200卡的热量，而当您怀孕以后，您还需要多补充约300卡的热量。

吸烟

在您开始受孕计划后，就应当停止吸烟，而且在孩子出生后也不应再吸烟。您吐出的烟雾会使您和宝宝的健康受到有害化学物质的危害，比如，尼古丁、焦油和一氧化碳等。如果您或其他人在婴儿周围吸烟，宝宝就置身于烟雾的有害环境中。因此，让您的伴侣和其他家庭成员不要吸烟，这对小宝宝的健康是至关重要的。

注解：
- 雌激素
- 黄体激素（LH）
- 黄体酮
- 促卵泡激素（FSH）

空卵泡死亡
经期第一天
萎缩的黄体
黄体酮
促卵泡激素
黄体激素
雌激素
黄体分泌黄体酮
卵子开始在卵泡中成长
成熟中的卵子
成熟了的卵
排卵——卵泡破裂释放卵子
易受孕期

准备怀孕

- 不要太刻意选择在排卵期间进行性生活，研究表明，在整个月内进行性生活的夫妻能最快地达到目的，所以，您只需好好享受您的性生活。
- 同时，也请您记住，月经周期的中期是您最容易受孕的时间（见16页图表）。
- 少喝咖啡。如果您一天喝3杯以上的咖啡，您很可能将需要更长的时间才能受孕成功。
- 如果您的生活节奏很快，请试着让它渐渐慢下来。虽然没有证据表明压力会对受孕造成阻碍，但减轻压力对您的健康一定有益而无害。

饮酒

怀孕期间酒精摄入多少算过量尚未得出结论，但有研究证明，孕期饮酒会导致胎儿酒精综合征（FAS）。饮酒过度还会增加流产的几率。所以，为保证安全，请您在怀孕期间不要饮酒。

其他需要注意的方面

当您已做好怀孕的准备后，应考虑以下因素：

· 如果您和您的伴侣因某种疾病或不适需长期服药，请向医生或健康专家征求建议。

· 如果您或您的伴侣有家族遗传的或先天性的问题，请向医生咨询，如果确有隐患，应在开始准备受孕前向医生征求意见。

· 风疹的问题。如果您担心自己有可能染上风疹（又称德国麻疹，怀孕期间感染风疹会对胎儿造成危害），请让医生为您验血检查。至少在怀孕前3个月注射疫苗。

· 在您确信自己有足够的能力承担责任之前，不要计划生下一个宝宝。

"在过去的18个月里，我们谈论得最多的是关于要孩子的事。现在，我们的梦想成真了，这真是太让人兴奋了！在最初的三四个月里发现Jenny没有怀孕很让人意外。而当我们没有期待的时候她真的怀孕了！当检查结果出来是阳性时，我们非常惊喜，惊喜得都要发狂了！"

Simon North, 30岁, Jenny的丈夫（Jenny怀孕8个星期了）

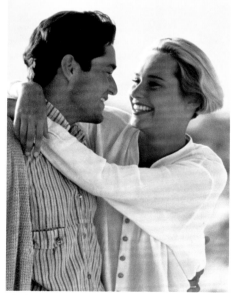

准备做父母

和您的爱人一起建立一种全新的生活方式是一种表达爱意的方法，准备怀孕之前和您的爱人谈谈您的想法和感受。

生育能力问题

虽然生育能力在近几年成为较为普遍的问题，但您不必担心，因为您受影响的可能性微乎其微。90%的夫妇在第一年尝试受孕时就成功了，而剩下的夫妇有50%在第二年也取得了成功。

年龄因素

如果您在20～30岁之间，生育能力出现问题的可能性较小。所以如果您经过3个月的努力后仍未如愿，也没有必要向医生求助。但是，如果您在30～40岁之间或40岁以上，并且在6个月后仍没有怀孕，您可以向医生咨询一下，即便是只得到一些建议也是有帮助的。很多担心自己生育能力有问题的夫妇发现向专家咨询很有帮助，他们都在没有治疗的情况下轻松受孕了。

进行生育能力方面的检查对任何夫妇来说都是尴尬的事情，尤其是您周围的亲友都怀孕了的时候。

一旦决定要做妈妈了，您一定兴奋得想让全世界都知道。然而，随之而来的一定是亲友们不断的善意询问和"关怀"。所以，也许您还是保守一段时间的秘密比较好。

这不是生活的全部

努力不要让怀孕成为您生活的唯一内容，继续安排聚餐和假日，即使您"不幸"怀孕了，也不要放弃这些美好的享受。当您怀孕以后，会需要做出一些相应的调整，但保持对生活的完整态度是非常重要的。

受孕

天呀，这是真的吗？在内心深处，您也许仍然不相信这是真的，您怀孕的消息可能让您和您的伴侣一下子有点不知所措。检查出您已经怀孕的那一刻真是令人欣喜若狂。当然，每天都有成千上万的人们得到这一喜讯，但是眼下您可能会觉得您和您的伴侣是世界上唯一拥有这种幸福的人。

发现怀孕

虽然您不能确定，但您可能强烈地猜疑，在您身体内某个地方，有一个小生命从此开始将永远改变您的命运。

一些妇女可以一开始就知道她们是否怀孕了，而大多数的妇女则是在受孕后约14天才能察觉出来。经期的延迟是判断您是否怀孕的最重要的信号。然而，在您怀孕以后仍然有经血也是有可能的。如果您的怀孕检查结果是阳性，而您在经期仍然有出血现象，建议您去看看医生。

怀孕检查

大多数的人都是在超市或药房购买测孕棒或其他测孕试剂后回家自己检查的。如果您愿意的话，也可以到医生的诊所去检查，诊所使用的器械或试剂和您在家使用的基本相同。最基本的怀孕检查是测试您的尿液中一种叫作HCG的荷尔蒙（人体绒膜促性腺激素）。将尿液蘸在一根棉签上，如果很快有了颜色的变化，这就表明您已经怀孕了。如果未发生颜色变化，那结果就呈阴性。有时候，特别是该到您经期的那一天，颜色变化可能很浅，这样的结果仍然是阳性。您可以几天后再检查一次以便确认，如果复查的结果是阴性，

测孕棒

家用测孕棒使用起来非常简单，只需按照说明使用，结果也十分准确。

估算您的预产期

通常情况下，孕期从受孕那天算起，共持续266天。由于很难精确地知道受孕的日期，通常从最后月经日期开始算起。因此，估算的预产期应是您最后月经日期后的第280天。

旁边的图表中，在每一栏的左侧找到您最后月经的日期，与它同栏的右侧的数字就是您的预产日期。

请您记住，这只是估算出来的日期，只有很少的婴儿是在预测的日期出生的。如果您的经期规律不是28天的话，预产期则很难估算。医生认为38—42个星期的时间都是正常的妊娠期。

1月	10月	2月	11月	3月	12月	4月	1月	5月	2月	6月	3月	7月	4月	8月	5月	9月	6月	10月	7月	11月	8月	12月	9月
1	8	1	8	1	6	1	6	1	5	1	8	1	7	1	8	1	8	1	8	1	8	1	7
2	9	2	9	2	7	2	7	2	6	2	9	2	8	2	9	2	9	2	9	2	9	2	8
3	10	3	10	3	8	3	8	3	7	3	10	3	9	3	10	3	10	3	10	3	10	3	9
4	11	4	11	4	9	4	9	4	8	4	11	4	10	4	11	4	11	4	11	4	11	4	10
5	12	5	12	5	10	5	10	5	9	5	12	5	11	5	12	5	12	5	12	5	12	5	11
6	13	6	13	6	11	6	11	6	10	6	13	6	12	6	13	6	13	6	13	6	13	6	12
7	14	7	14	7	12	7	12	7	11	7	14	7	13	7	14	7	14	7	14	7	14	7	13
8	15	8	15	8	13	8	13	8	12	8	15	8	14	8	15	8	15	8	15	8	15	8	14
9	16	9	16	9	14	9	14	9	13	9	16	9	15	9	16	9	16	9	16	9	16	9	15
10	17	10	17	10	15	10	15	10	14	10	17	10	16	10	17	10	17	10	17	10	17	10	16
11	18	11	18	11	16	11	16	11	15	11	18	11	17	11	18	11	18	11	18	11	18	11	17
12	19	12	19	12	17	12	17	12	16	12	19	12	18	12	19	12	19	12	19	12	19	12	18
13	20	13	20	13	18	13	18	13	17	13	20	13	19	13	20	13	20	13	20	13	20	13	19
14	21	14	21	14	19	14	19	14	18	14	21	14	20	14	21	14	21	14	21	14	21	14	20
15	22	15	22	15	20	15	20	15	19	15	22	15	21	15	22	15	22	15	22	15	22	15	21
16	23	16	23	16	21	16	21	16	20	16	23	16	22	16	23	16	23	16	23	16	23	16	22
17	24	17	24	17	22	17	22	17	21	17	24	17	23	17	24	17	24	17	24	17	24	17	23
18	25	18	25	18	23	18	23	18	22	18	25	18	24	18	25	18	25	18	25	18	25	18	24
19	26	19	26	19	24	19	24	19	23	19	26	19	25	19	26	19	26	19	26	19	26	19	25
20	27	20	27	20	25	20	25	20	24	20	27	20	26	20	27	20	27	20	27	20	27	20	26
21	28	21	28	21	26	21	26	21	25	21	28	21	27	21	28	21	28	21	28	21	28	21	27
22	29	22	29	22	27	22	27	22	26	22	29	22	28	22	29	22	29	22	29	22	29	22	28
23	30	23	30	23	28	23	28	23	27	23	30	23	29	23	30	23	30	23	30	23	30	23	29
24	31	24	1	24	29	24	29	24	28	24	31	24	30	24	31	24	1	24	31	24	31	24	30
25	1	25	2	25	30	25	30	25	1	25	1	25	1	25	1	25	2	25	1	25	1	25	1
26	2	26	3	26	31	26	31	26	2	26	2	26	2	26	2	26	3	26	2	26	2	26	2
27	3	27	4	27	1	27	1	27	3	27	3	27	3	27	3	27	4	27	3	27	3	27	3
28	4	28	5	28	2	28	2	28	4	28	4	28	4	28	4	28	5	28	4	28	4	28	4
29	5	29	6	29	3	29	3	29	5	29	5	29	5	29	5	29	6	29	5	29	5	29	5
30	6			30	4	30	4	30	6	30	6	30	6	30	6	30	7	30	6	30	6	30	6
31	7			31	5			31	7			31	7	31	7			31	7			31	7
1月	11月	2月	12月	3月	1月	4月	2月	5月	3月	6月	4月	7月	5月	8月	6月	9月	7月	10月	8月	11月	9月	12月	10月

受孕是怎么回事

当精子与卵子相遇（通常在输卵管中），并进入卵子，就发生了受精。精子的主体和尾部断开，然后，精子的头部和卵子的细胞核结合。它们各包含了一半数量的人体的染色体，共46条。这23条精子染色体和23条卵子染色体配对结合起来。这个形成的细胞就含有了您的身体孕育一个新的生命所需的全部基因信息，您将在未来的岁月中去了解它，爱护它。

性别的决定

您和您的伴侣各提供一半的"材料"来"制造"这个新的小生命，你们的基因以一种独一无二的方式被重组起来。您和您伴侣的基因在功能上的唯一区别，决定了未来宝宝的性别：女性的卵子含有X染色体，因为女性的基因结构是XX，而精子分为两种：携带X染色体的精子（和卵子结合发育成女胎）和携带Y染色体的精子（和卵子结合发育成男胎）。因此，生男生女是在您发现怀孕之前受精的那一刻就被决定了的。

双胞胎

双胞胎的受精可能是受精卵在早期分裂成两个，发育成基因完全相同、性别相同的双胞胎，也可能是两个不同的卵子和两个不同的精子结合，发育成异卵双生子，性别可能相同，也可能不同。

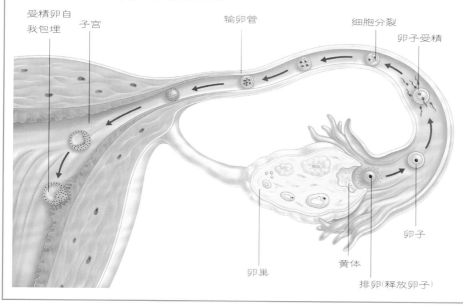

受精卵自我包埋　子宫　输卵管　细胞分裂　卵子受精　卵巢　黄体　卵子　排卵（释放卵子）

但您觉得自己怀孕了，那么就过几天再检查一次。如果有疑问的话，医生可能会给您进行验血怀孕检查。

其他征兆

很多妇女在怀孕早期没有任何不同的感觉。但也有一些妇女能感到一些变化：

· 尿频。

· 晚间很早就困倦。

· 嘴里有奇怪的味道——很多妇女形容为"金属味道"。

· 恶心。

· 乳头更加柔软，乳晕颜色加深。

"我以为我的月经来了，于是我告诉丈夫我并没有怀孕。但是24小时过去了，什么也没发生，于是我做了一个验孕测试。当结果是阳性时我真是惊喜极了。我立刻给我丈夫打了电话，他简直不敢相信——现在这对我们来说还都难以置信。这是我们的秘密，我们打算这几个星期都不让任何人知道这个消息。"

Maria Peel，32岁，刚刚怀孕

辅助受孕

在受精过程中，卵子和精子的基因结合在一个细胞之内，这是必然的过程，无论您的宝宝是自然受孕还是通过辅助手段。通常受孕的困难是由卵子和精子无法结合造成的（比如女方输卵管堵塞或精子活力不够无法游近卵子）。

辅助受孕是怎么回事

辅助受孕手段，例如，体外受精（卵子和精子一起被取出体外）和受精卵输卵管移植（精子和卵子在体外结合后被一起移回输卵管），使由于种种原因难以自然受孕的夫妇有了机会。

产前护理

不同地区提供的产前护理服务是不一样的，如果您住在城市，将能比在农村得到更多的服务。但是无论居住在哪儿，您都应有一些可选择的护理服务。

护理类型

在选择需要的护理类型（和生产方式）之前，您应当充分了解各种选择。您可以向助产士征求建议。

助产士是产前护理各方面的专家，所以她们可以给您提供您所在地区的产前护理服务信息。您的医生同样可以给您帮助。

· **合作护理**　您的全科医生和助产士共同对您进行护理，这是在英国最普遍的护理形式。全科医生和助产士会轮流为您检查，您偶尔也需要去医院做超声波扫描或在有必要的时候咨询一下健康顾问。

· **助产士护理**　也许您的居住区提供这种护理，如果您希望在家中生产，这也许是您最可能接受的护理方式。通常助产士们以6～8人为一个工作小组，您会逐渐了解这个团队中的每一个人。这种护理方式的优点是，您很容易与帮助您分娩和负责您产后护理的助产士熟识。

· **顾问护理**　您会在医院进行全部或大部分的检查，每次检查都会见一位产科医生或他的助理医生。同时也会有医院的助产士来为您做检查。如果有任何迹象显示您的妊娠状况可能有问题，不管问题是与您以前的疾病有关，还是孕期的新问题，您都将得到这种护理。

· **家庭助产士**　提供专门的私人产前护理，对象通常为希望在家分娩的孕妇。虽然费用比私人医院便宜，但还是相当昂贵。家庭助产士在您的家里为您进行检查，如果您需要进行剖腹产手术，他们可以提供产后家庭护理，这样您就可以早点出院了。

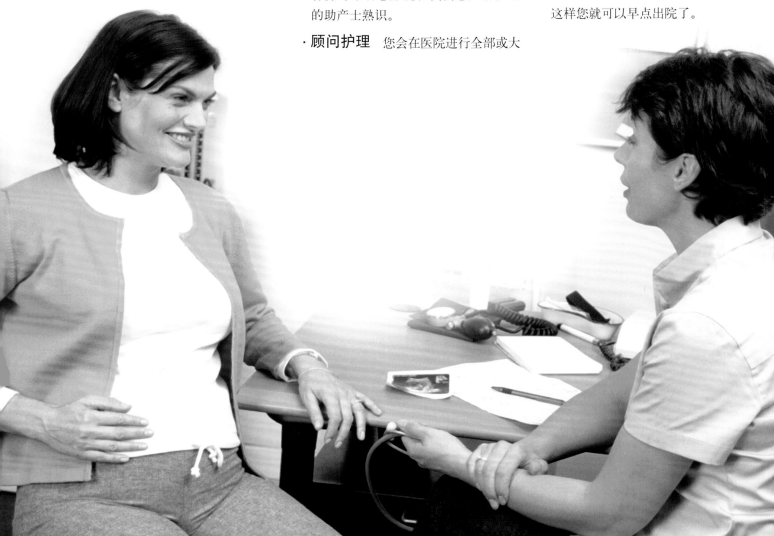

预约检查

您第一次关于产前护理的预约被称为"预约检查"。通常接受预约的是助产士，但在这期间也可能会有一位产科医生与您交流一下。有的时候您的全科医生也可以提供这种服务。至于预约的地点，如果可能的话您可以选择在家里，在这种更加轻松的气氛中，您可以比在诊所了解到更多的信息。

检查过程

您的"预约检查"可能会持续一个小时左右。您会被问到的问题可能包括您和您伴侣的病史，您孕前的月经状况和您最后一次月经的时间。助产士或医生还会为您测量血压，并进行尿检，检查尿液中蛋白质（可测先兆子痫）和葡萄糖（可测妊娠期糖尿病），并进行子宫触诊，看看胎儿是否发育良好。

这是个提出您所有疑问的好机会，如果您的伴侣愿意并且有时间，让他陪您一起检查是不错的主意。在一些地区，预约检查和颈褶扫描或确定受孕日期的扫描结合在一起。

常规检查

每次检查都会包括验血和尿检（检查尿液中的蛋白质和葡萄糖）。

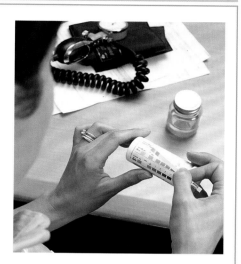

诊断性检查

除了中期的超声波胎儿异常状况检查（见39页），您可能还会被建议以下列出的一种或几种检查，做不做检查由您、您的伴侣和您的护理人员决定。虽然您的护理人员可能推荐您做几种检查，但最后的决定权还是在您手里。在被推荐做一项检查时，一定要问清为什么您需要做此项检查，这样您就可以在掌握信息的基础上做出选择了。请记住，诊断性检查是侵入性的，因此有导致流产的轻微危险。与您的护理人员和伴侣讨论一下，并考虑在检查结果呈阳性的情况下，您是否要打掉孩子。

检查项目	阶段	检查过程和内容
颈褶扫描	11~14周	用超声波检查胎儿后颈部的褶皱，如果褶皱很厚，胎儿有可能患有唐氏综合征（见260页）。
Bart's 检查	15~16周	通过验血检查3种荷尔蒙，并用超声波确定受孕时间。用计算机分析荷尔蒙含量，并考虑孕妇的年龄和受孕日期等因素，估测患唐氏综合征的可能性。
羊水诊断（诊断性）	14~26周	取一份羊水样本，并用针取一些胎儿脱落的细胞，结果可以显示您的胎儿是否患有唐氏综合征或其他染色体异常。
绒毛膜采样（CVS）	11周以后	通过化验分析您胎盘的细小部分来（诊断性）检查胎儿是否患有唐氏综合征或其他染色体异常。
脐带穿刺术（胎儿血液采样）（诊断性）	孕期晚期（18~22周后）	从脐带取胎儿血液样本来检查胎儿是否有染色体异常、感染或血液异常，如严重的rhesus疾病等。不常被应用。

权益

孕（产）妇的权利保障在英国得到了很大的提高。母亲们已经可以拥有更多的休假时间——虽然一些休假是不带薪的，不是每个人都能够负担得起。总的来说，家有小孩子的父母能比以往享受到更多的权益，而想要了解您的权利也非常简单。

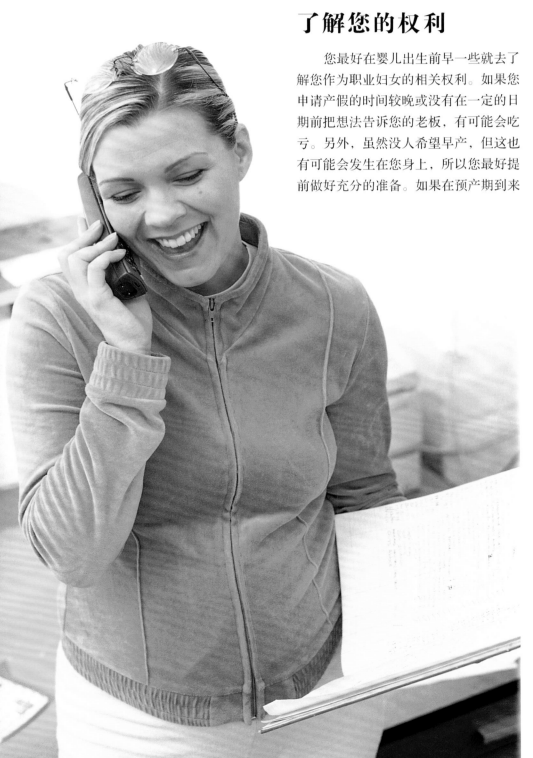

了解您的权利

您最好在婴儿出生前早一些就去了解您作为职业妇女的相关权利。如果您申请产假的时间较晚或没有在一定的日期前把想法告诉您的老板，有可能会吃亏。另外，虽然没人希望早产，但这也有可能会发生在您身上，所以您最好提前做好充分的准备。如果在预产期到来之前您已经充分了解了您在这方面的相关权利，得到您应被支付的薪金就容易多了，这样，您就不必在忙着照料新生儿的时候再为维护自己的权利烦恼了。您应当在知道自己怀孕以后立刻通知您的老板,人力资源部的工作人员会替您保密，而您也可以请假去进行检查。

孕期上班

在怀孕期间上班，特别是如果这是您第一次怀孕，您可能会觉得不适应。

您的权利

- 您有权享受带薪产假来进行产后护理。这可能包括育婴指导和各种休闲恢复课程，只要您的助产士或全科医生可以证明您需要参加这类课程（他们会很乐于为您证明的）。

- 您不应受到工作单位不公正的待遇，如被解雇，或因为怀孕而被选为裁员的目标。

- 您有权享受免费处方和牙齿保健，但您可能需要让您的医生或助产士开具免费证明。

- 如果您生病不能上班，仍然可以请病假，病假基本不影响您的产假时间。

当您怀孕之后，一切都和以前不同了，您的注意力会很明显地转移，同时，您又强烈地相信您对工作像以前一样投入，其他人也应该这样认为。

当您的同事得知您要做妈妈了，您的生活也将有所改变之后，他们对您的态度也会不由自主地发生某种变化，这会让您想要放松下来。因此，如果您不想在工作期间长时间地谈论这件事，就要努力地抵制这种"诱惑"，除非不得不谈。同时，您也要清楚，有必要对工作

放松一下

即使您在午休时间也要工作，也请您尽量抽出时间散散步，或是每周游一两次泳。

和生活做出一些调整。

坚持运动可以促进循环，随着您的身体越来越重，运动习惯可以让您觉得（至少在心理上）自己不那么"笨重"。

在孕期中工作，要"倾听"您腹中宝宝的需要，现在可不是拼命创造工作业绩的时候，无论您的工作性质是怎样的，也不要昼夜不分地战斗了。

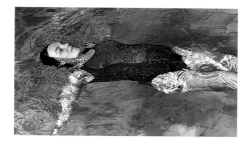

为宝宝登记

- 如果您在英格兰、爱尔兰或威尔士居住，在婴儿降生后，依法您应在6周内为宝宝登记，在苏格兰则是3周。您应到离宝宝出生地点最近的登记处去登记，因为他的出生资料会被送到那里。
- 如果您已婚，只需您或您的伴侣一方去登记。如果您是未婚并且孩子父亲的资料需要登记的话，你们双方都需要去登记处。
- 您会得到一张出生证明和一张表格——作为获得带有国家医疗服务号码的医疗卡的凭证。
- 当婴儿被登记后，您最多只能为他更改一次名字，即使是拼写上的更改。如果您更改婴儿名字，需要付费领取一张新的出生证明。

您的产假

您有法定的权利休带薪产假。这是法律赋予您的权利，您的雇主应当保证您在这方面的权利。如果您有这方面的问题，可以和您的护理人员谈谈，他们会给您建议。

- **正常产假** 无论您在工作单位的工作时间有多长，您都拥有26周的产假时间。
- **法定产假的薪金** 您依法可以在26周产假内享受薪金，其中6周可以得到您平时工资的90%，其余的20周每周可获得100英镑。
- **额外产假** 如果您在产假结束前的第15周已经为雇主工作了26周以上，您有权再享受26周的不带薪产假，这样总共就是52周产假了。
- **生产补贴** 如果您是个体劳动者，可

以享受18周由政府提供的生产补贴。

提前申请产假

您应当至少提前4周向您的老板提出产假申请，所以尽量不要延迟。您可能在产假将要结束的几周内开始计划恢复工作，但请把时间安排得灵活一些，

父亲的休假

- 您的伴侣有权在婴儿出生后休假2周，在此期间他可以依法每周获得100英镑。
- 婴儿父母双方在孩子5岁生日前都有权享受不带薪的13周休假。
- 以上所有信息均是基本法规（法律中的最基本规定）。无论是您还是您的伴侣，最好都了解一下工作单位在这方面休假和薪金的制度，您的受益可能会更多。

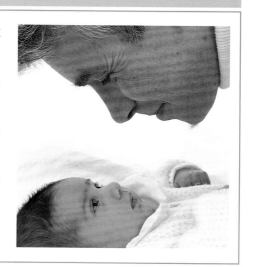

因为您无法预料您的状况将会如何。

提前提出恢复工作

您应当至少提前4周告知您的雇主您将回到工作岗位上，以及您计划开始工作的时间，无论您是否休够了产假。

8周

您也许刚刚才完全接受您就要做妈妈的这一事实——您体内发生的变化的确令人惊喜。到第8周为止，虽然距您本应来月经的日子才有4周左右，但您已不知不觉地度过了您孕期前3个月的2/3。

您身体的变化

很多妇女在这个阶段感觉不出也看不出任何变化，如果您就是这样，请别担心，以后会有很多变化在等着您呢。

您的身体在分泌大量的荷尔蒙以建立胎儿生存所需的支持系统，您的乳房也开始为哺乳做准备。

典型反应

如果您有反应，那给您带来的最大的不适很可能是疲劳感或者恶心。这种疲劳感可能会比您以往经受过的更严重，即使是习惯熬夜或者倒班的妇女也惊奇地发现她们比平时更容易困倦。一些妇女反映她们醒来时甚至觉得筋疲力尽，还有一些表示需要白天打个小盹才行。恶心是怀孕的另一种典型反应，常被称为"晨呕"（见25页）。

您的情绪

怀孕的最初几周通常是情绪起伏变化最大的时期。

您的一些变化：

· 您的心率增加了——很可能每分钟心跳增加10次左右。
· 您的乳房在变大，并可能变得比以往敏感得多。
· 您的新陈代谢加快了，速度比平时增加了10%～25%。
· 您的体重可能增加了0.9～1.4千克，在这部分重量里只有很小一部分是胎儿的重量，剩余的是子宫的增重和正在形成的胎盘的重量。

减轻症状

减轻疲劳感

不要试图抵抗疲劳——您唯一能做的是顺应您身体的需要。有可能的话调整一下您的时间表，以便得到更多的休息时间。

如果您的上班地点离家很远，试着改变您的乘车时间，避免在高峰时期乘坐汽车或地铁，这很耗费体力，会把您弄得筋疲力尽。

减轻恶心

一些妇女发现干土司和饼干有助于减轻恶心的感觉（更多有效的方法请见25页"减轻晨呕"）。

防止情绪变化

如果您发现自己情绪很不稳定，最好和您的伴侣沟通一下，让他了解您的感受，不要和他形成隔阂，要不断地交流。

您的变化 呼吸频率加快、觉得胃胀、有时会有眩晕感、有时会有便秘的苦恼、有尿频现象虽然做妈妈是您很久以来的愿望，但对未来的担忧加上体内荷尔蒙的变化会让您觉得焦躁不安。

调整自己

首先，您会感到非常兴奋，您的生活将因为小宝宝的诞生而彻底改变。怀孕对您来说可能是很久的心愿，也可能是一个意外的惊喜，无论怎样，您现在都迫不及待地想成为母亲。您知道，这个改变会把您和您的伴侣带进一个崭新的世界——一个只有在进入以后才能真正了解的世界。因此，您也会有一些担心，担心您的生活，包括您的社交和事业，将发生怎样的变化。

荷尔蒙的变化会使您的情绪很不稳定，变得焦躁易怒，一些妇女把这段时期比作延长的经前烦躁。

一些普遍问题

· 我真的怀孕了吗？如果您没有任何身体上的不适，可能会产生这种疑问，不过有这种担心的人并不止您一个人。

· 我的体重是不是增加太多了？恶心感会让很多妇女在最初的几周吃得比平时更多。您也许不想增重太多，那么就吃一些健康的食品吧。

· 我会流产吗？流产最有可能发生在孕期的前3个月，但是随着时间的推移，您的状况会越来越稳定。如果您有任何出血现象或特殊的担心，把它告诉您的医生。医生可能会为您做超声波检查。

您能做什么

和您的伴侣好好谈谈您所担心的问题，但是试着放轻松，要有信心，要相信，不管你们的小家庭将面临什么样的挑战，你们的生活都将因为小生命的到来而变得更加丰富多彩。

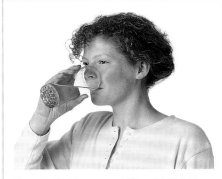
减轻晨呕

孕期的恶心感和您以往经历过的不适都不同，它往往是腹中一种令人苦恼的空虚感，让您总想吃些什么。麻烦的是，吃东西也不总是起作用（或起不了多长时间的作用），甚至还会引起呕吐。

"晨呕"这个名称会引起误解，因为很多孕妇在晚上也会觉得恶心，而且对一些孕妇来说，这种反应会持续一整天。

这种恶心感也有好的一方面，它是由于您体内循环系统中的荷尔蒙增多引起的，这通常说明您是个健康的孕妇。

孕妇们普遍关心的一个问题是：这种恶心会不会在接下来的七个半月一直持续下去？如果您备受疲劳感和恶心的折磨，一定对此很担心，但幸运的是，几乎可以肯定，答案是"不会的"，您在第13或14周会觉得好多了。

饮食和营养

少食多餐有助于保持血糖平衡。多吃富含维生素B₆和锌的食物，因为恶心和这两种元素的缺乏有关。试着吃全麦面包和用各种烹制方式做的姜。在醒来以后吃一些松脆的饼干和姜丝饼干会对您有好处。每天随身携带几块饼干，即使您有呕吐反应，也应尽量保证健康充足的饮食。

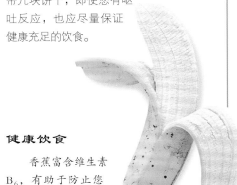

健康饮食

香蕉富含维生素B₆，有助于防止您的血糖含量下降。

参见 产前护理 20—21页·健康饮食 27页·扫描检查 29页·牙齿护理 37页·孕期工作 41页

前三个月　　　　　　　　　　　　　　　中间三个月　　　　　　　　　　　　后三个月

| 1 | 2 | 3 | 4 | 5 | 6 | 7 | 8 | 9 | 10 | 11 | 12 | 13 | 14 | 15 | 16 | 17 | 18 | 19 | 20 | 21 | 22 | 23 | 24 | 25 | 26 | 27 | 28 | 29 | 30 | 31 | 32 | 33 | 34 | 35 | 36 | 37 | 38 | 39 | 40 |

您的宝宝——8周

虽然从您怀孕开始到现在才8周，但是胎儿所有主要的内脏器官都已经开始在适当的位置上发育了。当然，以后还有很长的发育过程，但现在宝宝最基本的器官都已经成形了。

宝宝的样子

虽然胎儿在这时还很小很小（仅有不到2.5厘米长），但他已经初具可以辨认的面孔：有鼻孔、嘴唇、口腔和舌头。在开始发育的时候，他的头和脸占身体最大比例，尾部或臀部向内蜷曲。在这个阶段，您的宝宝和蝌蚪有点相似。这时有四肢的幼芽出现，将来形成宝宝的胳膊和腿，上面有结节，会发育为手和脚。

您的宝宝全身被一层薄薄的皮肤细胞覆盖，但仍然是透明的。他差不多和一粒葡萄一样重，而且已经开始在您的子宫内移动——虽然您要几周后才能感觉出来。

发育

在生命的最初几周里，宝宝的身体各部分和脏腑器官都在形成中。在以后的几个月内，它们将变得更加成形和复杂。最初的时候，有三层细胞将慢慢发展为宝宝身体的不同系统。最里面的一层将发育成为心脏、肺、肝脏、甲状腺、胰腺和膀胱，中间的一层将变成骨架、肌肉、性器官、血细胞和肾，最外面的一层发育成皮肤、汗腺、头发、指甲和齿釉。在第8周，所有这些细胞都在忙着制造它们所负责的系统，因此，您身体的深处正在进行着热火朝天的"工作"呢。

既然宝宝发育这么繁忙，您也应该理解为什么要好好照顾自己了，您在这几周的疲倦感和不时的恶心也变得可以理解了。

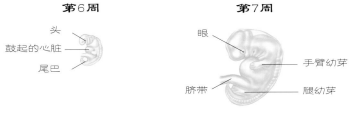

第6周　　　　第7周

头
鼓起的心脏
尾巴

眼
手臂幼芽
脐带
腿幼芽

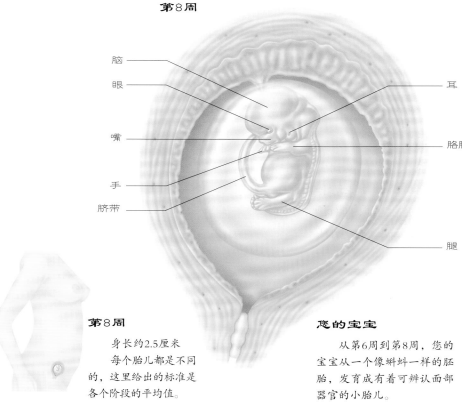

第8周

脑
眼
嘴
手
脐带

耳
胳膊
腿

第8周

身长约2.5厘米

每个胎儿都是不同的，这里给出的标准是各个阶段的平均值。

您的宝宝

从第6周到第8周，您的宝宝从一个像蝌蚪一样的胚胎，发育成有着可辨认面部器官的小胎儿。

胎儿的发育

- 从第8周开始，您的宝宝就"合格毕业"，从胚胎转变为胎儿了。从某种意义上看，这意味着他已经是个小家伙了。
- 宝宝的小尾巴现在已经几乎完全消失了。
- 他的心脏开始跳动，这通过超声波可以看得见。
- 心脏的跳动也意味着血液开始在宝宝的小身体里循环了。
- 他的心脏有四个心腔，以每分钟约180下的速度跳动，大约是成年人心跳的两倍。

- 作为支持胎儿生长发育系统的胎盘正在迅速成熟，并集中在子宫壁的某个部分。
- 作为胎儿发育摇篮的子宫这时还是像网球那么大。
- 宝宝的手指和脚趾开始发育，但在第8周还略呈蹼状。
- 起初，宝宝的胳膊比腿发育得要快，就像在宝宝出生以后，他对手和手臂的控制能力要比对腿的控制发展得快一样。
- 宝宝的上下颌都有牙床的幼芽，将来会发展成宝宝的牙齿。

健康饮食

健康的饮食对您和胎儿都有益。您腹中的宝宝需要从您那里得到全部的营养，因此，对您来说，摄入充足合理的营养以满足你们两个人的需要，是很重要的。

基本规则

保持平衡的饮食对您一生的健康都非常重要，在怀孕期间，饮食就更加重要了。在孕期，您每天比平时需要增加约300卡的热量。您不需要其他补充，不过我们建议您在前三个月坚持补充维生素B。

多吃水果和富含纤维的食物，因为便秘是孕期经常出现的问题。少吃加工的食品，因为这类食品往往脂肪和糖的含量高，而营养成分很低。

好胃口

在怀孕期间突然对一些食物胃口大开是很正常的事，如果您正是这样，就听从您身体的需要，放纵自己吧，不过前提是遵守健康的饮食规则，不要吃得过多。

应避免的食物

虽然从食物中感染病菌的几率很低，但您最好还是避免吃以下食物：

· 未经消毒的乳制品，特别是软奶酪和蓝纹奶酪。
· 未熟的禽类蛋类食品。
· 动物的内脏和内脏加工制成的食品。
· 半熟的肉类和肝类。
· 预先做好的饭菜，除非彻底加热。

此外，控制咖啡因和酒精的摄取量，在食用或烹饪水果蔬菜前要洗净。

素食者的饮食

素食者的饮食可以和包含肉类的饮食一样健康，更多的蔬菜非常有益于健康。不过，您需要补充铁和维生素B$_{12}$。您可以向您的护理人员（助产士或全科医生）征求建议。

加餐

随时在身边备一些健康的零食，比如各种水果，这样您全天都不会被饿着。有规律地进行适当的加餐有助于保持您的血糖含量稳定，防止消化不良。

问题和回答

问 我继续饮酒安全吗？

答：频繁、过量或狂欢饮酒都会严重地影响胎儿的发育，最安全的措施是避免在孕期饮酒。

问 我应当避免摄入咖啡因吗？

答：茶、咖啡和碳酸饮料中的咖啡因对消化系统有损害，并会影响铁的吸收，您应当每天减少到一杯或干脆不喝。

甘菊茶

试着用甘菊茶代替含咖啡因的饮料，它也有帮您放松的效果。

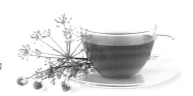

问 在孕期服用什么药安全呢？

答：如果您有健康问题需要服药，请和医生讨论一下，最好是在怀孕以前。当然，怀孕以后就更需要讨论了。治疗某些病症的药可能可以继续，这要比较一下是停止服药对您的健康产生的威胁大，还是继续服药对胎儿的威胁大。有时候，换一种药可能更安全。但非医院处方药或非正规销售的药品在任何时候都不应尝试，它在孕期的危险更大，可能会带来婴儿先天不足、早产、胎盘出血等严重的后果。

问 偶尔吸烟不会伤害胎儿吧？

答：研究表明，孕期最好还是不要吸烟。在吸烟时，一氧化碳和尼古丁会进入您的肺部和血液，这会导致胎儿得到的氧气量减少，心跳加快。

如果您吸烟，或在有人吸烟的环境里（比如您的伴侣吸烟），那么宝宝出生时体重偏轻、流产或早产的可能性要偏高，并且婴儿猝死的危险也相对要大一些（见225页）。父母吸烟的孩子患哮喘等病的可能性也更大。

吸烟让很多孕妇在怀孕初期的几周觉得恶心想吐。如果您的伴侣也吸烟的话，建议你们一起戒烟，这将是你们为宝宝做出的第一个积极的改变。

12周

恭喜您！您"正式"怀孕了！当然，不是您到现在才开始怀孕，而是很多夫妇选择在这个时候正式发布"官方消息"，与亲友分享和庆祝一个小生命即将诞生的喜讯。

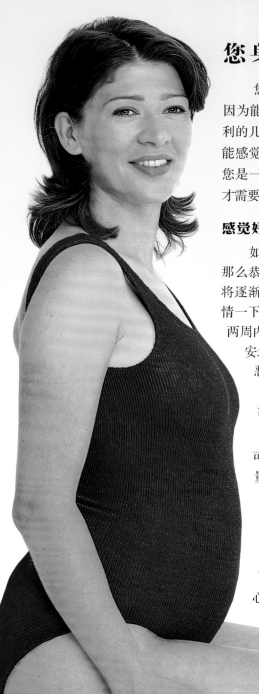

您身体的变化

您可能早就盼望着能进入这个阶段，因为能安全地坚持到现在，这以后一切顺利的几率也大大提高了。您的衣服现在可能感觉有点紧了，但从外表上还是看不出您是一个孕妇，大约还要再过几个星期您才需要换上孕妇装。

感觉好一些

如果您一直受疲劳感和恶心的折磨，那么恭喜您，从这周开始，这两种反应都将逐渐减弱直至消失。别指望从明天起事情一下子就变得完美了，但在接下来的一两周内，如果幸运的话，您会发现自己平安地度过了两三个小时，竟然没有觉得恶心。谁也说不准，也许很快您就有了突破性进展，在看晚间新闻时还没有困意呢。

到这个阶段为止，您的体重增加可能已经达到了孕期将要增加的总重量的10%（大约1.2千克），当然您的体重因恶心呕吐也可能有所减轻，而增加的重量也会少一些。如果您属于这种情况，请不要担心，很快您的感觉就会好一些，健康的饮食可以帮您的体重赶上来。如果您很担心的话，请和您的护理人员谈一谈。

您的一些变化

· 您的胎盘已经接过了分泌支持胎儿发育的荷尔蒙的任务，因此，您流产的危险大大降低了。
· 在您的腹部可能出现了一条与荷尔蒙分泌有关的深色线条纹，即所谓的"黑线"，它将在您分娩后逐渐消失。
· 您的脸上可能会出现深色的斑块，通常被称为"黄褐斑"，也称为"妊娠斑"，在分娩后会逐渐消失。
· 您的子宫现在像葡萄柚一样大小。

减轻症状

牙龈出血

这是由荷尔蒙分泌的变化引起的。试着在刷牙时不要太用力，但千万不要忽视牙齿的卫生。

尿频

在排尿时将身体向前倾斜，这样可以彻底排空膀胱，减少您上厕所的次数。不要因此而少喝水，您在孕期需要更多的水分。

乳房变大

买一件质量好的胸罩，请专业人员帮您挑选尺寸合适的（见33页）。

皮肤问题

荷尔蒙分泌的增加可能会导致粉刺和痤疮的出现。您可以增加清洁皮肤的次数，并多吃新鲜的水果和蔬菜，多喝水。

您的变化 在腹部可能会出现被称为"妊娠纹"的深色线条·恶心呕吐会开始减轻·有尿频现象

您的情绪

已经到了第12周，您的心情可能轻松了许多，因为流产的危险已经大大降低了。但是您可能又要为以后的筛查性检查苦恼了。

您能做什么

一些孕妇非常乐于做早期的扫描检查，这让她们有机会第一次见到腹中的小宝宝。而更多的孕妇则会因此感到担心。事实上，每一位孕妇都担心宝宝是否健康，其实绝大多数宝宝会是健康正常的。

向您的护理人员好好了解一下医生建议您做的各项检查，并确保您清楚地了解那些您可以选择的检查的内容（见21页）。

如果您和您的伴侣不想接受任何的筛查性检查，您可以拒绝医生的建议。

实例

Sarah Ellis, 27岁，怀孕12周

"这周一位助产士为我进行了产前预约检查。检查用了大约1个小时的时间，是在我家里进行的，这对我来说比去医院或诊所要好得多。我们聊得很开心，整个过程真的轻松又简单。

"我需要提供一些血液样本做检查，她给了我很多份表格，让我下次去产前护理诊所的时候一起带去。她在诊所为我做了尿样检查，结果显示一切正常。

"助产士问我有没有想过在哪里分娩。我回答说，我觉得第一个孩子必须要到医院去生产，她说那可不一定。她说，如果我觉得在家里生产更适合我的话，完全可以选择这种方式。这真是个让我兴奋的建议，对我很有吸引力。我会好好考虑，并和我的先生商量一下，然后在1个月后再去检查时和助产士谈谈。"

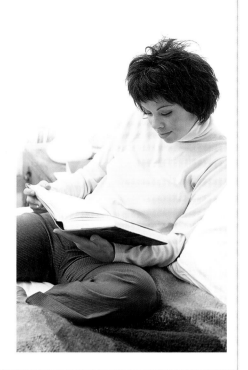

扫描检查

您可能需要在孕期的第11周到第13周之间接受一次扫描检查，目的是确定您的受孕时间，如果您的胎盘位置偏低，还要检查您胎盘的位置。检查还会扫描胎儿后颈部的褶皱，看看是否有患唐氏综合征的可能性（见21页）。在这个阶段，超声波扫描一般通过经阴道式扫描探头扫描，这可以使操作者清晰地看到您子宫的图像。如果您进行的是体外扫描，您可能会被要求喝大量的水来增加胎儿图像的清晰度。

进行扫描检查时无须经受任何痛苦，而且这还会使您第一次有机会见到腹中的宝宝。对您和您的先生来说，这都将是一个难忘而又温馨的时刻。您可能会得到一张照片，不过可能要交一点费用。

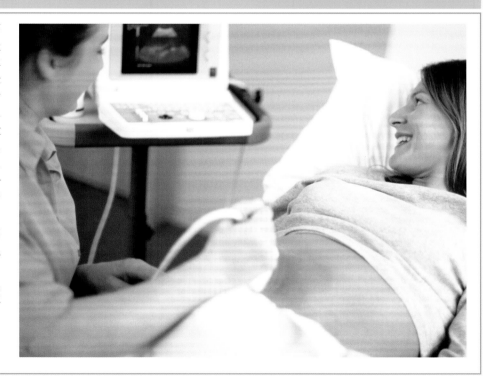

参见 产前护理 20－21页·减轻晨呕 25页·健康饮食 27页·孕妇装 33页·牙齿护理 37页

您的宝宝——12周

虽然听起来不可思议，可到第12周为止，您的宝宝的确已经是一个发育完全的"小人儿"了。从现在开始，他会越来越大，身体的不同器官也会逐渐成熟。最令人惊奇的变化已经发生了，现在，他在您体内已经是一个会乱踢腿的小家伙了。

宝宝的样子

在接下来的几个月内，您将看到胎儿的脸迅速成形。在第12周，您的小宝宝有下颚、高高的额头和小小的鼻子。他的眼睛已经从原先脸部两侧的位置移到了头部前面，虽然现在他的眼睛还是闭着的，两眼之间的距离也还很远。

胎儿的耳朵现在移到了头部高一点的位置，外耳廓发育初具规模。增强的肌肉控制意味着他已经可以噘起嘴唇和通过皱起脑门来皱眉头。

脐带把胎儿和妈妈连接起来，为胎儿输送生命所需的高含氧量的血液和营养物质。由于宝宝的小手开始展开，脐带将成为他能抓得到的第一个"玩具"。

发育

第8周到第12周是胎儿飞速发展的阶段。各个主要器官发育已基本成熟，虽然它们的功能还不很完全。胎儿的心脏使血液在全身循环；胃正在形成，和口和肠连接。

将来形成大脑的细胞正在飞速繁殖，并向正确的区域移动。同时，胎儿的头部也在长大，以适应大脑的发育。

如果您能够窥到子宫里面，毫无疑问，您将在那里看到一个小胎儿。在这个阶段，胎儿已经初具人形了——这真是非常奇妙。当然，他仍然非常小——大约6厘米长，和一个李子差不多大。

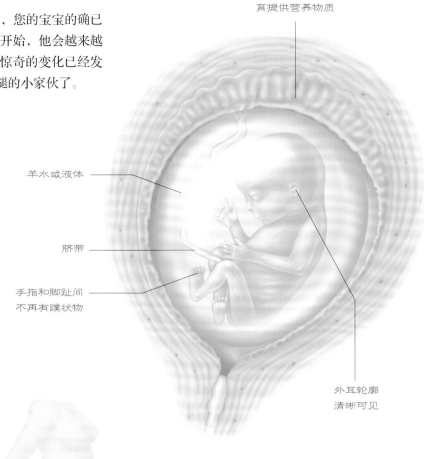

胎盘为胎儿的发育提供营养物质

羊水或液体

脐带

手指和脚趾间不再有蹼状物

外耳轮廓清晰可见

第12周
从头顶到臀部约6厘米，体重约为15克。

您的宝宝
他正在发育的肌肉让他可以在您的子宫内移动，踢踢小腿，并弯曲他刚刚发育好的手指和脚趾。

胎儿的发育

- 虽然您感觉不到，但您的宝宝其实很活跃，他在您的子宫里又伸胳膊又踢腿呢。
- 胎儿处在羊水的环境之中，并且已经咽下了很少量的羊水，为出生后喝妈妈的奶做准备。
- 他也能排尿，尿液变成羊水。
- 他的胳膊已经发育得很好了，可以在肘关节弯曲。
- 他有手腕和脚踝。
- 他有微小的指甲。

- 他的头仍然很大，大约占身长的一半。
- 他的手指和脚趾现在已经分开了。
- 他的外部生殖器官正在发育，但是现在通过扫描还不可能确定他的性别。睾丸或卵巢已经在他的体内形成。
- 他的眼皮已经在眼睛外部形成，虽然它们现在还无法睁开。
- 他有耳垂。
- 他的手指和脚趾可以蜷曲，他的小手可以握成拳头。

胎盘

到第12周为止，您的胎盘已经发育成熟，可以负责起支持胎儿发育的各种重要工作了。这就是流产的可能性将大大减小，疲倦感和恶心感也开始好转的原因。

什么是胎盘

在怀孕的这个阶段，胎盘事实上要比胎儿大很多。胎盘是一个厚厚的、呈盘状的器官。它附着在子宫上，通常在上半部分。

在最初的几个星期，胎盘比胎儿的发育速度要快很多，这样才能保证胎儿所需的营养物质的供应。从现在开始，情况就发生变化了，到婴儿出生时，胎盘的重量约为新生儿体重的1/6，它的大小和晚餐用的盘子差不多。

在分娩时，胎盘会在婴儿出生后被排出体外。如果您有机会的话，可以看看它，因为能看到一直维持您的宝宝生命的器官是件很令人兴奋的事（见73页，可以了解更多关于分娩的第三个阶段的知识）。

胎盘怎样工作

从现在开始，胎盘为您的宝宝输送他需要的所有营养物质，直至他出生为止。胎盘分泌您在孕期所需的荷尔蒙，保证子宫的健康，甚至"促使"您的乳房为哺乳做好准备。胎盘是一个复杂的过滤系统，通过您的血液为发育中的胎儿输送营养物质和氧气。它也可以排出胎儿体内的废物。

您能做什么

胎盘可以保护胎儿不受多种毒素的侵害，但是一些药物中的成分和酒精还是能够通过它的过滤。因此，尽可能远离可能的有害物质对您来说很重要。吸烟会影响胎盘的功能，让毒素有机会接近您的宝宝。

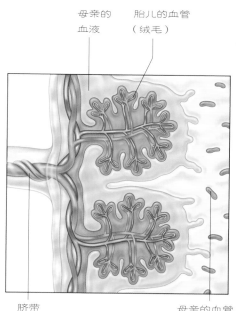
母亲的血液　　胎儿的血管（绒毛）
脐带　　　　　　　　　　母亲的血管

胎盘的结构

胎盘帮助妈妈和宝宝实现液体、营养物质和气体的交换，同时又保证妈妈的血液和宝宝的血液不混在一起。交换是在胎盘附着于子宫壁的地方实现的。

问题和回答

问 助产士在我第一次检查的时候是不是也要听听胎儿的心跳？

答：如果检查是在第12周或12周以后，那么是这样的。助产士会用一个手持式超声波仪器，通过高频率的声波来检查胎儿的心跳。您也可以清晰地听到胎儿的心跳。这种仪器对胎儿没有任何不良影响，您会发现，听到您的小宝宝的心脏在健康地跳动是多么令人欣慰和激动。

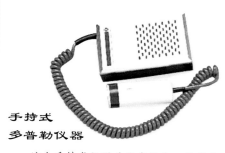
手持式多普勒仪器

这个手持式仪器是检查胎儿心跳的无扩散性工具。

问 这个星期我要去进行一次扫描检查，在这个阶段，检查者能告诉我我的宝宝是男是女吗？

答：虽然胎儿的生殖器官正在发育，但这么早分辨出他的性别几乎是不可能的事情。这个阶段扫描检查的作用是确定您的受孕日期，看看您怀的是一个小宝宝还是多个小宝宝，检查一下胎儿的心跳是否正常，可能还会扫描一下颈褶（见29页）。

问 我在考虑是否进行筛查性检查。发现我的宝宝患唐氏综合征的可能性很大吗？

答：这在很大程度上和孕妇的年龄有关。患唐氏综合征的胎儿对任何年龄的孕妇都是可能的，但年龄越大，几率越高。如果您是20~30岁，这种几率是1/1000；到35岁为1/350；到45岁为1/25。请考虑一下，如果检查出您的几率较高，您是选择侵入性的检查还是终止怀孕？如果答案是否定的，您就不必去经受筛查性检查可能给您带来的担忧了。如果您想知道自己的几率到底有多大，做一次检查还是值得的。

问 我腹中的宝宝能感觉到外面的世界吗？

答：他正在开始对子宫外的世界做出回应。如果按一按妈妈的腹部，他可能会试着躲开。

16周

您现在已经完全接受了您已经怀孕的事实，怀孕初期的恶心和疲倦也有望减轻甚至消失。而且，您现在看上去像个孕妇了。这是孕期最美好的阶段，好好享受它吧！

您身体的变化

从现在开始，您的饭量会迅速增加，腹部也会迅速隆起。愉快地告别了前三个月的恶心呕吐，您可能在大部分时间都觉得食欲旺盛，您的衣服也变得有点紧绷绷的。请注意您身体的需要。

身材的变化

随着您腹部的隆起，您将需要一些更宽松的衣物了。从现在开始就换上宽松的衣服会让您觉得物有所值（见33页）。把新鲜的水果和全麦谷类食物作为加餐，这些食物比加工的食物和甜食更有营养，还有助于缓解由于您消化系统变得迟缓而引起的便秘。水果干是铁元素的绝好来源，并且还有缓解便秘的作用，因为单独服用药物补充铁元素会使便秘加重。

您面部皮肤的颜色可能会变暗，您的乳头和乳晕的颜色也可能变深。

您的一些变化

· 您的子宫需要相当于孕前5倍的供血量来支持胎儿的发育。
· 您的肾脏比以往多加工25%的血液。
· 您的心率加快，心脏的血液输出比孕前高出30%～50%。
· 您的体重可能增加了2.25～4.5千克。

减轻症状

放松太紧的衣服

不要忽视衣服或内衣变紧的感觉，现在就买一些宽松的衣物吧（见33页）。

保持活动

如果您没有锻炼的习惯，那么就从现在开始吧，这让您在身体变沉重的同时保持健康。参加一个专门针对孕妇的健身班，这样运动的节奏和强度都会适合您。

防止便秘

每天喝大量的水，吃大量的水果。

记录您的症状

把您的所有症状和反应都记录下来，在您去产前检查的时候和助产士讨论一下。如果您不把它们记下来，会很容易忘记的。

您的变化 您可能比前几个星期精力充沛·您隆起的腹部开始变得明显·您可能有便秘的苦恼

您的情绪

这是孕期中最令人兴奋的阶段了，因为您会第一次感觉到腹中的宝宝在动，那真是一个令人难忘的时刻呀。

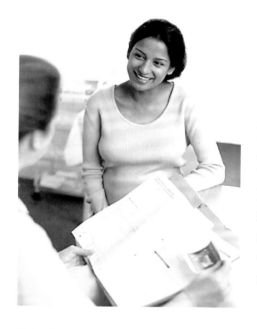

感觉宝宝的蠕动

您现在时刻都能感到宝宝的蠕动，尤其是如果这不是您第一次怀孕。起初，您也许不能确定这是您肠胃的蠕动还是宝宝的蠕动，但在接下来的几个星期里，感觉会越来越强烈，您很快就不会再有疑问了。第一次做妈妈的孕妇们往往要到20周或更往后才能感觉得到宝宝在动。

工作上的烦恼

把好消息告诉亲朋好友以外的普通朋友是件令人兴奋的事情，您可以享受来自方方面面的关心。然而，公开您怀孕的消息也会给您带来复杂的感觉。上班时，您可能会担心同事们认为您不像以前那样对工作全身心投入了，您也可能会担心产假结束后怎样和同事继续合作。和有这方面经验的妈妈们谈谈，您就会发现，作为一个上班族母亲，还是有很多措施可以采用的（见114~115页）。

考虑参加产前辅导课

受欢迎的课程总是很快就被报满了，所以如果您想上的话，就在下次和助产士见面时和她谈谈，看看有没有为孕妇提供的育儿指导这方面的课程。

"我的助产士怀疑我怀了双胞胎，因为我在最初的几周恶心得很厉害，并且子宫很大。我的丈夫陪我在第15周做了扫描检查，发现我们真的要有一对双胞胎了！我觉得有点胆怯，但这非常令人兴奋。"

Sarah-Jane Simpson, 25岁，怀孕16周

孕妇装

孕妇装不需要很贵。如果您是职业女性，您可能需要投资买一两件好的孕妇装。一些小时装店出售时尚的孕妇装，但是在您花钱购买一件昂贵的衣服时，请先想想，这件衣服其实您穿不了多久。如果您希望多生几个孩子，就选择一些经典的款式，这样您在几年之内都可以穿着它。

穿出您自己的风格

衣服是否舒适很重要，不但要穿着舒服，而且要心情愉快，选择让您在整个孕期都显得光彩照人的衣服。虽然您应当选择适合您的风格和品位的衣服，但合身的下摆、宽松的款式比宽松的裙子和肥大的套头衫让您显得更漂亮。

内衣

您需要舒适的支撑式胸罩。由于在孕期中您的胸围会不断地变化，请专业人员帮您测量胸围是明智的选择。您可以先买两个，然后随着乳房的增大再买更多的。挑选胸罩时，罩杯最好深一些，肩带要宽一些，后面最好可以调节。您可能会发现，棉质的胸罩最舒服。在怀孕的晚期，您可能需要在睡觉时戴轻质的胸罩来支撑胸部。

如果您计划母乳喂养，那么您还需要购买至少两件哺乳胸罩，但是您应当等到孕期的36周以后再测量胸围，这样尺寸才准确。

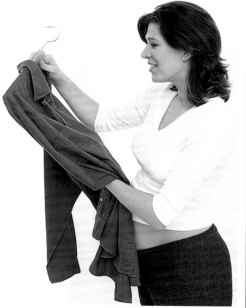

参见 健康饮食 27页·孕期工作 41页·锻炼和姿势 45页·产前辅导课 49页·性感孕期 53页

您的宝宝——16周

您可能还感觉不到，您的小宝宝已经精力旺盛地在您的子宫内活动了。他的眼皮还是紧闭着，但在这周或下周，他就可以第一次听到声音了——从您体内和体外传来的声音。

宝宝的样子

他的四肢已经形成了，他的腿现在比胳膊要长，看上去比12周时更符合比例。但是他仍然显得十分瘦弱，皮肤呈透明状，可以看到血管。他还没有皮下脂肪，所以他还需要一段时间才能变成您抱在怀里的胖乎乎的小家伙。

他的外部生殖器官已经发育成形，如果您在这个阶段进行超声波扫描检查，检查者可以告诉您宝宝是男是女（虽然这也在一定程度上取决于胎儿这时在子宫中的位置）。

发育

虽然您的宝宝现在还很小很小，但是他的动作已经很敏捷了。他可以伸展和蜷曲四肢和手指，他在羊水环境中乱踢乱蹬，还会翻跟头。这在一定程度上帮他锻炼肌肉，并练习在出生后要做的协调性的动作。

他也在尝试各种表情，因为他的面部肌肉已经发育完全了，不过由于神经系统尚未发育成熟，他还不能完全控制这些表情。他耳朵的细软骨头在变硬，这使他能够听到您的声音——您的心跳声甚至您的消化系统的声音。

羊水

您的宝宝现在处在羊水的包围之中，对他来说，这就好像浸泡在一个暖暖的游泳池里，试着做各种水下动作似的。脐带就好像潜水者的呼吸装备一样，因为它通过血细胞为胎儿输送必需的氧气。羊水对子宫外的撞击起到一个缓冲作用，保护胎儿不受伤害。

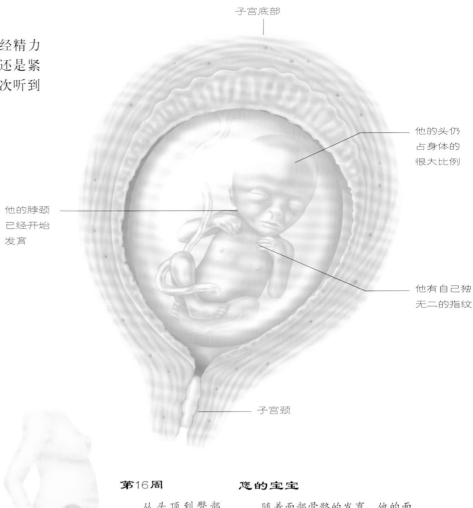

子宫底部

他的头仍占身体的很大比例

他的脖颈已经开始发育

他有自己独一无二的指纹

子宫颈

第16周

从头顶到臀部约长12厘米，体重约为130克。

您的宝宝

随着面部骨骼的发育，他的面部特征正在形成。细小的手指和脚趾现在也可以辨认了。

胎儿的发育

- 这是一个发育迅速的时期。在这4周内，胎儿的身长会增长一倍，体重也会增加到约130克。

- 他的手指甲和脚趾甲也发育成形了。一些胎儿的指甲在妈妈子宫内长得很快，以至于出生后就要给他剪指甲。

- 到这个阶段为止，女性胎儿的卵巢内已有200万个卵子。这个数目在孕期内先会增加，然后减少，到出生时卵子数目为100万；到女孩17岁时，卵子数目变为20万。

- 他的耳朵已经从开始发育的位置——脖颈上——移到正确的位置，即头的两侧了。

- 他咽下少量的羊水，又通过肾脏变成尿液。他几乎每小时一次把膀胱中的液体排到羊水环境中。

- 他不时在子宫内打哈欠，伸懒腰。

- 他有了非常细小的眉毛和眼睫毛。

- 他的头部和身体上已经有了柔软的绒毛（胎毛）。

- 他可能开始会吮吸手指了。

- 他的骨架开始发育，开始是由柔软的软骨组成，然后逐渐变硬。

- 可以看到他细微的呼吸动作。

双胞胎

如果您怀的是双胞胎，现在您的体型比普通孕妇要"庞大"得多。虽然您的腹中"挤"着两个宝宝，但每个宝宝都和独自享受空间的宝宝的大小差不多。

双胞胎的生长发育

您的双胞胎宝宝在您的子宫中的姿势可能相同，也可能一个头朝上，另一个头朝下。到这个阶段，他们已经可以感觉到彼此的存在。如果您怀的是双胞胎，一定会得到特别的照顾，护理人员会非常注意检查每个宝宝是否都发育良好。

在很少数情况下，一个宝宝会比另一个宝宝大得多，在这种情况下两个宝宝都有可能出现问题。到孕期的第26周为止，双胞胎（或多胞胎）和单胞胎的发育速度一样，但在出生时可能要稍小一点，特别是他们经常是早产儿。

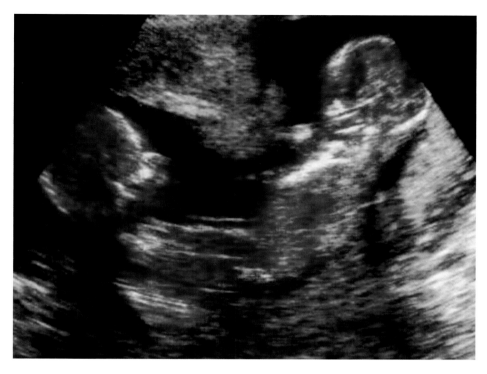

超声波扫描显示双胞胎

通过超声波扫描可以确定您腹中是双胞胎或多胞胎。胎儿可能是同卵双胎，由一个受精卵分裂成两个细胞发育而成，或者异卵双胎，由两个单独的卵子受精发育而成。

问题和回答

问 我的宝宝可以控制他的动作吗？

答：到第16周，胎儿神经系统的发育已经使他能够弯曲和伸展四肢和手指了。宝宝的大脑、神经系统和肌肉之间的关联都是在这个阶段建立起来的。

问 所有胎儿在子宫里的发育速度都是一样的吗？

答：不是的。在最初的几天和几周内，胎儿的发育速度都大致相近，但在12周以后，就会有很大的差别，这也证明了每个宝宝都是独一无二的。请不要和其他孕妇比较自己腹部隆起的大小。您宝宝的发育速度和出生时的大小要受很多因素的影响，包括基因、他是否为第一胎（第一胎往往会小一些）、您有无潜伏的病症（例如先兆子痫）、您孕期的饮食及您是否吸烟等因素。

问 如果我的宝宝的器官系统已经形成，我是否还需要注意避免食用一些食物呢？

答：是的。一些被认为有危害的食物有可能让胎儿感染细菌，比如弓形体病菌和李斯特菌，而且在怀孕的最后几周，对胎儿也有潜在的危险。遵循和以前一样的饮食守则：所有的水果和蔬菜在食用前都要洗净，特别是做沙拉的原料；避免食用不熟的肉类和未经消毒的奶制品（见27页）。

问 性生活对胎儿有害吗？

答：您的宝宝处在羊水的保护下，因此不会受到伤害。在您经历性高潮时，您的子宫像往常一样收缩而变硬，胎儿也会对此有所感觉，这种收缩给宝宝一种被拥抱的感觉。但如果您有过出血现象，或者有流产、早产的历史，建议您在孕期避免性生活（见53页）。

20周

现在您怀孕的事实已经毫无疑问，而且值得祝贺的是，您已经度过孕期的一半了。在接下来的几周内，您的腹部会继续隆起，您腹中的宝宝也会变得更加活跃。您和宝宝之间特殊的感情也会随着他的生长而加深。

您身体的变化

您的身躯变得日益"庞大"，有时甚至会有点喘不上气的感觉，不过这个阶段仍然是孕期中的美好时光：您在等待小宝宝的降生，身体也还没有因为这个小家伙变得很不方便。

体重的增加

您可能会发现，不仅是您的腹部在增大，您的大腿和臀部的脂肪在这个月也增加了。不用发愁，这是非常自然的现象，您的身体在孕期正在积攒额外的脂肪，以备以后哺乳的需要呢。

当然，您还是要坚持健康的饮食，不要对加工食品和甜食放纵自己的胃口，以免体重过分地增长。别为自己"发福"的体型担心，在孕期的任何时候减肥都是不可取的。在分娩后，您就能告别额外的脂肪。

您的一些变化

· 您的子宫顶端或底部已达到您肚脐的位置，并会以每周1厘米的速度继续发育。
· 不断发育的胎儿的压力可能会使您的肚脐突出，并一直持续到分娩以后。
· 胎儿的重量可能有时会让您觉得失去平衡。
· 可能会有妊娠纹出现。

减轻症状

喘不上气来

放松。如果需要的话请您的助产士帮您做一下验血检查，看看有无贫血症。

鼻子堵塞和流鼻血

在两个鼻孔中涂一点凡士林油，缓解一下堵塞。

烧心

避免吃得太多、喝酒或辛辣食品。将手伸展高过头顶可减轻症状。抗酸性药物有帮助，且通常在孕期内服用安全。可请您的全科医生帮您选择适合您的抗酸性药物。

发痒

试着多吃富含维生素的食物。如果症状持续，和您的护理人员谈谈。

阴道分泌物增多

这很正常。但是如果分泌物很黏稠、有异味或有刺激性，请和您的医生谈谈。

您的变化 您的腹部隆起稳定地增大·胎儿越来越活跃·在本阶段您可能会被请去做一次中期扫描检查

您的情绪

您的体形在不断发生变化，虽然眼下体重的增长是由积极因素引起的正常现象，但您可能还是为自己体重的增加感到一丝焦虑，这很正常。

您的体形变化

从儿时起，我们就养成一种思维定式，认为体重增长是件坏事，因此现在也很难摆脱这种观念。

试着好好"款待"一下自己，给自己一些惊喜，让自己对改变的体型更有信心。换个新发型会让您的心情飞扬起来；上上化妆课也不错，特别是您的皮肤类型可能在孕期会发生改变。如果可能的话，选一天或一个周末好好让自己享受一下：一些沙龙、绿色农场或温泉区为准妈妈们提供全程安排好的旅游，是值得您参加的好活动。您隆起的腹部阻碍了您的视线，可能导致您对双脚的忽视。足部护理也是一个实惠又享受的选择。

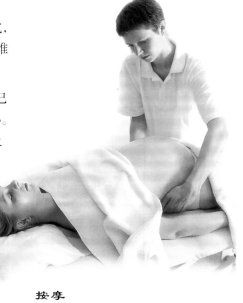

按摩

按摩有使人放松的神奇疗效。选择一位有为孕妇按摩经验的按摩师，选择无香味的按摩油，因为一些芳香精油不适于在孕期使用。

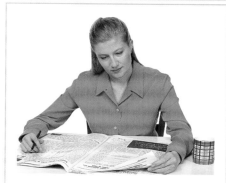
牙齿护理

在孕期您需要特别注意您的牙齿和牙龈。一旦得知怀孕就马上告诉您的牙医，因为您需要绝对避免X光照射。定期检查您的牙齿。牙医会给您关于护理牙齿的最好建议，并为您检查任何疾病或感染的迹象。

牙齿和牙龈的变化

由于在孕期内供血量增加，并且黄体酮分泌比平时要多，您所有的身体组织都会软化，包括牙龈，这使您的牙龈变得柔软并且容易感染。供血的增加也给牙龈线附近的毛细血管带来了压力，使您在刷牙或用牙线清洁牙齿时容易出血。

您能做什么

保护牙齿和牙龈的最好方法就是注意口腔卫生，并坚持健康饮食。确保您摄入足够的钙、蛋白质以及维生素B、C、D。食用奶制品和大量的新鲜水果可以帮助您获得所需的营养。当然，您需要避免甜食，这也是另一个您不能对蛋糕、饼干和甜饮料大开胃口的原因。

在孕期，您应当至少请牙医进行一次专业的牙齿清洁，这有助于防止牙龈疾病和感染。使用带有压力感应装置的电动牙刷可以防止牙齿的损坏。如果您有任何问题，请和牙医谈谈。

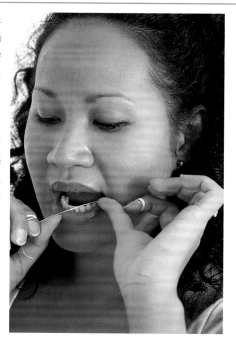

用牙线清洁牙齿

用牙线清洁齿间可以保持牙齿的健康，但是请您动作轻柔一些，因为现在您的牙龈比孕前柔软，更容易出血。

参见 健康饮食 27页・孕妇装 33页・放松技巧 48－49页・睡眠 57页・常见不适 60－61页

您的宝宝——20周

您的宝宝的感觉器官在迅速发育，他对包围着他的环境也逐渐有了感觉。他开始更活跃地在您的子宫中移动，并且通过子宫壁倾听着周围的声音。

宝宝的样子

现在，宝宝从头顶到臀部大约有15厘米长，差不多是他将来出生时从头部到臀部身长的一半。在最近的几天里，胎儿的发育非常迅速。虽然已经长长了，但他还是很小很小，才大约270克重。从现在开始，他的生长速度就要缓慢下来，但会很平稳，因为他还会慢慢地增重。他的全身被一层柔软的细茸茸的胎毛覆盖着，这层胎毛到他出生前就会消失。胎毛确切的功能尚不清楚：是帮助胎儿调节体温，还是使保护性的婴儿皮脂（一层厚厚的白色蜡质覆盖物）留在皮肤上？

发育

您的宝宝现在和成年人有着相同数量的神经细胞，并且对周围的环境越来越敏感，感知越来越强烈。这时胎儿大脑的感觉区域正在迅速发展，神经外包着一层保护性物质，叫作髓磷脂。现在信息可以从胎儿大脑传送到身体的各个部分，这意味着他可以控制自己的四肢了。

胎儿舌头上的味蕾已经发育，他很快就能分辨甜味和苦味了。他的皮肤正在对触摸变得敏感，如果您通过腹部抚摸他，您会发现他有所感觉，并且可能会给您回应。

宝宝在出生后会很快开始游戏和探索，现在他在您的子宫内已经开始这些过程了。有时他会抓住脐带，或是在一只手偶然碰到另一只手的时候抓住这只手——这是他最初的"玩具"。

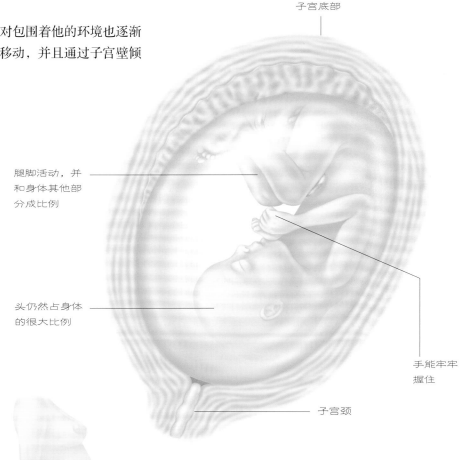

子宫底部

腿脚活动，并和身体其他部分成比例

头仍然占身体的很大比例

手能牢牢握住

子宫颈

第20周

从头顶到臀部身长约为15厘米，体重约为270克。

您的宝宝

他一直生长得很快，身体被一层绒毛覆盖（胎毛）。即使这是您第一次怀孕，现在您也可以感觉到他的活动。

胎儿的发育

- 他的头皮上开始长头发。
- 他吸入羊水，并且开始练习浅浅的呼吸动作。
- 他的恒牙牙胚已经在乳牙牙胚之后开始发育。
- 他已有最基本的免疫系统，可以抵抗一些感染。
- 可以调节体温的"棕色"脂肪保护层现在已经开始形成。
- 如果您怀的是女孩，在这个阶段，她的阴道开始发育；是男孩的话，他的阴囊开始发育。
- 无论胎儿是男是女，他的乳头和乳腺都

开始发育。
- 他能用一只手抓住另一只手，并能把手握成拳头。
- 他的眼睛仍然闭着，但眼珠能从一侧移到另一侧。
- 肌肉和神经系统的发育使他对自己动作的控制能力大大增强。
- 神经系统开始分泌髓磷脂外壳，包在联系大脑和肌肉的神经外面，保证信息的传送。
- 他的第一口牙已经在牙龈中形成了。
- 他耳部的骨头在硬化，使他能够听到来自子宫外面的世界的声音。

胎儿能听到什么

您的宝宝的听觉现在已经发育完全了，他开始渐渐知道您的声音、您丈夫的声音和其他任何一个家人的声音。

子宫外面的声音

如果有"砰"的一声或是很大的噪声，您的宝宝可能会跳一下。他对子宫外其他的声音也有感觉，有证据表明他会对某些种类的音乐做出反应。研究显示，威尔第和莫扎特是受胎儿偏爱的作曲家。母亲们则反映说音乐的记忆会在出生后的几周内伴随他们的宝宝，有时哭闹的宝宝听到出生前常"听到"的音乐时会安静下来——音乐似乎让他想起了在妈妈子宫里的那段时光。您可以在放松或是洗澡的时候对腹中的宝宝说说话，给他唱唱歌，他真的可以听到您的声音。

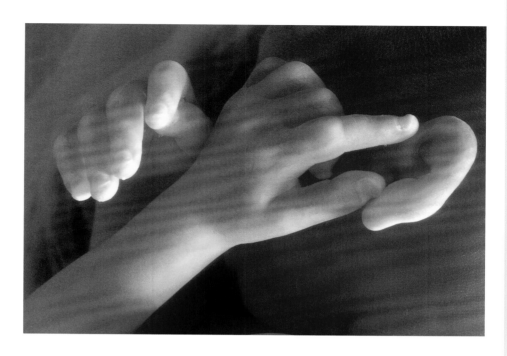

您的宝宝对声音的反应

您的宝宝用活动身体的方式对声音做出反应，或是心跳动得更有力了。随着宝宝的不断发育，您会越来越多地感觉到他的活动，您会发现他对您的声音或某几段音乐做出回应。

问题和回答

问 中期扫描检查是怎么一回事？

答：中期或异常情况扫描检查的目的是检查胎儿的总体发育情况和主要器官的发育情况。扫描仪器的操作者会特别检查胎儿的心脏、肾脏、大脑和脊椎，还会测量胎儿的头围和四肢的长度。操作者还会检查一下胎盘的位置是否在子宫内的上方，会不会在您分娩时有覆盖子宫颈的危险。

问 有报道说超声波扫描会对胎儿的大脑产生损害，我应不应该做这样的检查呢？

答：扫描检查作为孕期的常规检查已经有15年的时间，因此如果它有严重的问题，不可能至今为止没有被发现。一般来讲，医生们认为超声波可以安全有效地检测胎儿异常的状况。但是经过了这种检查也不能完全保证您的胎儿没有任何问题。

问 如果扫描发现我的胎儿有异常状况怎么办？

答：在检查中哪怕是有一点疑点显示有某方面的不正常，您就要做更多的检查，可能是更进一步的超声波检查，检查的地点也可能要换到拥有更专门化设备和更有经验的操作者的医疗中心。请您一定要确切地理解扫描者的检查结果和他担心的问题。

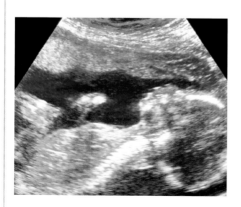

看到宝宝

自从发现您怀孕以来，您在不断地对腹中的宝宝增加了解，但是扫描时在屏幕上看到他，还是会让您觉得离他更近了。

24周

自从发现您怀孕以来，您在不断地对腹中的宝宝增加了解，但是扫描时在屏幕上看到他，还是会让您觉得离他更近了。

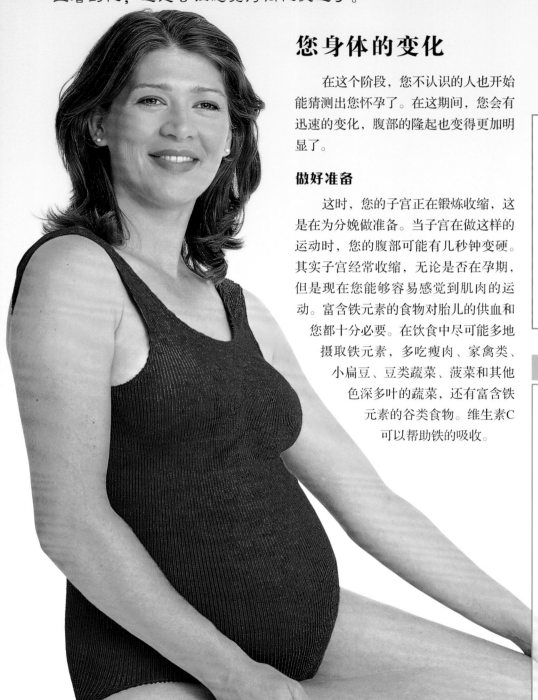

您身体的变化

在这个阶段，您不认识的人也开始能猜测出您怀孕了。在这期间，您会有迅速的变化，腹部的隆起也变得更加明显了。

做好准备

这时，您的子宫正在锻炼收缩，这是在为分娩做准备。当子宫在做这样的运动时，您的腹部可能有几秒钟变硬。其实子宫经常收缩，无论是否在孕期，但是现在您能够容易感觉到肌肉的运动。富含铁元素的食物对胎儿的供血和您都十分必要。在饮食中尽可能多地摄取铁元素，多吃瘦肉、家禽类、小扁豆、豆类蔬菜、菠菜和其他色深多叶的蔬菜，还有富含铁元素的谷类食物。维生素C可以帮助铁的吸收。

您的一些变化

· 您的子宫顶端已经达到了肚脐上方。
· 当腹中的宝宝活动时，您也许隔着腹部可以感觉出他的小腿或小脚。
· 您的乳房由于荷尔蒙的变化感觉十分柔软，这是在为以后的哺乳做准备。
· 您的身体在吸收水分，这使您的大腿和上身在增重。
· 您可能会更经常地感觉到热。

减轻症状

尿道感染

在孕期更容易发生尿道感染。为防止这种症状，请您每天多喝水，至少8~10杯。水可以稀释尿液，冲洗您的尿道系统，降低感染的可能性。

消化不良

黄体酮会使消化系统工作滞缓，食物在胃中停留时间过长，您会觉得很不舒服。您应避免过量饮食，要少食多餐。

眼睛干燥

眼睛感觉发干在孕期过半的阶段很常见。您可能会发现您的眼睛缺乏水分，对光敏感，特别是您佩戴隐形眼镜，感觉会更强烈。向药剂师咨询一下，请他推荐一种增加眼睛湿度的方法，别忘了告诉他您怀孕了。

您的变化 您可能不再那么频繁地排尿了 · 您的腰身可能已经完全没有了 · 您可能比往常出汗更多

您的情绪

您腹部的隆起现在那么明显，全世界都看得出您怀孕了，这一定让您感到非常愉快。毕竟要做妈妈了，这是一件令人骄傲的事情。

与他人相处

不过，不是每个人都这样想。而且即使您觉得有陌生人询问一下您怀孕的事也挺好，您也不会总愿意花半个小时的时间和不认识的人谈论这件事。当您怀孕变得显而易见时，很多原本私人的事情对任何您可能碰到的人都不再是秘密：1.您有性生活；2.您有（或近期有）伴侣；3.您在不远的将来就要做母亲了。

一些孕妇觉得所有这类的谈话很烦人，而且觉得很难对询问她隐私的陌生人保持礼貌（问题可能会包括"您是有计划地怀孕吗？""您想要男孩还是女孩呀？""您是自然受孕还是辅助受孕呢？"

等等），就好像您的身上挂了一个标语，上面写着"想知道什么就问我吧"的字样似的。您可能还会发现人们总喜欢给您讲一些广为流传的关于怀孕和生产的故事，或是她们自己或其他人在这方面的回忆和经验。一些人还可能会试着摸摸您的肚子，虽然您和她们并不是很熟。

您能做什么

这可能会让您很恼火，尤其是当您正感疲惫或身体出现不适症状的时候，但是请努力不要对别人发火。提醒自己人们是善意的：这是全世界都为您的怀孕而感到欣喜的表现。要想到人们是对您腹中的小生命感兴趣并为此而骄傲。很快大家都会赞叹着围绕在您的小宝宝周围，您也会为自己备受关注的感觉而感到幸福。您只要把现在大家额外的关注当作对宝宝提前的关心，您已经认为您的宝宝是最棒的了，他们也一样。

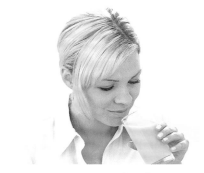
孕期工作

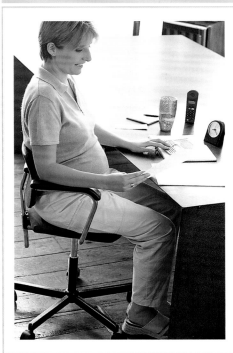

在怀孕期间工作似乎很有挑战性。现在很多企业都对准妈妈们很支持，因此听从腹中宝宝的需要，了解您的权利，找到适合您的平衡点对您来说很重要。不要因为别的孕妇能保持很大的工作量就去模仿，或是听信朋友们在孕期仍然坚持奋战的故事，要按照胎儿和您自己的需要来做事。

了解您的权利

试着不要让自己超负荷运转，听从您身体的需要，调整您的工作节奏，并确保您的工作环境舒适。在怀孕期间，上下班的路程可能让您觉得筋疲力尽，特别是您可能要遭

遇繁忙的交通和公共交通工具过于拥挤的情况。如果可能的话，每周有几天避开高峰时间上下班。在很多国家里，雇主依法有义务保证孕妇的工作不会对她和胎儿有危险。

产前预约检查

请记住，请假去进行产前检查是每个人的权利，无论您为雇主工作的时间是长是短。

计划未来

试着别为婴儿出生后该做什么想得太多，在这个阶段，保持开放的头脑可能是最重要的。先把注意力集中到现在，在婴儿出生以后再讨论未来的计划。

劳逸结合

创造一个舒适的工作环境很有必要，另外，一天当中您还要多喝些水，并适当地不时伸伸胳膊踢踢腿，或者在房间里走一走。

参见 健康饮食 27页 · 您的体形变化 37页 · 放松技巧 49页 · 常见不适 60 – 61页

您的宝宝——24周

我们总觉得小宝宝应该是胖乎乎的，但其实在您的子宫内的大部分时间，您的宝宝都是又长又瘦的。但是，从第24周开始，他就要开始变得丰满了，看上去要更结实一些，更像小婴儿。

宝宝的样子

宝宝看上去更结实的一部分原因是由于他的皮肤不再是透明的了。他正在改变在子宫内瘦弱的模样。对宝宝的体温维持起关键作用的棕色脂肪还在形成，当棕色脂肪逐渐增多时，宝宝的屁股会慢慢鼓起来，变得更圆一些。

宝宝的面部表情已经完全形成，如果您现在可以看到肚子里的他，就会知道他已经和6个月后您将要看到的小婴儿一样了，虽然他的脸还很瘦，他的眼睛在这个阶段还是凸出的。

发育

胎儿大部分的器官已经发育完全并开始工作了。主要的器官都在工作，除了肺要到出生后才能发挥作用。胎儿的肺部仍然充满羊水，但肺泡已经开始形成。

胎儿的大脑和神经系统在迅速地发育，控制有意识的思维细胞正在形成，因此现在他对周围的环境和您子宫外这个世界的响动有了更强的感知。

在您子宫内剩下的时间里，小宝宝的主要任务是协调他的各个系统，并为到外面的世界去生活积累更多的脂肪。虽然还要在妈妈肚子里待好长一段时间，但如果小宝宝在这个时候就出生，也有一定的机会存活下来，这也证明了在这个阶段他发育得已经有多好。

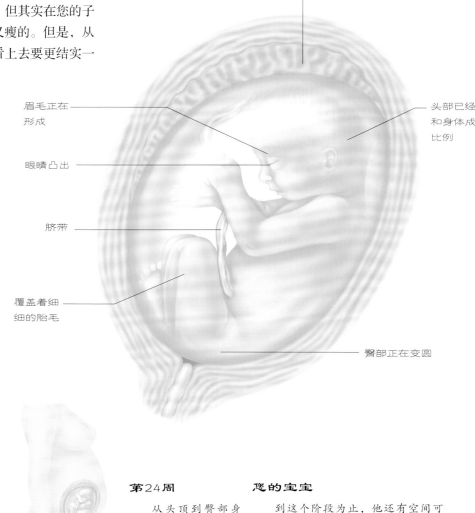

子宫底部

眉毛正在形成

头部已经和身体成比例

眼睛凸出

脐带

覆盖着细细的胎毛

臀部正在变圆

第24周

从头顶到臀部身长约为20厘米，体重约为625克。

您的宝宝

到这个阶段为止，他还有空间可以自由移动，活动可以让他变得强壮而灵活。

胎儿的发育

- 到第24周快要结束的时候，您的小宝宝已经第一次睁开过眼睛了。
- 他的心跳速度已经放慢到每分钟140～150次。
- 他有手指和脚趾，但仍略呈蹼状。
- 他仍然时常咽下羊水，然后作为尿液排出。
- 在他的大肠内，胎粪（将来会成为他的第一次粪便）已经开始形成。
- 在他的肺里，小气泡正在形成。

- 在宝宝皮肤上，汗腺正在形成。
- 现在他已经会咳嗽和打嗝了。
- 胎毛（一层茸茸的体毛）的颜色变暗，胎毛下的皮肤颜色泛红，不再像以前是透明的。
- 他有睡眠和醒来的周期，您在接下来的几周内会对此有所感觉。
- 随着胎儿的发育，胎盘的血管也会给他供应更多他所需的营养作为配合。

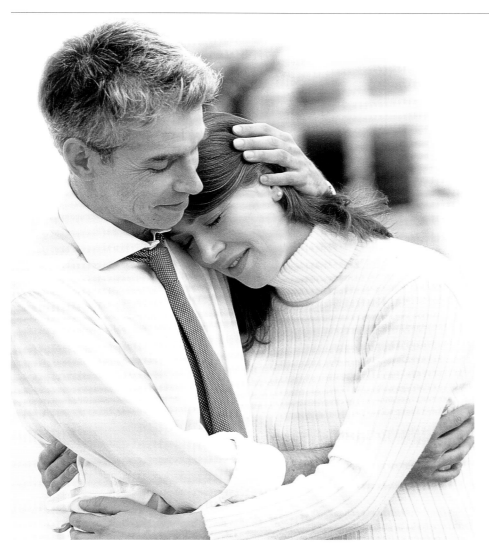

您的宝宝是男是女？

您可能不想通过扫描知道您的宝宝的性别，但很多准家长们试着用其他的方式来推测，并从中得到很大的乐趣。您和您的伴侣想知道这个小生命是男还是女是很正常的事情。

猜测性别

这里有一些传统的判断宝宝性别的方式。它们并不科学，但试着去做一做，您和您的伴侣可以从中得到很多乐趣。

· 如果心跳持续在140次以上，您怀的是女孩，140次以下则是男孩。

· 如果您增加的体重集中在隆起的腹部，您怀的就是男孩；如果分散在身体两侧，那么就是女孩。

· 用线穿一根针，悬在您的腹部上方，如果针绕着圆圈摆动，您怀的就是男孩；如果从一侧向另一侧摆动，那么就是女孩。

· 如果您腹部的形状像篮球，您怀的就是男孩；如果像西瓜，那么就是女孩。

了解您的宝宝

您的自言自语或对腹中的胎儿说话有助于亲子交流，还能使您和您的伴侣更加亲近。

问题和回答

问 我怎样知道我的宝宝活动得够不够多呢？

答：您很快就会了解您的宝宝的规律。一些胎儿的活动比另一些显得要少，但是没有人知道究竟是胎儿们的活动量有差异，还是准妈妈们感觉胎动的能力有差异。在休息的时候，您能更多地感觉到胎动。更重要的是，如果在这之前您没有感觉到胎儿的活动，从现在开始，您就可以感觉到了。

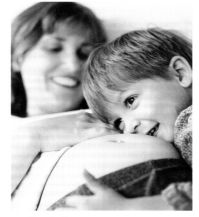

了解胎儿

感觉胎儿的活动对全家来说都是快乐的事，还可以帮助他的哥哥姐姐们和将出生的小宝宝建立感情。

问 我和朋友的预产期一样，可为什么我的腹部比朋友的腹部小呢？

答：几乎可以肯定，在这个阶段，您的胎儿和您朋友的胎儿是一样大的。别忘了，您隆起的腹部里还有羊水，一些孕妇的羊水要多一些。同时，您腹部内的空间是由您的身体结构和体型决定的。总的来说，身材娇小的孕妇的腹部要比身材高大的孕妇大一些，这是因为高大的孕妇有更多的横向空间。如果这不是您的第一胎的话，您的腹部会隆起得快一些，因为您的子宫和腹部以前已经伸展过了。

28周

从这周开始，孕期的最后3个月就要"正式"开始了，所以您已经进入了"赛程"的最后一段！尽情地享受怀孕的日子吧，回首这段时光，您会惊叹时间这么快就悄悄溜走了。再有3个月的时间，您就要见到您的小宝贝了。

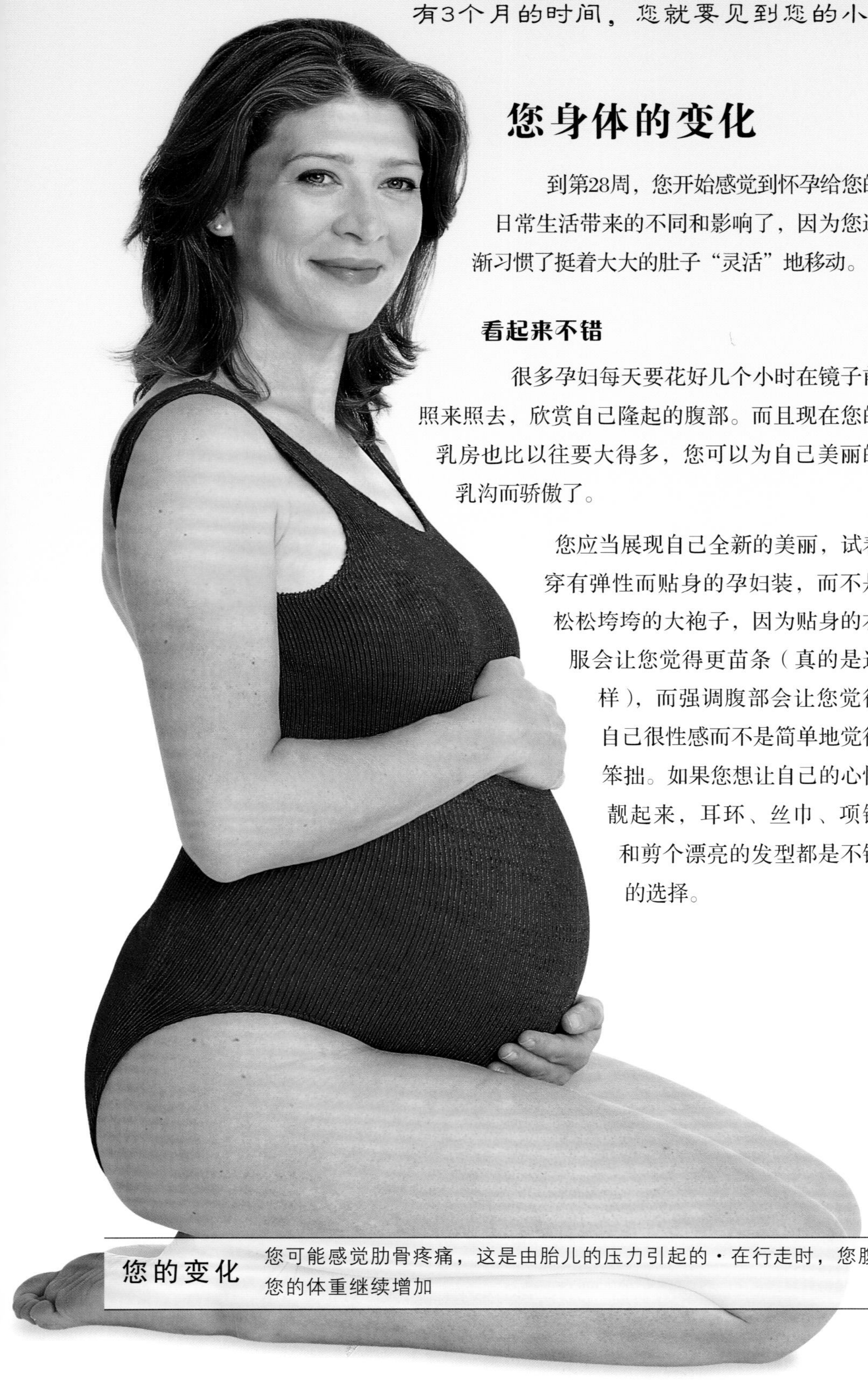

您身体的变化

到第28周，您开始感觉到怀孕给您的日常生活带来的不同和影响了，因为您逐渐习惯了挺着大大的肚子"灵活"地移动。

看起来不错

很多孕妇每天要花好几个小时在镜子前照来照去，欣赏自己隆起的腹部。而且现在您的乳房也比以往要大得多，您可以为自己美丽的乳沟而骄傲了。

您应当展现自己全新的美丽，试着穿有弹性而贴身的孕妇装，而不是松松垮垮的大袍子，因为贴身的衣服会让您觉得更苗条（真的是这样），而强调腹部会让您觉得自己很性感而不是简单地觉得笨拙。如果您想让自己的心情靓起来，耳环、丝巾、项链和剪个漂亮的发型都是不错的选择。

您的一些变化

· 从现在开始，您要每两周就见一次您的护理人员（助产士、全科医生或产科医生），从第36周开始，要每周见一次。
· 您的乳头可能会分泌初乳（见86页），也有一些妇女要到婴儿出生以后才分泌。
· 当您用力时，可能会感到呼吸困难，这是由于子宫对您的肺和横膈膜向上的压力造成的。
· 您可能会出现静脉曲张现象，这是由您腿部的压力引起的。

减轻症状

痔疮

多喝水，多吃水果。如果补充铁元素让您便秘，增加了得痔疮的危险，向您的护理人员征求一下建议。

腿部抽筋

这经常发生，尤其是在夜间。把腿伸直，弯曲脚踝，然后按摩您的小腿。

手脚肿胀

要穿舒服的鞋子，特别是在下午和晚间，这些时候可能是肿胀现象最严重的时候。您可能需要在戒指变紧之前把它们摘下来。

静脉曲张

可能的话，把腿放高，这样有利于减轻压力。躺下时将脚抬高，垫子可能会有帮助。

您的变化 您可能感觉肋骨疼痛，这是由胎儿的压力引起的·在行走时，您腹部两侧以下可能有针扎一样的感觉·您的体重继续增加

您的情绪

　　几乎所有的孕妇都有着焦虑和担心，但是这些情绪往往大部分时间都被隐藏起来了。对准妈妈们来说，把她们的忧虑说出来不是一件容易的事。

孕期的梦

　　毫无疑问的是，只有在睡梦中，我们的恐惧情绪才会被释放出来。在怀孕晚期，逼真的梦境很常见。以下是最常见的几种表现焦虑情绪的梦境：

- 婴儿出生后发现他有残疾或是畸形，这种忧虑每个孕妇在某个阶段都曾经有过。

- 在您毫无准备的情况下婴儿出生了，绝望中您想让他再回到您的肚子里去。这里，您担心的是在分娩前还没有做好准备。

- 您分娩了，但宝宝不见了或是宝宝没能存活下来。这并不是预示有不好的事情要发生，它只表明您对分娩和即将为人父母有着正常的忧虑。

　　"我在练孕期瑜伽。在那里能遇到很多孕妇，这项运动适合每一个希望顺利分娩的女人，当然我也不例外。比如那里有很多关于分娩第一阶段和第二阶段的姿势的讨论，放松的技巧也非常实用。我每周去游两次泳，这能让我保持充沛的精力。"

Gemma Stone，23岁，怀孕28周

锻炼和姿势

　　在怀孕的时候，第一次锻炼的运动量最好不要太大。无论您以前做过这些锻炼没有，都会收到很好的效果。您需注意身体的感觉，在觉得累了时就停下来。在开始任何形式的锻炼计划之前都应当和您的护理人员讨论一下。

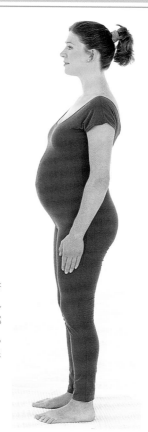

可以尝试的锻炼

- 游泳在生活的任何阶段都是一项很棒的运动。怀孕时，在水中感受轻盈而不受阻碍的感觉，会让您的身心得到彻底的放松。

- 散步也是不错的运动。在孕期的最后3个月，散步也有助于使胎儿的位置利于分娩。

- 瑜伽是锻炼和放松的绝佳形式。选择一项为准妈妈们开设的瑜伽课程吧。

骨盆底肌肉锻炼

　　在怀孕期间，黄体酮分泌的增加使骨盆底肌肉变得柔软。这些肌肉分布在尿道、阴道、肛门周围，在会阴处最厚。肌肉的柔软和子宫的压力会导致漏尿症状。每天坚持锻炼，并在产后尽快恢复锻炼。

孕期的良好姿势

　　挺直背部，缩紧臀部站直，这样您的胎儿就处于您的大腿、臀部和胃部肌肉的支撑下。坚持锻炼肌肉，您的形体在产后会恢复得更快，好的姿势也有助于消化。

骨盆倾斜

　　这项练习是很好的产前准备，它能使您的胃得到锻炼，使您的背部和骨盆更灵活而有韧性。

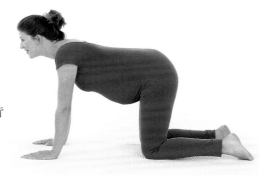

1　四肢着地跪在地上，注意您的背部应当是平的。肩膀保持平稳。

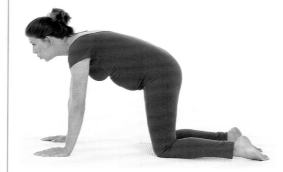

2　抬起腹部和臀部，缓慢地使骨盆向前倾斜，同时呼气，使您的背部向上拱起。保持这个姿势几秒钟，同时坚持呼吸。吸气并放松。反复几次。

参见　健康饮食 27页・孕妇装 33页・放松技巧 49页・常见不适 60－61页

您的宝宝——28周

如果现在出生，您的宝宝能够存活的机会是非常大的，由于肺部已经发育完全，他甚至不用帮助就可以呼吸，至少呼吸很短的时间。他现在很活跃，您在大部分时间里都能感觉到他的活动。

宝宝的样子

宝宝的头现在已经基本和身体成比例了，而且现在他的样子和出生后很接近。他在不断变得丰满起来，身体上已经覆盖了一层婴儿皮脂层。这层皮脂可以保护胎儿一直浸泡在羊水中的皮肤。在出生以后，婴儿的身体上可能还存留一些油脂。他的皮肤还是皱巴巴的，因为在完全发育之前还需要积累一定的皮下脂肪。他的眼睛一张一合，瞳孔的颜色清晰可见，虽然在出生后颜色有可能会改变。

发育

在近几个星期，胎儿肺部的发育有了很大的进展。肺部气泡几乎已经完全形成，肺细胞产生一种叫做表面活性剂的物质，这种物质对于婴儿呼气时保证肺部张开是很重要的。表面活性剂缺乏会引发早产儿的呼吸系统疾病，所以母亲早产常常需要注射一剂类固醇以刺激表面活性剂的分泌，这可以降低在34周前出生的婴儿需要仪器辅助呼吸的可能性。

他的肾已经完全开始工作了，每天产生约0.57千克的尿液。宝宝的骨髓现在负责制造红血球。

宝宝已经长大了，在他与外部世界之间起缓冲作用的液体变少了，因此您能更强烈地感觉到他的活动。您甚至可以隔着腹部看到他的小手或小脚的轮廓。您可以与您的伴侣一同享受这种美妙的体验，这可能是他第一次直接与小宝宝接触呢。

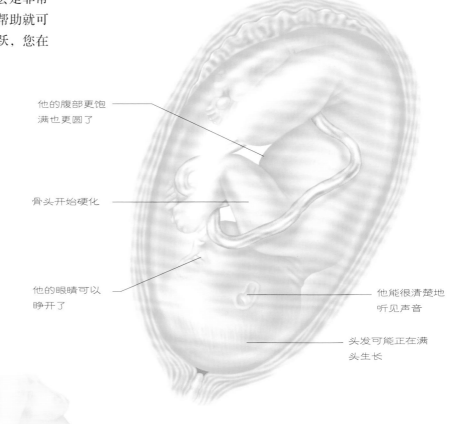

他的腹部更饱满也更圆了

骨头开始硬化

他的眼睛可以睁开了

他能很清楚地听见声音

头发可能正在满头生长

第28周

从头顶到臀部身长约为25厘米，体重约为1.1千克。

您的宝宝

新的脂肪积累使他看上去更像个小婴儿。他仍然能够轻易地变换位置，并且在这个阶段会非常活跃。

胎儿的发育

- 您的宝宝有时会打嗝，您也许还能感觉得到。这可能是由于他在"练习"呼吸的动作。
- 如果他是个男孩，他的睾丸在下移。
- 他有时会吮吸手指。
- 胎盘每分钟从您的血液循环得到约400毫升血。
- 他的肌肉现在很有力，并符合他身体的大小比例。
- 有时可以看得出他在您腹部的肌肤下面活动四肢。

- 他的皮肤还是有很多皱纹，但是脂肪在皮肤下持续地积累，使他看上去不再那么瘦。
- 他有比出生后还要敏感的味觉。
- 他的大脑以很快的速度发育，神经系统也在发育，因此信息能从大脑传递到身体各个部分。
- 他有发育成熟的触觉。
- 他在增加在他的小小空间中定向的能力。
- 他对刺激有反应，包括疼痛、光和声音。

您的宝宝会有多大？

大多数孕妇都关心她们的宝宝到底会有多大。您希望胎儿健康发育，但在怀孕晚期，您可能又会为要生一个很大的婴儿而担心。

婴儿的大小受什么因素影响

婴儿的身长体重由很多因素来决定。首先是基因，如果您比较娇小，您的宝宝也很有可能是这样。而且如果您的第一胎宝宝特别的小或特别的大，那么接下去的宝宝也很有可能是这个趋势。您自己出生时的身长体重会对您的宝宝有影响。在出生时，第一胎宝宝往往要比他们以后的弟弟妹妹小，男孩往往要比女孩重。

如果您患有某种病症，比如糖尿病或是先兆子痫，这会对胎儿的大小有一定的影响。在这种情况下，您的情况会受到严密的监控。父母是吸烟者的婴儿在出生时的重量会低于那些父母不吸烟的婴儿。您的营养状况也会影响胎儿的体形，但是除非您营养不良，否则胎儿还是会继续发育的。如果有什么问题，您可能需要超声波检查。

您能做什么

听从您的护理人员的建议，但是别太沉湎于对宝宝有多大的猜想中。所有的宝宝都会按照他们自己的节奏生长。

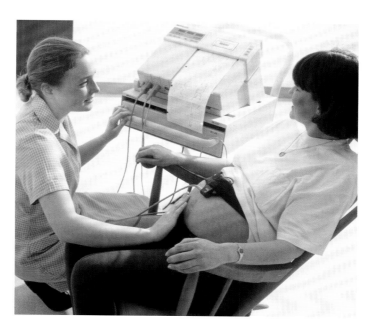

检查胎儿的发育状况

您的助产士会为您定期检查胎儿的发育状况，并用手持式仪器或电子胎儿监控器来测量胎儿的心跳。

问题和答案

问 我的宝宝知道助产士在触摸我的腹部并听他的心跳吗？

答： 是的，您的宝宝可以感觉得到助产士的检查。这常常可以在检查他的心跳时看出来，因为这时他的心跳会加速。您还可能会感到胎儿四处移动，作为对助产士触诊的反应。超声波或多普勒听诊器的使用对宝宝有点打扰。一些助产士反映，胎儿会在被检查心跳的时候蠕动得更激烈。

问 医生告诉我，我的宝宝按受孕日期来算，体形偏小，这意味着什么？

答： 这意味着您的宝宝比这个阶段预计的要偏小。听到这个结论，您可能会担心，但是从大多数实例来看，您不必过于担心。很明显，保健专家在做出这个判断时，考虑的是胎儿发育的平均水平，很可能您的宝宝本来就和其他同龄的胎儿不一样大。另外一个可能的原因是您的受孕日期不很准确，因此您的孕期还没到按照预产期推算的进程。造成胎儿偏小的主要问题是胎盘没有最好地发挥作用，因此您的护理人员可能会采取额外的措施检查胎儿的发育情况，主要是通过超声波扫描，在整个孕期每隔一段时间要进行一次。

问 如果我吃得更多，我的宝宝会不会变得更重呢？

答： 应该不会，除非您的饮食严重缺乏必需的营养。如果您吃得过多，体重也会增长过多，得孕期糖尿病的可能性也随之增长。平均来说，未怀孕的妇女每天需要2200卡的热量。当怀孕以后，您每天需要增加300卡的热量来保持健康并满足胎儿的发育需要。

32周

现在您不得不承认隆起的腹部给您带来的不便了，而且，虽然它已经很庞大了，但在接下来的几周内还会继续发展。最后的几周似乎过得很快，不久就要到第40周了，那时您就会希望有更多的时间来做好准备。

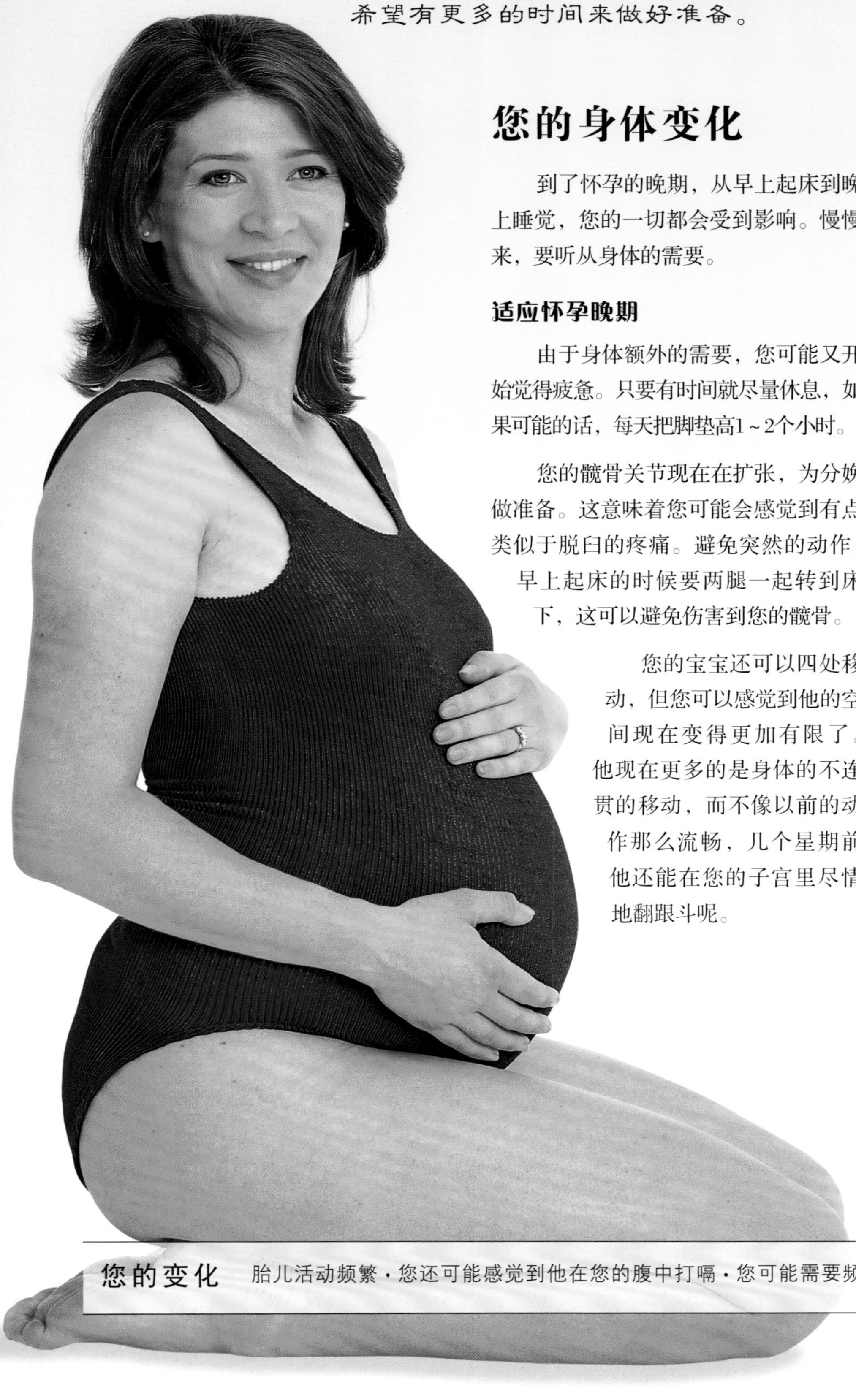

您的身体变化

到了怀孕的晚期，从早上起床到晚上睡觉，您的一切都会受到影响。慢慢来，要听从身体的需要。

适应怀孕晚期

由于身体额外的需要，您可能又开始觉得疲惫。只要有时间就尽量休息，如果可能的话，每天把脚垫高1~2个小时。

您的髋骨关节现在在扩张，为分娩做准备。这意味着您可能会感觉到有点类似于脱臼的疼痛。避免突然的动作，早上起床的时候要两腿一起转到床下，这可以避免伤害到您的髋骨。

您的宝宝还可以四处移动，但您可以感觉到他的空间现在变得更加有限了。他现在更多的是身体的不连贯的移动，而不像以前的动作那么流畅，几个星期前他还能在您的子宫里尽情地翻跟斗呢。

您的一些变化

· 您夜间的睡眠状况可能不太好，这使您在白天觉得更加疲倦。
· 您膀胱受到的压力使您每天晚上至少要起夜一次。在您跑步、咳嗽、打喷嚏或是大笑的时候，可能会有轻微的漏尿。
· 您的骨盆可能会有疼痛感，特别是当您不得不站立的时候，或是在两腿交叉坐了一段时间之后，这是由胎儿的重量引起的。

减轻症状

刺痛感

不要行动过快，猛烈的动作会增加刺痛感发生的几率，而且您很快就会喘不上气来。

妊娠纹

在婴儿出生后妊娠纹即会消失，但是在那之前，涂一些无香味的润肤霜有助于减轻皮肤发痒，并保持肌肤水分。不要抓挠纹痕。

背痛

这是后面几周的常见问题。站直时收骨盆，让您的重量分散在脚跟和脚趾之间。

烧心和消化不良

每天注意少食多餐，多吃水果。如果可能的话，避免碳水化合物、糖和脂肪含量高的食物。尽量早一点吃您一天中最丰盛的那顿饭。

您的变化 胎儿活动频繁·您还可能感觉到他在您的腹中打嗝·您可能需要频繁地排尿

您的情绪

您应当每天至少抽出20分钟时间躺下来，抚摸您的腹部，尽情享受和胎儿的亲密接触。

建立感情

感情的建立并不是等到宝宝出生以后才开始的，从您得知自己怀孕的那一刻起，这个过程就开始了。把注意力集中到宝宝身上，特别是在最后的几周内，可以让您在把他抱在怀里之前就感觉非常亲近。如果您有大一点的孩子，您往往会把注意力放在他们身上，那么给小胎儿留出一些时间就更加重要了。

放松技巧

请确保您所在的房间足够温暖，让您放松时感到舒适。

· 放一些轻柔的音乐。

· 如果您坐着，集中注意力使肩部放松，同时慢慢呼气。这套动作也非常适于以后每次给宝宝喂奶前来做。

· 试着朝左侧躺下，将右腿用一个大垫子支撑起来，向外伸直底下的腿，弯曲上面的那条腿。

· 注意您的呼吸，特别是呼气，保持呼吸平稳有节制。

· 想想腹中的宝宝，想象一下他的小身体蜷缩在您的子宫里，等待着降生到您充满爱意的怀抱里。

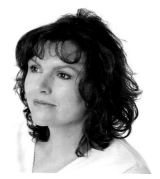
产前辅导课

现在，您考虑得更多的问题可能是分娩，产前辅导课为您和您的伴侣提供良好的机会学习更多的相关知识，并和护理人员以及其他准父母们讨论一些您的想法和担忧。

讨论问题

在一些地区，产前辅导要比一些保健组织为怀孕14周的孕妇们开设的辅导早一些。但是开设辅导班教授分娩和育婴知识的公认的最佳时间是30~36周。

到本阶段为止，您应当已经报名参加了一个辅导班。大多数辅导班是为孕妇及其伴侣开设的，主要是传播有关分娩的信息、可选择的分娩方式，并提供集体交流的机会。参加产前辅导课程是结识您所在地区的其他孕妇的好机会，所以我们建议您参加社区的这类课程。

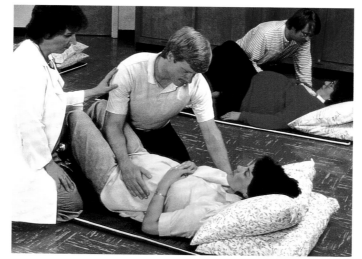

共同学习

辅导课为您提供了一个难得的空间，在那里您和您的伴侣能够真正关注孕期的问题。

参见 健康饮食 27页·锻炼和姿势 45页·考虑分娩 53页·常见不适 60－61页·准备分娩 64－67页

您的宝宝——32周

到第32周为止，宝宝的面部已经发育完全，而且他的小脸蛋现在已经饱满多了，皱纹也少多了。他很可能以头朝下的姿势待在您的子宫里，如果真是这样，他会一直保持这样，直到出生为止。

宝宝的样子

宝宝以前泛红的皮肤现在已经呈正常肉色，而且不像以前那么透明了。他现在的样子和出生后非常接近，这是因为他皮下不断积累白色脂肪。一旦出生，这些脂肪会为宝宝提供能量，并帮他维持体温。

他的胳膊和腿现在已成比例，大多数时间他的腿都蜷向胸部。这是他在您子宫中最舒服的姿势，因为他的活动空间已经不像早先那样大了。

您的宝宝会继续伸胳膊踢腿，因此您还能感觉到他的一些动作。但是随着以后几周他的活动空间的进一步减小，他的动作就没有那么多了，您也会觉得舒服多了。

在这个阶段，他的身体被一层蜡质皮质覆盖着，保护他的皮肤。头发继续在他的头部生长。

发育

您的胎儿的各个器官正在继续发育成熟，很多器官都已经基本发育完全了。他的肺部在不断发育，如果他现在出生的话，可能还需要辅助呼吸的设备来帮助他呼吸。

他的大脑和中枢神经系统在迅速地发育，但是还需要几周时间才能和谐地工作。这就是为什么早产儿的吮吸反射往往很弱。

随着眼睛的发育成熟，他的瞳孔会张大和收缩，因此他现在可以分辨明暗，并做出反应。

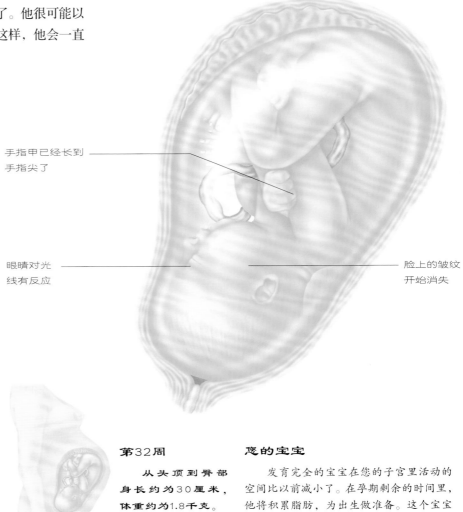

手指甲已经长到手指尖了

眼睛对光线有反应

脸上的皱纹开始消失

第32周

从头顶到臀部身长约为30厘米，体重约为1.8千克。

您的宝宝

发育完全的宝宝在您的子宫里活动的空间比以前减小了。在孕期剩余的时间里，他将积累脂肪，为出生做准备。这个宝宝已经到了一个好位置，准备出生了。

胎儿的发育

- 他的活动在本周左右达到最高峰，所以请您做好心理准备迎接很多的不眠之夜吧。然后，他的活动就要减少，因为他的生长是如此迅速，空间马上就要少得可贵了。

- 他的大脑在这个阶段有很大程度的发育。

- 他的骨头在硬化，但是在他头骨的骨头之间还留有空隙，以便在分娩时顺利通过狭窄的阴道。

- 他的手指甲已经发育完全了。

- 他的胎毛消失了。

- 他的瞳孔现在可以随光扩大或收缩。

- 他能感觉得到您的子宫收缩，即使您自己都没有感觉。

- 他的体重约为1.8千克，但从现在开始，他的生长速度可能是惊人的。他的体积可能在接下来的1个月或6周内增加一倍。

- 对胎儿的扫描显示，从这个阶段开始，他们有时会在睡眠中做梦，虽然很难想象他们的梦境会是什么样的！

- 他被约750毫升的羊水包围着，但是随着他的生长，在接下来的几周羊水会逐渐减少。

胎位

到现在为止，您的胎儿应该已经在准备分娩的位置上了。虽然在出生之前他还会再移动，但得知宝宝的头朝下会让您很放心。如果您的胎儿头朝上（通常称为臀位），不要担心，他有可能在最重要的那天来临之前转过来。

他是头朝下吗

到这个阶段为止，很多胎儿已经头朝下了，并且会在出生前一直保持这个姿势。这个姿势"正确"的表达应该是"头位"，意味着胎儿的头朝向您的骨盆，臀部朝上在您的横膈膜下方，四肢在胸腹前蜷曲。

如果在产前检查中医护人员发现您的胎儿还是头朝上，请您不要着急。很多胎儿一直保持头朝上的姿势，直到分娩前的一两周甚至几天。只有4%的胎儿在分娩那天还是头朝上，即臀部向下的。

您能做什么

如果您的胎儿保持臀位，医护人员会建议您做一些运动，帮助胎儿转成头位。多走路会有所帮助。产科医生可以试着从外部将胎儿倒转过来，这通常被称为胎儿外转术。这种方法成功率很高，但是之后胎儿也有可能再转成臀位。向您的医护人员咨询一下，这种方法适不适合您和您的宝宝，以及他们能不能提供这种胎儿外转术。如果该医院没有这种技术，他们会推荐您去能够提供这种技术的医院。

讨论生产方式

如果到了第39周或第40周您的胎儿还是臀位，您应当仔细与护理人员讨论一下，是选择自然生产还是剖腹生产。您应当认真考虑他们的建议。

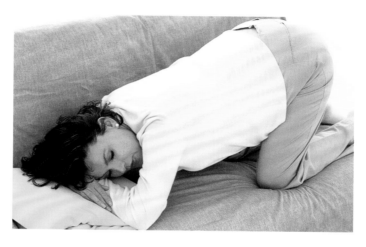

帮助臀位的胎儿扭转

在休息时使您的臀部位置高于头部，这样有助于臀位胎儿的扭转。您也可能会愿意想象一下胎儿扭转的样子。

问题和回答

保护您的宝宝

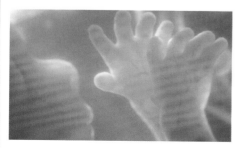

子宫是一个安全的环境，但是要记住，一些有害的物质有可能通过脐带进入胎儿体内并对其造成伤害，因此您要注意避免毒素的潜在危险。

问 我听说现在应当开始计算胎儿的动作，是这样吗？

答：您说的是胎儿的踢腿计算，一种让妈妈为宝宝频繁的活动感到满足的测试。有很多方法做这项测试，其中的一些要求您在一定的时间内记录下胎儿活动的次数。最重要的是在开始之前掌握您想使用的方法，以及您想要通过测试了解什么。

问 我经常呼吸困难，特别是在上楼梯的时候，这是否意味着我的胎儿得不到足够的氧气？

答：呼吸困难在这个阶段是非常普遍的现象，这是由胎儿的需要和胎儿在子宫中的位置引起的。您不必担心。不管您是否感觉呼吸困难，通过胎盘会有充足的氧气源源不断地输送给胎儿。

问 胎盘可以为胎儿阻挡有害物质吗？

答：胎盘有选择性地输送物质给胎儿，但是一些潜在的有害物质可以通过胎盘。不要喝酒，因为酒精几乎可以完全通过胎盘。一些药物成分也可以通过胎盘，因此在服药之前请和您的护理人员商量一下。

36周

您可能觉得自己怀孕的时间已经有一个世纪了，迫不及待地想要见到一直在您腹中生长的宝宝。很多孕妇开始想象分娩的过程，并为那重要一刻的到来做着准备。您需要尽可能地放松和休息。

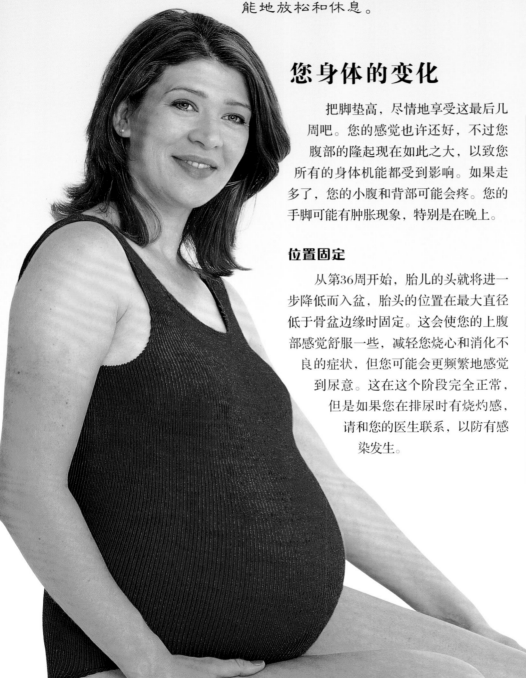

您身体的变化

把脚垫高，尽情地享受这最后几周吧。您的感觉也许还好，不过您腹部的隆起现在如此之大，以致您所有的身体机能都受到影响。如果走多了，您的小腹和背部可能会疼。您的手脚可能有肿胀现象，特别是在晚上。

位置固定

从第36周开始，胎儿的头就将进一步降低而入盆，胎头的位置在最大直径低于骨盆边缘时固定。这会使您的上腹部感觉舒服一些，减轻您烧心和消化不良的症状，但您可能会更频繁地感觉到尿意。这在这个阶段完全正常，但是如果您在排尿时有烧灼感，请和您的医生联系，以防有感染发生。

您的一些变化

· 收拾家的本能常常会很强烈，您可能会想要来个大扫除，但是不要劳累过度。
· 如果这是您的第一胎，一旦胎头入盆，烧心、消化不良和呼吸困难等症状都会减轻。
· 您的膀胱处于压力之下，因此您可能更频繁地感觉到尿意。
· 由于睡眠不好以及胎儿的重量，您很容易感觉疲乏。
· 子宫收缩更加频繁，并且更加剧烈。

减轻症状

胎儿踢腿造成的不适

感觉宝宝的动作让您感到放心又欣喜，但是如果宝宝的小腿反复地在同一个地方踹来踹去，您就会觉得不舒服了。经常更换姿势会有帮助。

疲倦

每天休息时把脚垫高，最好躺时朝向左侧。这有助于您恢复体力，并增加胎盘的血液供应。在这个阶段不要活动太多。

手根管症状

症状为孕期中由手腕组织肿胀压迫神经而引起的手指刺痛麻木，在分娩后会好转。在手腕处佩戴夹板，每天服用维生素B_6会有帮助。

您的变化　烧心、消化不良和呼吸困难等症状有所减轻·更加频繁地排尿·手脚肿胀·感觉疲乏

您的情绪

您的世界围绕着分娩这个中心运转，您在不停地考虑宝宝出生后您生活的变化。这很正常，但也很让人不安。

好好谈谈

请记住每个妇女对分娩的感受都不同。您的助产士能给您提供最好的建议。如果您觉得烦躁不安，就看看书或者听听音乐。宝宝出世以后，就很难找到时间做事了，所以安排一次和朋友或伴侣的外出，去参加一次音乐会，或看一场电影。

购买哺乳胸罩

现在您可以购买哺乳胸罩了，胸罩的罩杯前面可以单独打开是最基本的特征。一些哺乳胸罩的罩杯有拉链可以拉开，一些有小钩和肩带连接。

您能做什么

· 想想怎样抚育孩子，并和您的伴侣讨论一下。不要担心您没有把握的问题。

· 做好分娩的实际安排，这样您会觉得踏实一些。收拾好分娩需要的东西，并做一个分娩计划（见67页）。

· 为分娩后的日子准备一些速成食品。

· 放慢步调。现在您比以前更容易感觉疲劳和呼吸困难，韧带也变得松懈。

· 好好款待一下自己，去修剪一下发型或做个足部护理。

· 不要去听那些关于分娩的吓人故事。记住，人们往往喜欢夸大事实。

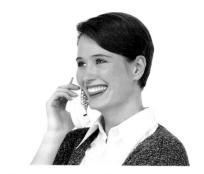
性感孕期

怀孕对不同夫妇的影响也是不同的。最重要的是要相互沟通，表达彼此的感情。

性生活安全吗

除非您的医生警告过您，否则如果愿意的话，您应该可以在整个孕期当中享受性生活。如果您有过流产或早产的记录，请和您的护理人员谈谈。如果您有任何出血现象，或胎盘前置，应当避免性生活。只要羊水一破，就应当停止性生活。

您会感觉如何

这也许是您第一次在做爱时不用担心会怀孕，因此很多妇女非常乐于享受这种感觉。同时，荷尔蒙的增加和生殖器的血流量增加会让您性欲旺盛。不过也有一些妇女一点兴趣都没有。在这方面并没有一个"正常"的规律，但是最初几周的疲惫感会让您的热情减少。在腹部高高地隆起时找到一个舒服的姿势可能很有挑战性，或者会极大地激起您的想象。避免男方在上的姿势，试着女方在上或侧位。这几个月您会显得很性感，如果您的伴侣对性生活没有表现出很大的热情，这并不表示您的吸引力减弱了。担负起新的家庭责任和对您的关心往往会减弱准父亲的性欲，最重要的是你们之间的情感交流。

给对方留出时间

在孕期中，尽量享受您和伴侣在一起的每一刻，只要有机会就表达出对彼此的爱意。抓紧每一个机会拥抱和享受彼此的陪伴，因为在有了小宝宝以后，找到两人共处的时间就不会像现在这么容易了。

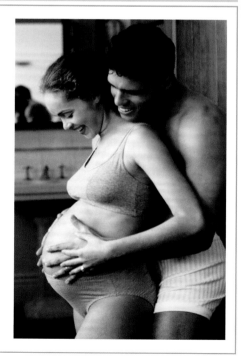

参见 尿道感染 40页・锻炼和姿势 45页・放松技巧 49页・产前辅导 49页・常见不适 60－61页・准备分娩 64－67页

您的宝宝——36周

从现在起，还有两周您的宝宝就要出生了。虽然我们通常认为孕期有40周，但实际上从38周到40周的任何时间都被认为是正常的。

宝宝的样子

和发育充分的婴儿比起来，宝宝现在还显得有点瘦，但在其他方面，他和您见到的任何新生儿没有差别。他的头上已经有头发，只是不一定和您或您的伴侣的发色一样，因为发色是众所周知难以预测的。他的皮肤开始变得光滑，脸也不再那么皱皱巴巴的了。他的眼睛频繁地张开闭上，他能够通过您的腹部感觉到光的变化。

胎毛（即覆盖在宝宝身上的那层细细的绒毛）正在消失。在他出生后，您可能注意到他的肩部还存留着一些，但是大部分都已经消失了。胎毛和胎脂在婴儿出生前会脱落到羊水中，然后随羊水被胎儿吞入，形成他第一次排便。胎儿排出的固体物质，被称为胎粪。

发育

他的肺部现在已经基本发育完全，为今后一生的呼吸做好准备，他开始练习吸气和呼气，在此过程中可能会有少量的羊水被吸进肺部。

他的肾脏已经发育完全，肝脏开始处理一些废物。胎盘的表皮正在开始变薄。

他已经形成了一套睡眠和活动的习惯，您可能感觉到。在出生前，胎儿通常是白天在您清醒和活动时睡觉，然后晚上在您上床以后醒来和活动，这可以预示他出生后的睡眠习惯。现在他的活动可能给您不同的感觉，因为子宫内活动的空间减少了，他不再像以前那样自由了。

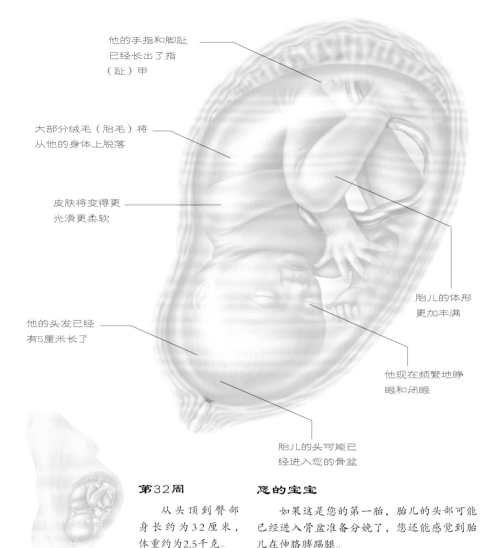

他的手指和脚趾已经长出了指（趾）甲

大部分绒毛（胎毛）将从他的身体上脱落

皮肤将变得更光滑更柔软

他的头发已经有5厘米长了

胎儿的体形更加丰满

他现在频繁地睁眼和闭眼

胎儿的头可能已经进入您的骨盆

第32周

从头顶到臀部身长约为32厘米，体重约为2.5千克。

您的宝宝

如果这是您的第一胎，胎儿的头部可能已经进入骨盆准备分娩了，您还能感觉到胎儿在伸胳膊踢腿。

您的宝宝

- 因为胎儿现在已经变大，因此您子宫中的羊水现在变少了。
- 为适应胎儿的需要，您子宫的体积增加到以前的1000倍。
- 您的胎盘正在分泌一种荷尔蒙，可以在婴儿出生后刺激您的乳房分泌乳汁。
- 您的胎盘已经成熟，从胎盘供应给胎儿的营养达到最高值。
- 胎儿的中枢神经系统仍有待成熟，反射逐渐完善。
- 这个阶段出生的婴儿存活率为99%，几乎全部没有疾病。
- 现在您的宝宝在积累脂肪，更快地增长体重，每周体重增长约为140克。
- 到本阶段为止，在宝宝醒着的时候，他的眼睛是睁着的。
- 如果您的胎儿是男孩，他的睾丸应当已经下移进入阴囊。
- 如果您四处活动或是轻按腹部，宝宝会醒来。一顿碳水化合物含量高的食物也有同样的效果。

准备分娩

如果这是您的第一胎，从现在开始他可能会固定在您的骨盆里，为分娩做准备。

他固定位置了吗

当胎儿出生时将要最先露出的那部分身体（通常是头部）下降滑入骨盆时，就固定在那个位置了。您可以察觉到胎儿的固定，因为随着胸隔膜压力的减轻，呼吸不再困难，或者由于膀胱受到的压力，您更频繁地感觉到尿意。您的助产士会检查胎儿是否固定在您的骨盆中。

一旦确定胎儿固定，您的助产士会检查他在您骨盆内的深度，方法是通过触诊看胎头的可触程度，并在您的医疗簿上记载，比如"3/5可触摸"，意思是胎头的2/5在骨盆内。如果胎儿没有固定，您会看到助产士在簿上写"自由"的字样，描述这种状态。

固定位置时间较晚

在第二次怀孕或更多次数的怀孕时，子宫肌肉对胎儿的压力没有第一次怀孕大，因此胎儿位置固定较晚也不是异常现象。如果这是您第一次怀孕，而胎儿的位置还没固定，您的医生可能会检查一下胎头是否太大无法进入您的骨盆。您仰面躺下，医生可以感觉您的胎儿的头在骨盆边缘。然后您用臂肘支起身来，让胎头下滑，医生可以感觉仍有空间可以供胎头固定位置。

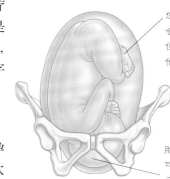

您的胎儿的活动会更加受限制，但您仍然能感到他在伸胳膊踢腿

胎儿头部的软骨可以在分娩通过产道时压缩

您的胎儿在骨盆内的位置

一旦胎头进入骨盆的空间，就固定位置，为分娩做准备。

双胞胎

双胞胎往往在第37周就出生，当然到第40周才出生也是常见的现象。

双胞胎的分娩

·分娩到底是由什么直接引起的尚未确定，但子宫的体积肯定是一个因素，由于双胞胎使子宫扩张程度较大，双胞胎的分娩也要早于40周的时间。

·您分娩的方式在一定程度上取决于胎儿在子宫中的位置。如果他们都是头朝下，那么您可以选择自然生产。但是如果一个胎儿头朝上，您就要考虑选择手术生产了，因为您有可能要在自然生产第一个婴儿后需要手术生产第二个。在个别情况下，一个胎儿可能是横卧在子宫中的姿势。如果您是这种情况，就可能需要剖腹产分娩。

·双胞胎的分娩，无论是自然分娩还是手术分娩，都会由一位产科医生、一位儿科医生和一位助产士来共同进行，虽然很多多胞胎的分娩都很顺利。

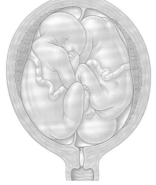

头位双胞胎

这是最顺利的产位。

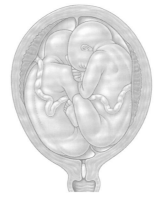

头位／臀位

您可能需要剖腹产分娩臀位的胎儿。

臀位

您的产科医生会向您建议剖腹产

问题和回答

问 胎儿横卧在子宫中可能吗？

答：横向或斜向胎位很少见。如果在您临产时胎儿还保持这个姿势，您可能需要剖腹产以更安全地分娩。

问 我怎么知道胎儿的头固定了？

答：您的腹部隆起的位置可能比原先看起来要低，而且您的肋骨被踢的次数可能没有以前那么多了。您可能会需要更频繁地排尿。您的产科医生会通过外部检查帮您确定胎儿的头是否已经固定。

问 我的两个双胞胎宝宝分享同一脐带和羊水吗？

答：双胞胎在大多数情况下各有各的脐带，即使是同卵双生子（由同一受精卵早期分裂而形成，总体来说完全相同）。在通常状况下，双胞胎（包括同卵双生）也各有一个羊水袋，因此他们的羊水是分开独立的。这意味着在子宫里他们之间有一层薄膜。但是他们可能共享一个胎盘。

40周

几个月前，您还觉得这一天遥不可及。在接下来的这几天，您的小宝宝终于要来到这个广阔的世界了，更重要的是来到您的怀抱里了。这将是一个值得珍视的时刻，从这一刻起，您和您将要见到的那个小家伙就要开始全新的生活了。

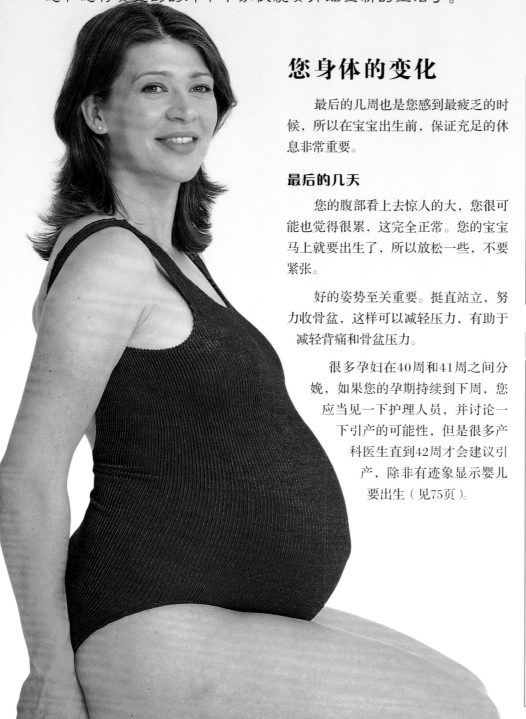

您身体的变化

最后的几周也是您感到最疲乏的时候，所以在宝宝出生前，保证充足的休息非常重要。

最后的几天

您的腹部看上去惊人的大，您很可能也觉得很累，这完全正常。您的宝宝马上就要出生了，所以放松一些，不要紧张。

好的姿势至关重要。挺直站立，努力收骨盆，这样可以减轻压力，有助于减轻背痛和骨盆压力。

很多孕妇在40周和41周之间分娩，如果您的孕期持续到下周，您应当见一下护理人员，并讨论一下引产的可能性，但是很多产科医生直到42周才会建议引产，除非有迹象显示婴儿要出生（见75页）。

您的一些变化

· 现在您每周都要进行产前检查，如果有什么问题，还要更加频繁。

· 大约从第37周开始，您的体重增加开始变缓或停止。实际上，在最后的几周内，您可能要减轻0.9～1.4千克。

· 胎儿的重量可能会导致您的漏尿现象。坚持做骨盆底锻炼（见45页），直到分娩为止，并且在分娩后尽早地继续锻炼。这种锻炼真的对您很有帮助。

减轻症状

不耐烦

这可能是您现在最主要的问题。试着不要太在意您的预产期，那只是一个估计的日子。有40%以上的婴儿晚于预产期一周以上出生。充分地利用分娩前的时间，好好地休息。

焦虑

由于婴儿很快就要出生了，您感到焦虑也是正常的。试着放松（见49页），把注意力集中到属于您的新的小生命身上。

呼吸困难

在本阶段这很正常，特别是在您用力的时候。这是由胎儿的"大块头"引起的。您可能需要控制活动量，但您仍然可以游泳和做骨盆底锻炼。可能的话，经常活动脚和脚踝。

您的变化　您可能有临产的迹象，比如：黏液塞被排出、轻微腹泻、子宫收缩。把这些情况报告给您的助产士。

您的情绪

兴奋，紧张，恐惧，期待，盼望——在孕期的最后几天里，您在这么多种不同的情绪中摇摆不定。

应对焦虑

您和您的伴侣也许非常亲密，对你们要一起面对的巨大变化非常清醒；也可能你们两个都非常紧张，在情感上保持着一定距离。不要在这个关键时刻把对方拒之心灵的门外，试着享受你们的二人世界，因为将来想要再恢复到这种状态，也许要很久以后了。

安排一些在宝宝出生后将会很难实现的活动——去看看电影，或是外出就餐，或是在散步时喃喃细语。

· 现在您主要的问题可能是迫不及待地想要宝宝出生——您已经等得太久了。试着在最后几天不要为分娩"晚点"着急，实际上，别认为您会"晚点"。很多婴儿都是在预产期之后出生的，特别是第一胎，更是这样。

· 在这个时候做爱会促进分娩。精子里前列腺素被认为有使子宫颈成熟的作用。

· 再温习一遍您的分娩计划（见67页），确保每一项安排您都满意。您越自信，对即将发生的事情掌握得越多，焦虑就会越少。

· 每个人都会为分娩和为人父母感到担忧。试一试我们建议给您的放松技巧（见49页），清除您脑子里的负面想法。

· 请充分掌握分娩的迹象（见68页）。如果您每5～10分钟子宫收缩一次，并且有强烈的疼痛感，阴道有出血现象，或感觉您的羊水在泄漏或破了，打电话给您的医生。

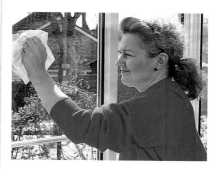
良好的睡眠

在孕期的最后几周睡眠不好是正常的，一部分原因是由于您隆起的腹部，也有一部分原因是由于您体内发生的荷尔蒙变化。晚上睡个好觉对您来说似乎成了无法实现的梦想，但是有一些方法可以帮您改善睡眠。在上床前洗一个温水澡（不是热水澡）有助于放松，睡前一杯牛奶或一碗燕麦粥也有同样的作用。有很多有效的方法您可以尝试，但要向医生咨询，在更换疗法之前也要让您的医生知道。

饮食和营养

缺乏B族维生素会让您觉得困倦。如果您的血糖含量在夜间下降，您会因为饥饿或恶心而醒来。试着把富含钙质的食物，比如酸奶、乳制饮料、杏仁或芝麻等作为夜宵。富含维生素 B_6 的食物，比如绿叶蔬菜和全麦食品，有助于睡眠。

找个舒适的姿势

在孕期的中后期，请避免仰躺，因为这样会压迫主动脉，造成晕厥感，也会减少通过胎盘给胎儿输送的血流量。睡觉时向左躺可以使背部不受压力，并保证胎盘和胎儿充足的血液供应。向左躺卧，并用枕头垫起上面的腿。将枕头垫在您的腹部下面也会让您觉得很舒服。

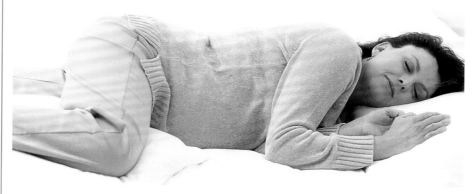

舒适的睡眠

侧卧并用枕头支撑自己。避免仰躺，因为您会因此觉得头晕。

参见 健康饮食 27页 · 锻炼 45页 · 放松技巧 49页 · 常见不适 60－61页 · 准备分娩 64－67页 · 分娩过程 74－75页

前三个月　　　　　　　　　　　　　　　中间三个月　　　　　　　　　　　　　　　后三个月

| 1 | 2 | 3 | 4 | 5 | 6 | 7 | 8 | 9 | 10 | 11 | 12 | 13 | 14 | 15 | 16 | 17 | 18 | 19 | 20 | 21 | 22 | 23 | 24 | 25 | 26 | 27 | 28 | 29 | 30 | 31 | 32 | 33 | 34 | 35 | 36 | 37 | 38 | 39 | 40 |

您的宝宝——40周

最重要的那一天就要来临了，您的宝宝马上就要尝到这个世界生活的滋味，他已经从透过妈妈肚子的光和声音有了对这个世界的初步印象。从出生的那一刻起，他就会对这些印象有更加深刻的理解了。

宝宝的样子

新生的足月婴儿的平均体重为3.4千克，但是在2.5～4千克范围内的体重都属正常。他现在看上去可能要圆润得多了，因为在最近的几周，脂肪已在他的皮下积累起来，他的皱纹也因此少多了。他的胎毛已经消失，但是在他出生之后，您可能还能看到一些胎脂。

宝宝出生时的眼睛可能是灰色、棕色或蓝色的。他眼睛的真正颜色可能要到几周后才见分晓。

发育

到第40周为止，您的宝宝的全身各项机能都已经完全正常运转了，比别的身体器官发育迟缓的肺和神经系统也在正常工作。当然，最需要继续发育的器官就是胎儿的大脑，不过还有婴儿期和幼儿期的时间可以让它继续发育，更别说以后更长的日子了。

他的免疫系统尚未完全成熟。在您怀孕期间，胎盘提供给宝宝一些他所需的抗体。在他出生后，母乳会提供给他保护自己的抗体。在人生最初的几年，宝宝的免疫系统会慢慢发展。包裹神经系统的髓鞘也有待成熟，大约在宝宝两岁左右的时候才能发育完全。

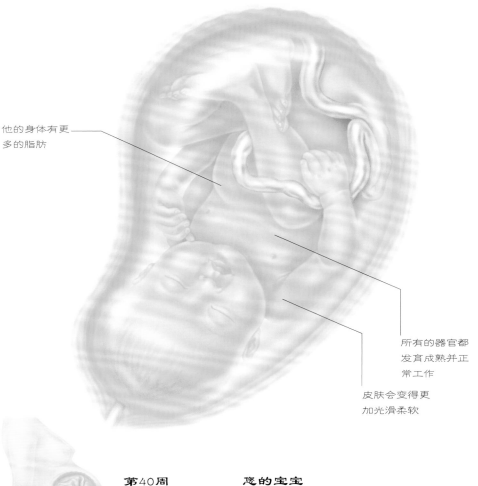

他的身体有更多的脂肪

所有的器官都发育成熟并正常工作

皮肤会变得更加光滑柔软

第40周

从头顶到臀部长约36厘米，身体全长约50厘米；体重约3.4千克。

您的宝宝

现在他已经为出生做好了准备，看上去比以前圆润多了。在过去的40周里，他从一小簇细胞变化成为您腹中的小人儿。

胎儿的发育

- 在第40周，97%的胎儿都在子宫内头朝下，并将一直保持这种姿势到分娩。
- 在分娩时胎盘约为婴儿体积的1/6。
- 脐带的长度和婴儿的身长大约相等。
- 从第37周或第38周开始，胎儿可能就停止增重了。实际上，在最后的几周，您的体重可能会减轻一些。
- 男性胎儿的睾丸应该已经下降；女性胎儿的卵巢保持在骨盆以上，直到出生以后。

- 只有6%的婴儿在计算得出的预产期出生，绝大多数在40周以后出生。
- 现在子宫里的空间非常紧张，胎儿不得不紧紧地蜷缩成一个球状。
- 在婴儿出生几小时甚至几分钟前都包围着他的羊水，已经从无色变为暗淡的乳状浑浊物，这是由脱落到其中的胎毛造成的。
- 在您的胎儿周围有大约1升羊水。

给宝宝取名字

在等待生产的时候，给宝宝取名字也是一件令人兴奋的事。请不要忘记，您的选择将伴随他一生。

可以考虑的因素

· 您应当考虑名字和宝宝的姓的搭配效果。

· 在一些家庭有继承祖辈名字的传统，如果您不喜欢，也可以采取折中的办法。

· 不常见的组合可以让这个名字变为宝宝的"专利"，但是也请您考虑一下名字被人错写和误读可能会成为宝宝一生的烦恼。

· 请记住适合现在的小婴儿的名字还需要适合以后的成年人。

· 在最近几年，可以纪念父母一方的出生国家或另一家庭成员的名字成为时尚的选择。

· 您可能发现您和您的伴侣很难做出决定。在这种情况下，您可以等到小宝宝出生后看看他是什么样子再做定夺。即使是您已经为宝宝选好了一个名字，有时在您见到他以后也会觉得这个名

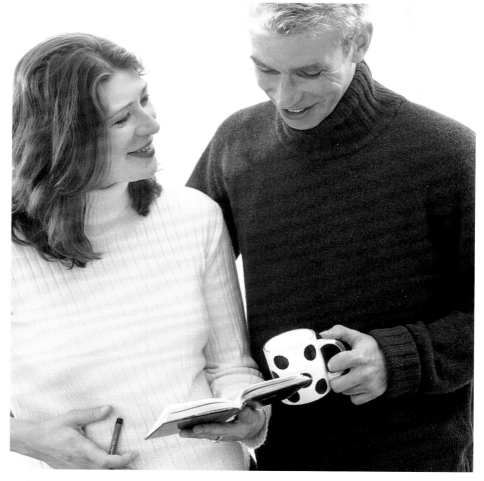

字并不适合他。

· 您可以考虑和宝宝出生的环境有关的名字，比如他出生地的人们常用的名字。

共同的决定

准父亲在最后的几周也许会有点受冷落的感觉，您可以和他一起决定家庭新成员的名字。但是，您要做好在见到小宝宝之后改变主意的准备。

问题和回答

问 打扫房间的本能是怎么回事？

答：很多孕妇从36周开始突然感到一种冲动，想要打扫房间或者重新布置一下育婴房。这种想要把一切都打点好的欲望是正常的，但是您最好把行动限制在给宝宝收拾玩具或检查您分娩要带的物品上。

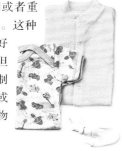

问 我会是宝宝出生后第一个抚摸他的人吗？

答：把您的愿望告诉您的护理人员和您的伴侣，让他们也参与到您的分娩计划中来（见67页）。您是不是第一个和宝宝身体接触的人取决于几方面的因素，包括您的分娩姿势、宝宝的健康状况，他是否需要特别护理，等等。如果一切顺利，特别是您在分娩时上身直立，那么您很可能可以立即斜靠，把婴儿抱在怀里。

问 在分娩后什么时候剪断脐带？

答：这也取决于分娩的方式和情况。如果是手术分娩或助产，脐带会被直接夹住剪断。如果您是自然阴道分娩，您可以问问医生是否可以将脐带保留到它没有搏动为止。一些人相信婴儿在出生后继续从胎盘得到营养，如果您也这么认为，最好提前和医生谈谈。

常见不适

少数幸运的孕妇在整个孕期中基本没有什么反应，比如妊娠纹等，但大多数的孕妇还是会遇到这样或那样的问题。大多数问题并不严重，但可能导致不适或不愉快的感觉。在孕期您可能不愿意服用药物，但是幸运的是，大多数不严重的不适都有不同的疗法可以减轻。

解决小毛病

和其他孕妇交谈会有很大的帮助。您的医生也可以为您提供很多有帮助的信息。如果您有什么烦恼，不要等到下一次检查再征求建议。

一般建议

大多数妇女都不愿在孕期服药，但这并不意味着您就得一味忍受。孕期轻微的不适通常可以通过调节您的饮食和生活习惯来减轻。辅助性的治疗越来越受到准妈妈们的欢迎，一些孕妇已经声称她们取得了成功。然而，并不能仅仅因为一些东西是天然的，就认为它们在孕期可以被安全地使用。比如说，很多

芳香疗法，孕妇就不宜使用。要坚持向有治疗孕妇经验的资深医生咨询，并在开始一种疗法之前告诉您的护理人员。

阴道感染

在孕期，阴道感染和分泌物增加是常见的现象。如果您的分泌物异常或量特别多，请一定向医生或护理人员咨询。确定您的症状是由普通的念珠菌阴道炎引起还是其他感染引起非常重要。越接近预产期您就越应当迅速地寻求帮助，因为一些感染，比如B链球菌群会在分娩过程中传染给婴儿。

贫血症

贫血症是疲倦感的可能诱因，但并不常见。它是由血液中红细胞的血红蛋白减少引起的。这可能是您的饮食中缺乏铁元素或胎儿所需大量营养的结果。如果您认为自己的疲劳感是由铁缺乏引起的，可以请您的全科医生为您验血检查您的血红蛋白的含量（在孕期中至少有一次这项常规检查）。服用药物补充铁元素会导致便秘，如果您遇到这种问题，换一种牌子或另一种药方可能会好一些。

保持水分的摄入

在整个孕期都应保证充足的饮水量，以防脱水，并促进消化。

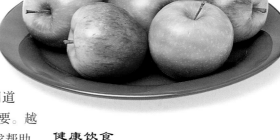

健康饮食

多吃水果和蔬菜对您和胎儿的整体健康大有好处，同时也有助于避免便秘。

背痛

怀孕给您的骨骼造成很大的压力，这就是为什么背痛如此常见。但它并不是不可避免的，最好的防止背痛的方法就是注意您的姿势（见45页）。不要犯孕期最常见的错误——拱着背腆着肚子，这会增加背部的负担，把腹部收回对您的脊椎要好得多。将身体的重量均匀地放在脚趾和脚跟之间，在坐下时尽量双脚着地，而不要架二郎腿。

如果您有背痛的症状，可以向这方面的专家求助。您的全科医生也会给您推荐可以提供治疗的专家，比如理疗师、产科理疗师或整骨疗法专家。您咨询的专家应该都能够提供给您减轻疼痛的针对性锻炼方法。

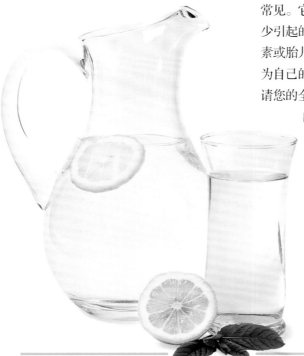

便秘

便秘也不是怀孕带来的不可避免的症状，因此别认为您非得忍受它的烦恼。您的消化系统在怀孕期间是要变得迟缓一些，但您可以通过多喝水（一天至少8杯）和多吃新鲜水果和蔬菜（一天至少吃5~6份）来促进消化。水果干对防止便秘也很有帮助（它也能补充铁元素）。顺势疗法配制剂也有疗效（您可以到药房的顺势疗法柜台咨询），一些孕妇反映反射疗法和针灸的疗效也不错。

烧心

这种感觉通常在夜间最强烈，是由于怀孕激素使胃顶部的贲门括约肌松弛，胃内酸性溶物反流，再加上子宫扩大向上腹挤压消化道造成的压力而引起的。您会觉得腹部涨气，上胸有烧灼感。挺身站直，将手臂举过头顶可增加胸腔空间，暂时减轻症状。少食多餐而不要每天吃一两顿大餐。不要喝酒，避免辛辣、脂肪含量高的食物和咖啡可以减轻症状。一些孕妇觉得喝一杯牛奶有所帮助，但对另一些人来说，牛奶可能引起烧心。放慢吃饭速度，不要在上床之前吃东西。在饭后试着小口喝一杯热的（不要太烫）薄荷茶或姜汁茶。

痔疮

痔疮是由直肠和肛门附近的局部静脉曲张引起的。用力会加重痔疮（便秘也能导致或加重痔疮）。痔疮的痒痛会给您的生活带来痛苦。避免痔

适当放松

只要保持放松心态，顺应自己身体的需要，许多轻微的烦躁情绪都可以缓解。请记住，在怀孕初期，虽然您的腹部几乎还看不出隆起，但这时候您的身体要为腹中胎儿的生长发育提供所需，因此会很辛苦。

疮的关键是防止便秘，一定要多吃新鲜水果和蔬菜。有各种霜剂可以治疗痔疮，但是在买药之前一定要告诉药剂师您是孕妇，或者请您的医生给您开药。一些草药和顺势疗法也很有疗效。

静脉曲张

静脉曲张是由腿部压力增大引起的，通常表现为皮下静脉肿胀发蓝。支撑性的紧身内衣对减轻静脉曲张有所帮助，多走路也有同样的效果，因为这样可以促进血液流回心脏。每天至少让腿高过头顶坐半个小时，或是躺在地板上，腹部对着墙，腿抬高抵在墙上。

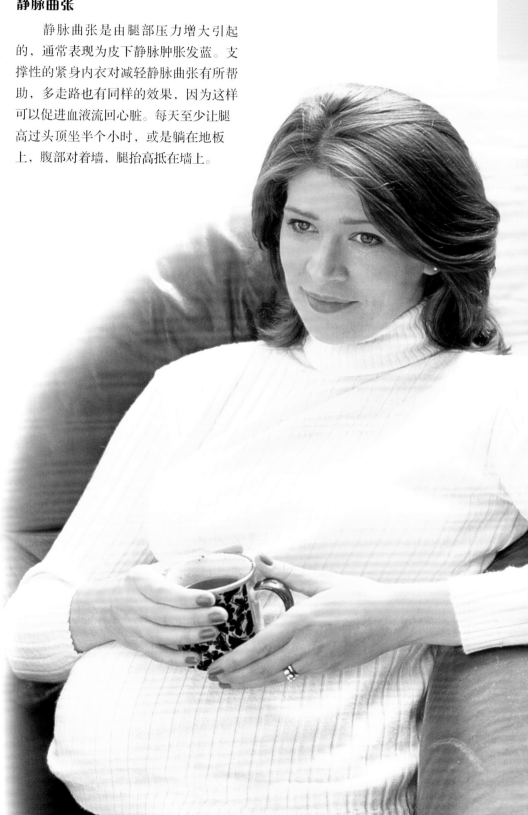

隐患病症

　　虽然绝大多数产妇都能平安地度过孕期，但仍有一小部分的孕妇有令人担忧的状况。产前检查就是为了在问题出现之前确认有可能有严重问题的孕妇。令人欣慰的是，即使您属于这一小部分危险较高的孕妇，在专家的治疗下，您和您的宝宝平安无事的可能性还是很大的。

少见而严重的病症

　　这些病症的存在就是您绝不能忽视产前检查的原因。如果有轻微的迹象表明您可能有些问题，请不要耽搁，直接采取行动，这样如果真有问题发生，您可以尽快地得到治疗。可能导致严重问题的病症有很多种，以下是最常见的几种。但是请记住，即使最为常见，这几种病症的发病率也是非常低的。如果您担心自己有危险，请一定和您的护理人员谈谈您的担心。

先兆子痫（血毒症）

　　先兆子痫又称血毒症或孕期高血压综合征。很多产前检查的目的是检查您是否有先兆子痫的早期迹象。第一次怀孕的妇女患病的几率较高，以前有过病史的孕妇也有这种危险。幸运的是，先兆子痫并不常见。如果将轻微症状也计算在内，只有5%～10%的孕妇有此病症。一些患先兆子痫的孕妇可能在孕前血压就偏高。

什么时候该找医生

　　如果您有以下的任何症状，请赶快去找您的医生：

- 出鲜红色的血或大量出血。
- 严重的腹部疼痛。
- 恶心呕吐，并伴有视线模糊、头疼等症状。
- 发觉胎儿在几个小时内的活动次数突然减少。
- 肋骨下疼痛，尤其是在夜间。
- 您感觉自己的羊水袋破裂或有泄露。

治疗先兆子痫

　　如果您被诊断有先兆子痫缓慢发展的初步迹象，您需要大量的休息。如果您的症状轻微，您可以在家里休养，医生会频繁地检测您的血压和尿液。

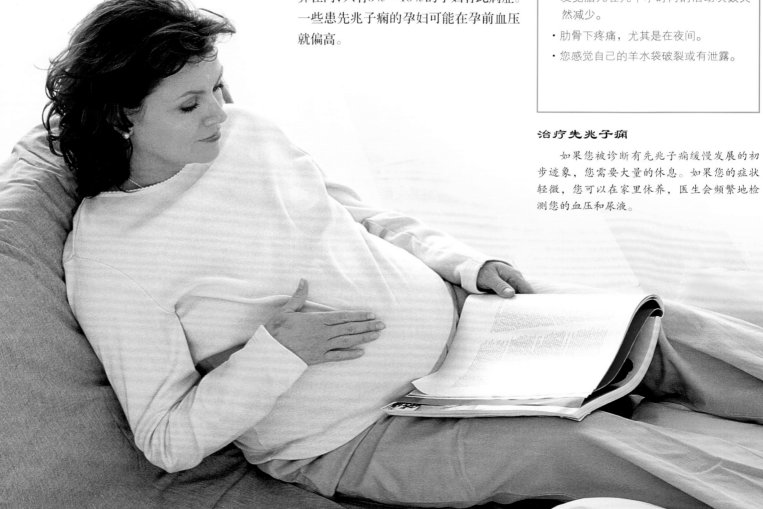

对先兆子痫的研究尚无最后的结果，但基本上起因是由于孕妇的身体系统越来越无法负担孕期的需要。先兆子痫通常在第20周以后开始发展，分突然性发展和缓慢发展两类。典型特征是血压突然升高，尿液中含蛋白质，以及水肿。水肿的具体表现为脚踝和手脚肿胀。尽管您应当检查所有令人担心的迹象，但脚踝肿胀和尿液中含蛋白质可能由其他因素引起。如果上述的两三个症状并发，就应当引起您的足够重视了。

您将得到严密的医疗监控，如果情况有恶化的趋势，胎儿可能会被引产。这是为了防止先兆子痫发展成子痫，后者常常是母亲突然发作。早产儿护理的进步意味着现在更多的婴儿能够战胜先兆子痫存活下来。一旦先兆子痫恶化，应当终止怀孕，因为它对母婴都会造成危险。但是缓慢发展的或轻微的先兆子痫可以被控制在几周时间内。

糖尿病

如果您在孕前就患有糖尿病，您一怀孕就会被列入"高发人群"。但是有约1%～2%（一些估计称10%）的孕妇都是在孕期才发展成"妊娠期糖尿病"的。糖尿病意味着您的身体不能产生足够的胰岛素来控制血糖含量。胰岛素是一种帮助身体消耗糖分——身体的主要燃料——荷尔蒙。患有糖尿病的孕妇血糖含量过高。妊娠期糖尿病通常在分娩后会康复。

糖尿病的症状包括感觉口渴和虚弱，但是有的糖尿病患者也可能没有明显症状。您的医生会为您检查血液或尿样中的葡萄糖来判断您是否得了糖尿病。如果您患有妊娠期糖尿病，您可能会受到严密监控，并被建议特殊的饮食或摄入胰岛素。

前置胎盘

前置胎盘是指胎盘附着于子宫壁下部，部分或整个堵住了子宫颈口。在分娩时，胎盘在婴儿之前被排出体外。因此如果您是前置胎盘，就需要剖腹产了。前置胎盘通常是在超声波扫描检查中被发现，但孕期出血也可能显示出这种状况。

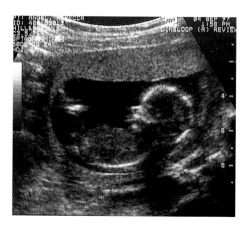

妊娠监测

如果您有什么潜在的严重症状，您的妊娠情况会被严密地监测，通常是用超声波扫描。

"在我第一次怀孕的时候，就患上了缓慢发展的先兆子痫。仅仅几天的时间内，我的脚踝肿得像象腿，手也浮肿起来，几乎排不出尿来。我给助产士打了电话，她把我直接送进了医院。我的血压本来就偏高，经过那晚就更高了。黎明时医生告诉我不得不进行引产，当时我刚怀孕9个月，几个小时后我弱小的女儿出世了。她接受了8周时间的特别护理，现在她很好。我第二次怀孕时什么问题都没有发生。第一次是剖腹产，这次我选择了自然阴道分娩。"

Philoppa Caseman，33岁，两个孩子的母亲：Jade（3岁）和Matthew（8岁）

应对流产

如果您有出血现象，直接找您的全科医生。有时可能是有问题的征兆，但也不总是这样。如果您有出血现象，而扫描显示胎心跳动，很可能您没有任何问题。

流产对您和您的伴侣来说可能是一个很大的打击。您的医生会和您商量是您回到家里等待自然流产（可能会有腹部绞痛和失血），还是通过刮宫手术流产，方法是在麻醉的情况下手术。身体上的伤痛也许很快就能痊愈，但心理上的伤口可能还要更长的时间才能过去。对您来说，流产在最初可能是一个突然的打击，在未来的几周乃至几个月的时间，您可能还是接受不了这个现实，想知道为什么会这样？您需要时间来发泄悲痛的情绪。

为什么您的胎儿会死亡，通常这个问题没有答案，虽然一些胎儿的死亡是由于发育不正常引起的。如果这是您第一次怀孕，您可能会担心下一次会不会还是这个结果。如果您是习惯性流产，会有专家为您检查流产的原因。

请您不要为这个不幸责怪自己，觉得内疚或愤怒是很正常的，但是您也无法阻止这样的事情发生。

您的分娩选择

每一次分娩都是独一无二的，是一个无比重要的转折点，一个值得欢庆的时刻。这个您已经很熟悉但又从未见过的小人儿终于要来到您的怀抱了。如果这是您的第一个孩子，分娩也标志着您以前的生活方式的结束，一个全新的里程的开始。现在回到从前已经是不可能的事了，新的生活不会总是一帆风顺，但您从中可以得到丰富的感受和巨大的乐趣。

了解您的选择

和您的医生充分讨论一下您该怎样为自己喜欢的分娩方式做准备。花些时间考虑一下分娩本身，想想您希望分娩的过程应该怎样进行。

当然，分娩过程怎样进行还要取决于那天的具体情况。关于分娩没有条条框框，因此请您不要局限自己的想法。但是，做好尽可能充分的准备，充分地了解您的选择范围，可以让您最好地应对宝宝的出生。您可能对分娩有着自己的想法，但您也应当知道分娩是一个很难预料的过程，因此您最好做好可能需要医疗手段辅助的思想准备。

做出最乐观的计划：试着对事情可能的进展保持乐观。如果事情不如您所愿，需要手术帮助分娩，保障您的安全和健康，可以和您的伴侣讨论一下您的愿望和想法，确保你们对分娩计划都很满意。

把您的想法记录在您的分娩计划里（见67页），在您分娩那天随身带上。以下是您可以考虑的一些选择：

主动分娩

在主动分娩过程中，产妇保持直立姿势，而不是躺在床上，始终或在大部分时间都可以自由活动。从生理角度上看，这是最具效率的分娩方式，因为您可以最大程度地利用重力。主动分娩也可以让产妇更好地控制整个过程，因为不是躺在床上，产妇不会感觉自己是个"病人"，而且可以在必要的时候移动身体。

现在很多英国医院的产房都为选择这种分娩方式的产妇提供支持，他们备有一些援助工具（例如豆形袋和充气球）以供分娩过程中使用，一些医院甚至有分娩室，里面没有床，只有一个沙发，地板上有很多垫子和豆形袋以供在宫缩的间隙休息使用。几乎所有在家中进行的分娩都是主动分娩，而且越来越多的医院也采取这种分娩方式了。

传统分娩方式

西方社会近30年的传统分娩方式是让产妇躺在产床上，一般将脚支撑起来，以助推出婴儿，或产妇面向左侧躺好，将右脚抬高。这种生产方式仍然受到一些助产士的青睐，在辅助分娩过程中（见下文），产科医生也倾向于这种方式。另外，如果子宫在收缩时需要不间断地监测胎儿的心跳，采取这种方式是十分必要的。一些产妇觉得检测胎儿的心跳会使她们感到放心（见74页），因此，倾向于选择这种方式分娩。

辅助分娩

如果您需要辅助分娩，那么分娩过程一定是在产床上进行，脚应该踩在一

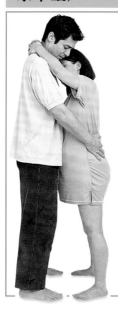

家中生产

在家中进行分娩在英国呈上升趋势，但仍然只占分娩总数的3%，在不同地区数字有所不同。

这种方式可能更加私人化，更加舒适，也少了很多压力。您不用决定何时搬进产房，在临产时您的护理人员（通常是助产士）会来到您的家中，您无须在生产过程中或结束后和您的伴侣分开。而且研究表明，您可能遭受的疼痛较少，分娩过程也较短，这很可能是由于您处在自己熟悉的环境当中。

但是在家中分娩并不适合每一位产妇，一些产妇相信她们应当离医院近一些，以防在分娩过程中需要医疗手段（其实即使您选择了在家分娩，也随时可以改变主意去医院分娩）。如果您的情况复杂或有危险，到医院分娩是最好的选择。另外，如果您有任何难产或产后大出血的迹象，也应当选择到医院去分娩。

个蹬子上。不是每个产妇都选择这种方式，但如果是第二产程，即逼推胎儿阶段进程缓慢，或是胎儿是臀位的情况下，就需要进行辅助分娩。

产钳或真空吸引（将一个连接真空泵的小金属吸杯放进阴道并紧贴于胎头，使胎儿受到吸杯的吸引逐渐地通过产道而被拉出）是辅助分娩过程中，产科医生会使用到的手段，通常是在分娩过程已经持续很久的情况下才会被采用（见75页）。这些手段有良好的安全记录，对您和宝宝都十分安全。

剖腹产

这是一种手术分娩形式，通过在产妇子宫壁切口将胎儿取出。剖腹产可能是事先的选择计划或紧急处理方式。在后者情况下，您可能在自然分娩过程当中有紧急情况出现，需要手术分娩。在最近几年中，剖腹产的使用率大幅度提高，在英国有1/5以上的产妇采取手术分娩形式。这是一次较大的手术，和其他腹部手术一样，需要时间痊愈。这意味着您可能在产后几个星期内不能进行一些活动，比如，开车等。

水中分娩

在近25年来，在水中完成大部分分娩过程，甚至将宝宝生在水中，变得越来越流行。水可以减轻疼痛感，还可以降低阴道撕裂的危险，因为在水中您会更加放松。虽然水中分娩较为特殊，但很多产妇第一产程在水中会减轻疼痛。

很多产房都有水分娩室，但是通常很难预订到，这要看您运气如何了。另一个办法是在家中租用一个充气游泳池，或看看医院是否允许您把泳池带入医院。

根据皇家妇产科医学院的建议，水温最好与体温相同（37℃），如果水温过热，产妇会有脱水和高血压的危险。一份对水中分娩的研究表明，产妇在阴道口扩张为5厘米时再进入水中会取得更好的效果（见70页）。

现在有指导意见认为，产妇最好在第三产程离开水的环境，因为水的放松作用在理论上会增加产后的出血量，或使胎盘不易移动。

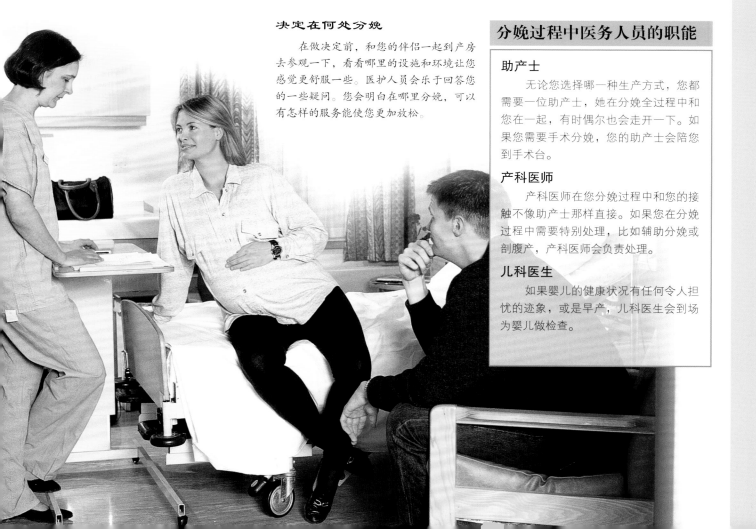

决定在何处分娩

在做决定前，和您的伴侣一起到产房去参观一下，看看哪里的设施和环境让您感觉更舒服一些。医护人员会乐于回答您的一些疑问。您会明白在哪里分娩，可以有怎样的服务能使您更加放松。

分娩过程中医务人员的职能

助产士

无论您选择哪一种生产方式，您都需要一位助产士，她在分娩全过程中和您在一起，有时偶尔也会走开一下。如果您需要手术分娩，您的助产士会陪您到手术台。

产科医师

产科医师在您分娩过程中和您的接触不像助产士那样直接。如果您在分娩过程中需要特别处理，比如辅助分娩或剖腹产，产科医师会负责处理。

儿科医生

如果婴儿的健康状况有任何令人担忧的迹象，或是早产，儿科医生会到场为婴儿做检查。

产前准备

您最好提前考虑为分娩应做哪些准备。虽然您已经知道预产期，但从第37周开始，妊娠期一直到第42周都是分娩的正常时间，您的宝宝完全可能在这5周中的任何时间出生。

特殊的经历

现在是列出一份详尽的分娩计划的时候了。做好周到的准备可以使您在临产时觉得冷静一些。

在安排计划时，您应当考虑以下内容：

·怎样在临产时和您的伴侣（胎儿的父亲）联系。

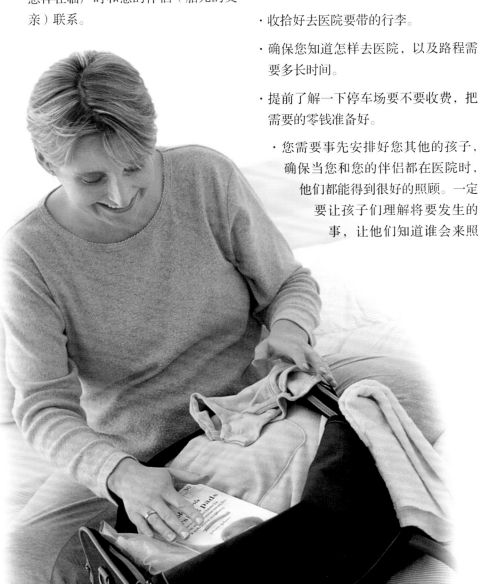

·将您的助产士和产房值班护士的电话号码放在手边，以便有什么问题出现可以及时和他们取得联系，或者让他们随时了解您的进展。

·如果您一直坚持为自己做产前记录，请确保把记录放在您的包里或明显的地方，方便您随时把它带到医院去。

·收拾好去医院要带的行李。

·确保您知道怎样去医院，以及路程需要多长时间。

·提前了解一下停车场要不要收费，把需要的零钱准备好。

·您需要事先安排好您其他的孩子，确保当您和您的伴侣都在医院时，他们都能得到很好的照顾。一定要让孩子们理解将要发生的事，让他们知道谁会来照顾他们，他们什么时候可以再见到您。

准备家中分娩

如果您准备在家中分娩，您的助产士会告诉您需要准备什么。事实上，要准备的东西很简单，但是您应当花些时间事先准备好您分娩可能使用的房间——最好是一个接近卫生间和有流动热水设备的隐秘房间。在预产期的前2~3个星期，助产士会带来一些消过毒的物品，以备分娩时使用。将它们存放在安全的地方，在分娩的日子之前不要去动。

即使是在家中分娩，列一份需要的物品清单还是很有用的。将您所需的全部物品收拾好，放在一个地方，这样如果由于任何原因您需要去医院生产，也会感到很方便，因为一切东西都准备就绪了。

解决焦虑情绪

即使是已经生过两三个孩子的妇女，也会有惴惴不安的时候。每个人在孩子出生之前都会有担心和忧虑，重要的是有人和您一起分担不安——您的伴侣、朋友或您的助产士。

和您的伴侣好好谈谈您的担心，也鼓励他说说他的忧虑，让他陪您一起参加产前辅导课是不错的选择（见49页），这样他也会尽可能多地了解分娩的过程。同时，也让他陪您进行至少1/3的产前检查，这样他可以向助产士或产科医生反映您的情况。

您一定会有机会和有分娩经验的朋友或家庭成员交谈，她们的经验会对您很有帮助，但也不要忘记，每个人的分娩情况是不同的，不要认为别人的经历一定会发生在您、您的伴侣和宝宝身上。

分娩计划

写一份分娩计划是考虑分娩方式和其他有关问题的好方法。现在表达您的意愿，可以让您的护理人员和伴侣了解您和宝宝希望有一个什么样的分娩过程。

分娩计划不应当只描述您理想的分娩方式——每个人都想要自然阴道分娩——它应当表达出您希望分娩过程是如何进展的，以及您对一些步骤的感受。您应当尽量使分娩计划实际一些。如果您的分娩计划写明不希望采用任何医疗手段，在这个愿望不能实现的时候，您会觉得失望。最好考虑到所有的可能性，并在各种可能的情况下取得最好的结果。

分娩计划

我正在等待人生中的第一次分娩，以下是我关于分娩过程如何进行的一些愿望。

1. 给我支持的人——我的伴侣Dan将在整个过程中陪在我身旁。

2. 我知道按常规会对胎儿进行一次20分钟的监测，我很乐于做这项检查。如果一切正常的话，我希望从那时起用超声波辅助手段对胎儿保持监测。

3. 姿势——我不想局限于产床上，我愿意使用豆形袋和其他主动分娩辅助设施。

4. 止痛——我将自己使用TENS止痛仪，如果需要的话，还会要求安桃乐止痛。我不希望使用陪替丁或硬膜外麻醉，但是如果需要剖腹产，我愿意使用硬膜外麻醉，以保证我在分娩过程中是清醒的。

5. 人工破膜——我不希望采用人工手段使羊水破裂。

6. 外阴切开术——我希望自然裂开而不是被切开。

玛利

您的分娩计划

请确保您临产时随身携带两份分娩计划，把其中一份交给助产士。

为您提供舒适感的物品

除了一些基本的必需品以外，您还可以准备一些能给您提供舒适感的东西。如果您要带它们去医院，在去看产房的时候和助产士核实一下，看看是否可以带额外的物品进去。这类物品可能包括：

- 在分娩中可使用的治疗剂，比如芳香油精、滚动按摩器，或顺势疗法药物。
- TENS止痛仪（见69页）。
- 一个或多个枕头。
- CD机和轻松的音乐CD，还有备用电池。
- 一双厚袜子。
- 一个止痛用的热水瓶。
- 两条擦洗用的法兰绒布。
- 按摩油。
- 一大盒纸巾。
- 唇油。
- 喷雾瓶，内装冷水，可向脸上喷洒。
- 天然海绵，吸水用。
- 饮料和点心。

您的伴侣需要什么

您的伴侣可能需要：

- 换洗的衣服。
- 饮料和点心。
- 足够的电话磁卡——为避免对设备的干扰，医院里可能禁止使用手机。
- 照相机、胶卷或摄像机（您使用摄像机可能需要先征求医院的同意）
- 擦手、脸的湿纸巾。
- 洗漱用具袋，内装基本洗漱用具。

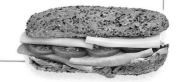

分娩

宝贵的最后几个月的高潮来到了。临产是件令人兴奋的事情，只要进入这个阶段，您把宝宝抱在怀里的日子也就不远了。在以下的几页内容中，您可以找到几种分娩的姿势，您一定想要和助产士讨论一下。

临产

很多夫妇都担心自己不能辨识出分娩的早期迹象，结果是匆匆忙忙地赶去医院，甚至措手不及地在家中分娩。确实有这样的情况发生。

很多夫妇以为还有几分钟就要临产了，于是就匆匆忙忙赶到医院，结果却发现离临产还有好几个小时呢，这种情况十分常见。

了解临产迹象

如果在接近预产期的日子里您对自己的身体很了解，一定能感觉到您的身体在为分娩做准备。但是，您还要做好心理准备，因为这个产前的阶段可能会持续两三个甚至更多个星期。因此，如果迟迟没有动静，请您不要着急。

· 想收拾房间的冲动——想要在婴儿出生之前把房间好好整理一下。

· 胎儿的活动减少。这是由于您子宫中的空余空间减少了，在分娩之前，胎儿也似乎变得安静一些。如果您因为胎儿的活动大大减少而感到担心，您可以与助产士谈谈。

· 在分娩前，体重减轻0.9～1.4千克是很正常的。

· 您可能有轻微的腹泻现象，这是胎儿在清理他的肠胃，以免给分娩造成障碍。

· 您可能有见红现象，您上厕所时可能会在内裤上发现。这是因为孕期在子宫颈中阻挡黏液和血的栓塞被排出，使子宫颈张开以备胎儿通过。如果您的出血量多得需要护垫，请告诉您的助产士。

· 在小说中和电视上的分娩过程常常以破水开始，但在现实生活中，情况很少是这样的。如果这种情况发生在您身上，请通知您的助产士，因为大多数医护人员认为胎儿在破水后的24～48小时内出生较好，因为没有羊水袋的保护，胎儿有感染病菌的危险。

· 您的临产症状，即子宫收缩现象，可能会持续几周时间。宫缩的情况没有规律，有时每20～30分钟一次，有时间隔很短，甚至5～10分钟就收缩一次，然后突然停止。真正分娩开始时的宫缩往往以子宫一阵痉挛似的

计算您的宫缩时间

当您的宫缩开始时，用卡表计算一下从这次开始到下次开始之间的时间间隔。

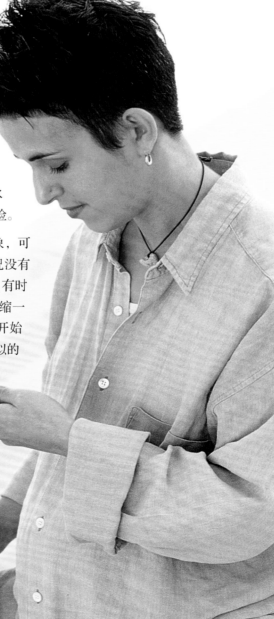

剧痛开始，痛感蔓延到腿部、背部和腹部。真正分娩的宫缩要更剧烈，持续时间更长，痛感更集中。

什么时候去医院

一旦您确定您进入待产阶段，就要决定什么时候去医院了。但是怀着分娩的心情到医院却发现您只是子宫颈口扩张了一点，这会是件很沮丧的事情。第一次分娩的产妇分娩过程可能要持续12个小时或者更长，因此在家里度过分娩过程中的几个小时更好一些。以下几项指标可以帮助您判断什么时候动身去医院：

· 如果您的宫缩间隙增加或减少5分钟。

· 如果您觉得需要帮助您度过宫缩的疼痛。

· 如果您的羊水破裂或有出血现象。

· 如果您有任何疑问，可以给值班助产士打电话，描述您的症状。

到达医院

如果情况允许，在离开之前最好给您的助产士打个电话，让医院知道您在路上。在很多地区，助产士都会到您的家里，陪您一起上路。到医院以后，助产士就会和您讨论您的状况和分娩计划（见67页）。您的体温、血压和脉搏都要测量，尿液也要检查，观察其中的血、蛋白质和糖的含量。

在您入院之后，医院会用胎心音宫缩描记器对胎儿的心率进行一次20分钟的例行监测，在此过程中，您可能需要平躺在床上。如果结果表明一切正常，您在剩余的过程中就应当没有问题了，但可能偶尔还会要进行一下检测。

对于臀位分娩的胎儿、多胞胎，或一些其他有问题的状况，可能要会进行持续的检测。您的助产士会为您进行内部检查，看看您子宫颈的情况，您也可以向她询问您子宫颈的张开程度。如果您有任何担心或疑虑，请尽早让您的助产士知道。

减轻疼痛

不要认为您在分娩过程中一定需要很多镇痛措施，有些产妇需要，而有些产妇并不需要，这在一定程度上取决于您是否有过分娩经验和分娩时胎儿的位置。以下是为您提供的几种镇痛方法：

· 按摩

可以让您的伴侣或助产士来帮您按摩。按摩背部下方尤其有效。请具体说明您需要按摩的部位和时间。

· 四处走走和分散注意力

坚持四处活动，无论是在家里还是在医院，这可以使您的注意力从宫缩的疼痛上转移到其他地方，使宫缩产生尽可能大的效果。转移注意力意味着试着让您暂时忘记疼痛。在每次宫缩时从100开始倒数。

· TENS镇痛仪

低频率脉冲镇痛仪（简称TENS镇痛仪）是一个装电池的小盒，盒上有电线，接在您的身上。它的工作原理是传导轻微的电流刺激来阻断传向大脑的疼痛讯息。如果您想使用TENS镇痛仪，请先向医院查询，一些医院可以提供仪器。如果医院没有，您可以自己租借，通常租金不会太贵。

· 安桃乐

安桃乐是一种由一氧化二氮和氧气组成的混合气体，通常是在宫缩开始时您吸入，在宫缩高潮时可减轻疼痛。

· 杜冷丁

杜冷丁是一种吗啡类注射性药物，可阻止您的大脑接收疼痛的信息。这种止痛剂不宜在太接近分娩的时间使用，因为它会导致胎儿昏睡。

第一产程

分娩开始的第一个阶段是子宫颈张开，胎儿的头部下降，进入阴道，这一阶段所需时间最长。您感觉到的子宫收缩是子宫肌肉变薄施加给子宫颈的反向作用力。

如果这是您的第一个胎儿，这个阶段可能要延续10～12个小时。下面的阶段要快一些，但每个人的情况是不同的。在这个阶段的末期，收缩强度更大，时间更长。

您的感觉

在这之前无论您是多么沉着自信，如果现在您觉得有点被吓坏了，请不要意外。子宫的力量是惊人的，而且经历一个您觉得自己控制不了的过程是有些可怕。不要试着和这个过程对抗，保持身体自如，但是如果需要止痛帮助，请尽管提出来。您的伴侣和医护人员会帮助您和

向前靠

在休息时这是一个保持上身直立的好方法。在靠垫上休息，让自己觉得舒服一些。在您特别疲倦的时候，这个方法格外有效。

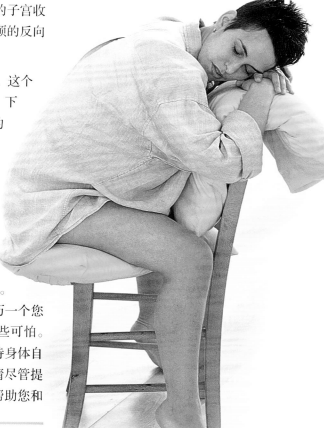

硬膜外麻醉

硬膜外麻醉使您的脊椎神经麻木来阻挡分娩的疼痛。这种麻醉方式可能会影响您的行动，使您不能自由活动，而且它会增加您需要辅助分娩和外阴切开手术的可能性。这种麻醉可以在剖腹产或自然阴道分娩中使用。

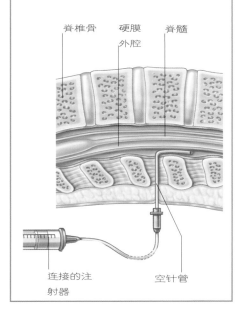

脊椎骨　硬膜　脊髓
　　　　外腔

连接的注　　　　空针管
射器

"我在晚上开始分娩。晚上10点时我想去医院，但事实上我是在第二天凌晨6点才去的，胎儿最后是在下午3点才出世的！我很高兴得知在我到医院时子宫颈口已经张开一半了，但是然后事情的进展就变得缓慢了，我猜这是因为我在适应新的环境的缘故。"

Janet Simpson，26岁，儿子Alex，现在5周大

您的宝宝。如果您决定使用镇痛手段，试着在提出要求前再等10～15分钟。分娩的过程瞬息万变，也许到那时，您已经觉得好多了。无论以前您是一位多么独立坚强的人，此刻，您都会十分依赖您的伴侣。

您的助产士会为您做常规的体内检查，这时，您可以询问一下进展，知道分娩正在进展会让您感到放心。

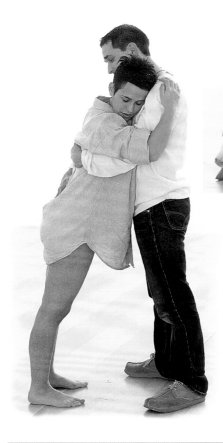

第一产程的姿势

在第一产程，试试不同的姿势，看看哪种让您觉得舒服。

· 试着直坐，这种姿势可以将胎儿的头向子宫颈挤压，让宫缩更有效。

· 在宫缩间隙可以走动一下，减轻疼痛，但是要尽量保持放松。

· 用您在产前辅导课上学习的技巧呼吸。

· 如果需要，不要担心发出噪声。在每次宫缩时尽量让自己感觉舒服一些。

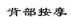

背部按摩

您会发现这对减轻背痛很有帮助，特别是您的胎儿面向您的腹部的情况下。如果是在皮肤上直接按摩，滑石粉可以减小摩擦。在过渡阶段摆这个姿势会很舒服。

斜靠

如果您愿意的话，您的伴侣可以支撑您身体的重量并按摩您的背部下方。这个姿势在您宫缩间隙走动的时候非常理想。

子宫颈张开

子宫收缩的肌肉将子宫颈向回拉，并使它扩张让胎儿的头通过。一旦子宫颈口没有阻隔，第一产程就完成了，您的子宫颈已经完全张开。

  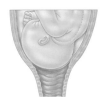

荷尔蒙的变化使子宫颈软化，但子宫颈口仍是闭合的。

子宫颈变薄，开始扩张。

当开到10厘米时，子宫颈完全张开。

第二产程

一旦子宫颈口完全张开，您就进入了通常所说的第二产程，在这个阶段，您将把胎儿推出到这个世界。

第二产程的子宫收缩感觉和第一产程不同，因为您会有一种急欲生下孩子或是将孩子推出的感觉，如果您是第一次分娩，这个阶段要持续得相对久一些。

过渡

从第一产程进入第二产程叫做过渡，这个阶段持续的时间可能是从几分钟到1个小时以上。对很多产妇来说，这是一个令人感到迷茫的阶段，因为本来您的进展一直很明朗，突然之间，您开

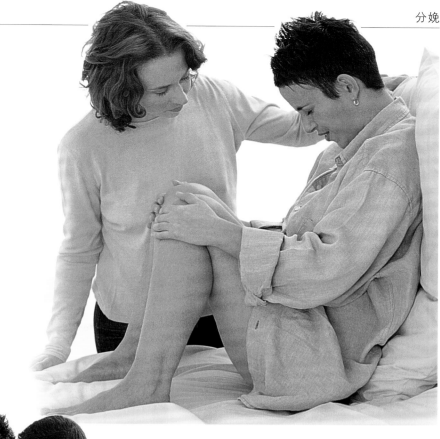

蹲坐姿势

蹲坐姿势或曲膝姿势可以促进骨盆扩张，利用重力帮助您将胎儿产下。两臂支撑的卧跪姿势也会让您感觉舒服。

直坐姿势

如果需要的话，再要求一些支撑的枕头和靠垫。采用这个姿势，您可以在子宫收缩的间隙放松地靠在靠垫上。

伴侣的作用

如果您是产妇的伴侣，那么对您来说，过渡时期是个任务艰巨的时期。在这段时间里，您和产妇都需要有经验的护理人员的帮助。无论在第一产程您是不是只提供了精神上的帮助，现在，您需要帮助产妇为第二产程找到一种合适的姿势。如果您自己有背部的疾病，请注意不要在支撑产妇时弄伤您自己。第二产程是一个需要"艰苦劳动"的阶段。您可能需要准备凉的湿毛巾，在产妇宫缩的间隙敷在她头上，或是准备一个喷雾瓶。被告知小宝宝的头已经露出是件非常振奋的事，因此，请随时准备着，第一眼看到您的小宝贝吧！

"像很多第一次做父亲的人一样，我对整个过程的了解少得可怜。我为我的太太感到十分担心，看到她那么痛苦，我简直被吓坏了。但是后来当谈起分娩的过程时，她说她自己完全能够应付得了。我试着在她分娩过程中将注意力集中在她的身上，以及她需要什么，让她感到我的关心。"

Malcolm Stone, 34岁，Ewan (6个月)的父亲

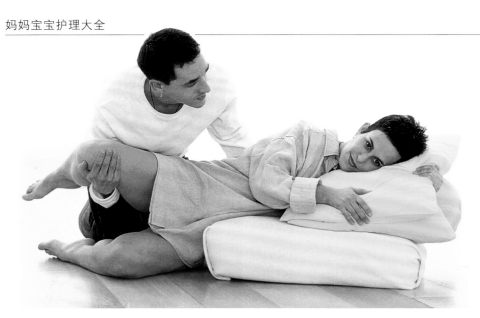

始怀疑自己还能不能完成这个任务。也有可能您的分娩过程一直很辛苦，已经持续了很长时间，您简直不相信还会有进展。在过渡阶段您的身体可能还会有一些轻微的症状和不适。一些产妇有恶心感，甚至呕吐，还有一些产妇浑身颤抖，这是一个需要强力支持的阶段。您可能想要您的伴侣握着您的手，也可能想要自己静一静，但是通常有人在您的身边不停地给您鼓励和信心对您会很有帮助。

外阴切开术

对初次分娩的产妇来说，外阴切开术已不是常规选择了，但这种手术还是很常用。在胎儿娩出过程中，将产妇阴道口切开，使胎儿被推出而防止会阴撕裂。对于外阴切开术和自然撕裂有很多种意见，一些专家认为自然撕裂更容易痊愈。您应当事先和助产士讨论一下采用外阴切开术的可能性，比如说，如果您是辅助分娩，就需要采用这种手段了。既不采用外阴切开术，又可避免会阴撕裂的最好方法，是和您的助产士好好讨论一下分娩的姿势，并在胎儿的头露出后听从她的指导。

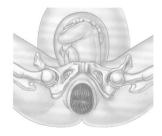

将腿支起

靠在垫子上，请您的伴侣在推您的时候将您的腿支起，这样可以使您在躺下时不用支撑自己的重力。

趴伏

让您的臀部低于肩膀，将两腿分开，从一侧向另一侧晃动臀部，可以减轻背痛。

胎儿通过骨盆下降的过程

在第二产程中，胎儿受挤压，通过骨盆的骨架和您的产道。

· 在您的子宫收缩挤压胎儿时，胎儿的心跳速度会间歇性地放慢，这不是什么问题。您的助产士会在宫缩间隙用电子听诊器检查胎儿的心跳。

· 当胎儿的头和您的会阴位置齐平时，虽然您看不到，您的伴侣和助产士将第一次看到他。如果您不愿错过这个机会，可以用一个镜子。

· 在宫缩间隙，胎儿的头部将暂时缩回产道。

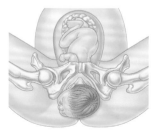
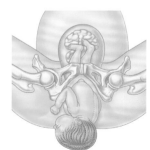

最后，在宫缩间隙，他的头部也将停留在您的阴道口。这时，您的助产士会让您停止用力，以便让会阴充分扩张，以防严重撕裂。

胎儿的头部娩出，脸向下。助产士将检查脐带是否缠绕在他的颈部。胎儿本能地将头转向一侧，进行他的第一次呼吸。

再经过两三次宫缩，胎儿的肩膀娩出，继续用力推压，他的腿和臀部也将被娩出。这时，助产士把他抱到您的腹部上，让您看看小宝宝。

见到新生儿

当婴儿出生后，助产士会立即检查他是否呼吸正常，如果他会哭或会活动，就证明情况一切良好。如果您采用直立坐姿或主动分娩，您将是第一个触摸和抱他的人。您对婴儿背部的抚摸会刺激他进行人生最初的几次呼吸，他的肺部将第一次充满氧气。

宝宝的外表可能会让您感到吃惊。他的身体可能像在子宫中一样，被胎脂（一层油腻的物质）所覆盖，也可能他的身上还有血迹。他的小脸可能是鲜红色的，甚至是青紫色的，也有可能在分娩过程中形成了淤伤。新生儿看上去可不像几周大的宝宝，因此您最好做好思想准备。

您可能对这个让您等待已久的小人儿充满了爱意，也可能还未从分娩的艰苦过程中缓过来。把小宝宝搂在怀里，为自己庆贺一下，好好休息一会儿吧。这是您应得的"奖励"。

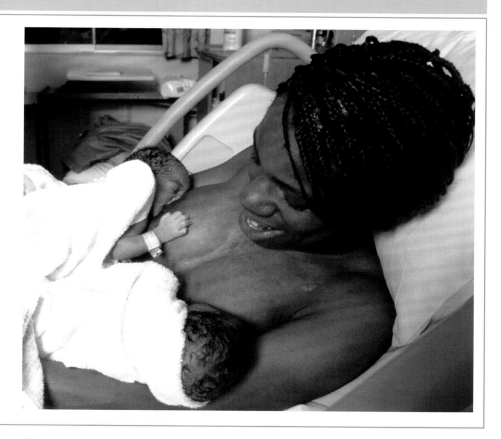

第三产程

宝宝的出生标志着第二产程的结束，但是下面还有第三产程——娩出胎盘。在婴儿出生以后，助产士会立即将一只手放在您的腹部，另一只手轻轻地拉脐带，帮助胎盘娩出——她可能也会请您一起拉，但是分娩最艰难的部分已经过去了。

在婴儿出生后，胎盘会很容易地从阴道滑出。您可以自然地完成第三产程，或是在胎儿的头部露出后注射Syntometrine 辅助胎盘的娩出。

人工还是自然

Syntometrine是麦角新碱和oxytocin（一种脑下垂体后叶荷尔蒙）的混合物，有使子宫在分娩后快速收缩的作用。这意味着注射syntometrine可以加速第三产程的完成。第三产程的持续时间为几分钟到20分钟。Syntometrine被广泛地使用，但不是每个产妇都在第三产程选择人工手段。

如果您希望自然娩出胎盘，请等待子宫的自然收缩。您事前应和助产士沟通好，表达您的意愿。自然娩出胎盘的进展可能不会像注射了Syntometrine那么快，在胎盘娩出之前，您可能要等几分钟甚至一个小时。您可以通过给婴儿哺乳的方式促进产程的进展，因为婴儿的吮吸会刺激您的子宫收缩（如果您的婴儿还不具备吮吸能力，用手指来刺激乳头也可以得到相同的效果）。

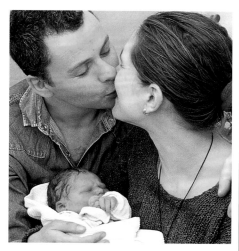

享受新的温馨家庭时刻

对您和您的伴侣来说，好像经历了一场生命中的奇迹。这个新的小生命就在眼前，经过这么多月的等待，你们终于要开始为人父母的奇妙旅程了。助产士可能会让您和伴侣还有宝宝单独待一小段时间，好让你们和宝宝熟悉一下。在20～25厘米的距离内，宝宝可以看清您的脸，他很快就能根据他在您的子宫中听到的声音将您分辨出来，一定也要让您的伴侣抱抱小宝宝。

分娩过程中的医护措施

在分娩过程中，您可以要求使用一些医护措施来保证婴儿的安全，比如一些常规性检查可以让助产士充分了解胎儿的情况；必要时专家的特殊处理方法可以给您和宝宝提供需要的帮助。作为分娩准备的一部分，您应当充分地了解这些措施和处理方法，并了解它们应在何时使用。

医护措施的种类

提前了解一下您将分娩的医院有什么样的常规检查，并和护理人员充分讨论您进行检查的可能性。

没有人能够准确地预测在分娩过程中会发生什么事，所以您最好尽可能详细地了解各方面的信息。

胎儿监测

胎儿监测是医院分娩常规检查的一种，但是医院怎样对您的胎儿进行检测和检测多久就要因人而异了。通常对胎儿监测是间断性的，特别是在您没有使用药物的情况下，因此在您第一次入院后，可能只会对您使用15～20分钟监测仪器。

您可能会被要求坐下或躺在床上，医生把一条带子环绕在您的腹部。胎心监测仪通过打印输出记录胎儿的心跳，可以使护理人员监测到胎儿对分娩的反应。在您破水后，就可以直接在胎儿的头皮上附着电极来监测他的心跳了。胎儿监测可以提供非常准确的记录，但并不意味着您在分娩期间不能自由活动。医院会对您采取持续的检测，如果是：

· 您进行了引产。
· 您进行了硬膜外麻醉。
· 您的怀孕风险很高。
· 您的胎儿早产。
· 您的胎儿似乎受到很大的压力。

问清楚为什么您会被建议接受持续监测，可能是因为您的护理人员有担忧的理由，也可能仅仅是例行检查而已。

在第二产程中，您的助产士或医生可能会用手持的超声波辅助设备来检查胎儿的心跳。

外阴切开术

外阴切开术（见72页）是在会阴处做一个小切口以帮助胎儿在分娩时从阴道口露出。在以下情况下，您可能需要外阴切开手术：

· 您的胎儿是臀位或头很大。
· 您的胎儿早产。
· 您是辅助分娩（但真空吸引术分娩不一定要用外阴切开术）。
· 您在控制自己的必要动作上有困难，或阴道口周围的皮肤扩展得还不够。

如果您实在不想进行外阴切开术，可以提前和护理人员进行沟通。

辅助分娩

辅助分娩过程中要使用医疗器械帮

臀位胎儿

绝大多数的胎儿（约97%）到孕期的第34或35周时，就在妈妈的子宫中呈头朝下的姿势了。但是也有一小部分的胎儿臀部向下，称为臀位，并一直保持这个姿势。产科医生可能会试着从外部将胎儿转过来（见51页）。您可能会被建议多花些时间将膝盖靠近胸前，或四肢着地，以促进胎儿的自然转向。如果到临产时胎儿还没有转过来，您的助产士可能会强烈建议您采用剖腹产方式。最近的一项研究表明，剖腹产是最安全的选择，特别是在西方，因为医生和助产士对自然阴道分娩经验不足。

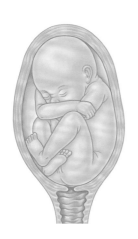

蜷曲臀位

腿向身体蜷曲，臀部是先露出的部分。

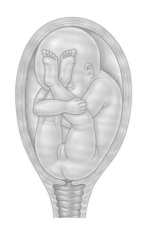

伸展臀位

臀部是先露出的部分，胳膊可能呈抱腿状。

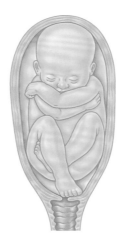

足先娩出

臀位胎儿的脚在子宫颈口上，在羊膜破裂后立即下落。

助胎儿娩出，比如产钳或真空吸引杯。产钳是一个笼状的钳子，环抱住胎儿的头部，帮助产科医生轻轻地往外拉，使胎儿头部娩出产道。真空吸引杯可以紧贴于胎儿头部，连接于吸引杯的管子形成真空。当您用力时，医生轻轻外拉，帮您加速进程。在您采用外阴切开术或由于不便活动而引产的情况下，使用辅助分娩方式的可能性更大。

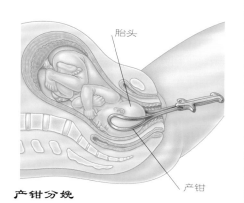

产钳分娩

产钳的外观像是大的、两夹分开的钳子。它环抱住胎儿的头部，保护胎儿在通过产道时免受挤压和损害。一旦胎头娩出，产钳就会被取下，剩下的分娩过程就会正常进行。产钳分娩需要一定形式的局部麻醉（比如硬膜外麻醉）。

引产

如果到第41周您还没有分娩，您可能需要咨询一下，在咨询过程中可能会谈到引产，这意味着您需要借助人工手段开始分娩。

一般没有需要立即引产的情况，除非您的护理人员担心您的胎盘功能不正常。您可以用超声波扫描检查一下胎儿是否良好。在42周时您会被催促进行引产，因为有证据表明在此阶段以后，由于胎盘功能的逐渐减弱，一些胎儿会有危险。

阴道检查

在第41周检查时，您可能会进行一次阴道检查。医生会为您检查阴道内部，看看子宫颈的软化程度是否准备好分娩。然后助产士或医生会轻轻地向回推邻近子宫颈的羊膜，以达到促进子宫在以后的几个小时或几天收缩的效果。

人工破膜

在子宫颈内用一个长长的细钩将羊膜刺破。在羊水破裂之后，胎儿的头会立即下降至子宫颈，通常宫缩会变得更剧烈更有力。人工破膜常被用来加速分娩过程，或是促进分娩开始。虽然它可以缩短分娩时间，但也会增加分娩的痛苦。

药物催产

将前列腺素直接以药片或凝胶的形式塞入阴道，通常是首选方式。前列腺素是可在您体内找到的天然成分（也存在于精液当中，因此性生活也是一种被建议促进分娩开始的方式），可以促进宫缩。凝胶或药片可在几天之内促进子宫颈成熟。如果这种方式没有效果，您很可能会被建议注射Syntocinon，一种类似于oxytocin激素的合成物，可以刺激子宫收缩。您可能需要静脉点滴，因此您的活动可能也要减少。子宫收缩会很强烈。

剖腹产

如果您计划进行剖腹产，您需要时间为这个计划作一些调整。如果您是在紧急情况下被迫进行剖腹产的话，可能会觉得很失望，好像以前的计划都白做了。请记住，最重要的是您和宝宝都平安。

剖腹产可以采取硬膜外麻醉或全身麻醉，但是一些临时决定的剖腹产需要全身麻醉。您要向医院了解清楚，您的伴侣是否自始至终都能陪伴着你。如果采用的是硬膜外麻醉，在您面前和医生之间会放置一块屏幕。婴儿出生大约需要5分钟时间，您可以在娩出胎盘和缝合切口时抱着小宝宝。

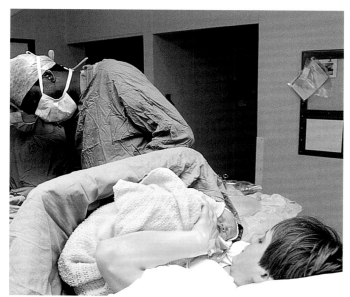

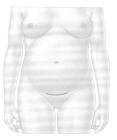

比基尼切口

如果您是手术分娩，切口一般在阴毛区域紧上方。伤口愈合后，伤疤非常隐秘。

产后

　　您和您的伴侣盼望已久的时刻已经来临，小宝宝终于躺在您的怀里了。您的心情如何？产后的感觉没有统一的标准。这是一个过渡的时刻，您的生活刚刚发生了重大变化，您和您的伴侣还需要一段时间来从复杂的情绪中恢复正常。

您的感觉

　　您可能感到欣喜若狂、兴奋、高兴或是平静的喜悦。但不是每个人都立刻就有情绪反应，在接下来的几天里，您的情绪可能会摇摆不定。

　　您可能觉得筋疲力尽，只想躺下好好睡上一觉；您也可能突然觉得精力充沛，尽管刚经历了几个小时的分娩，也会彻夜无眠。

初为父母

　　初为父母的心情在宝宝出生后的几小时或几天内都可能是复杂的。很多父母的心情上一分钟好到了世界之巅，而下一分钟却又落到了最低点。您可能因为本来希望要个女孩却生了个男孩而感到非常失望和沮丧，也可能因为孕期结束了，要开始承担为人父母的重任而有点伤感。

　　您和您的伴侣可能比以往任何时候都感觉更加亲密，也可能为这个新的小生命将给你们的生活和关系带来的变化而不知所措。最重要的是彼此间的沟通，要坦然地面对今后的日子。

宝宝的人生之初

　　在这之前，宝宝知道的全部内容就是您的子宫内部，因此，宝宝的出生标志着他生活中巨大变化的开始。在他生命的最初几分钟和几小时里，他最需要的就是和您亲密的身体接触。就像您会意识到您完全了解这个小家伙一样，他也会意识到他认识您。现在，他需要熟

新生儿阿普伽评分

　　您的宝宝一出生，医生就会对他进行五项简单的测试，看看他是否健康。以下是五项标准：

- 心率
- 呼吸
- 肌张力
- 对刺激的反应能力
- 肤色

　　每一项标准都有0、1、2三个等级的分数。2分表明宝宝在该方面非常健康，0分表示宝宝缺乏反应。如果需要，在5分钟后会再重复一次检查，看看宝宝的反应有没有增强。

新生儿检查

　　宝宝出生后，除了进行阿普伽测试（见上）外，医生还会对您的宝宝进行一些其他的常规检查：称称宝宝的体重，测量宝宝的头围，并检查宝宝的生殖器官有无异常。虽然和宝宝分开会使您感到很不安，但这些基本的检查只需几分钟，而且您的宝宝是在经验丰富的助产士或医生怀中。

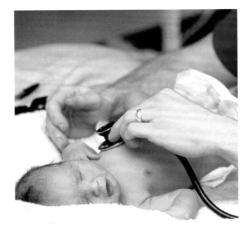

听听宝宝的心脏和肺部

　　新生儿的心跳声音较弱是常见现象，不一定代表您的宝宝有什么问题。

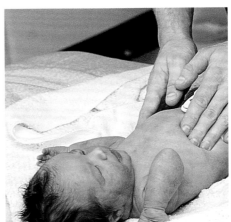

触摸宝宝的腹部

　　医生在检查宝宝的内脏器官的大小是否都正常。他也会感觉宝宝腹股沟的脉搏跳动是否正常。

婴儿特护室

有大约1/10的新生儿要在特护室度过一段时间，其中很多是早产儿，即在孕期的第37周前出生的婴儿。但是婴儿特护室不仅仅为偏小的婴儿或早产儿提供特护，有时候，母亲是糖尿病患者的新生儿也会被带入特护室进行观察或在必要时接受特护，即使他们的个头很大。

宝宝在特护室的时间会让爸爸妈妈很担心，但是这段时间不会持续得太久，可能只有几个小时。

如果您的新生儿在产后被带进特护室，您会在身体情况允许的时候尽早地被领到那里去看他，您的伴侣可以直接去看宝宝，他可以为您带回宝宝的信息甚至是照片。

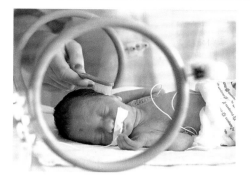

宝宝平安的信息对你们两个来说是最重要的，医院会尽力让你们随时了解宝宝健康状况的进展。

如果您的宝宝需要在特护室待几天甚至几周时间，医院会鼓励您在身体允许的情况下尽早地到特护室去陪伴他。在出院时，您要自己回家去，这一定让您心里非常难受。但是请不要忘记，您的宝宝正待在现在对他来说是最好的地方。

医护人员会指导您怎样最好地照顾宝宝。您应当学会帮宝宝洗澡和穿衣服，握住宝宝的小手，您甚至还可以将宝宝抱出育儿箱将他抱在怀里，不过这要取决于宝宝是否用了呼吸辅助仪器。医护人员还会鼓励您将乳汁挤出，您可以用电子吸奶器，然后用小吸管或奶瓶喂宝宝喝奶。如果宝宝没有使用呼吸辅助仪，您也可以让他适应直接吸吮母乳。

悉您的气息、脸庞，您的皮肤和您的爱抚。他会尽情享受和您亲近的每一刻，因此请多给他一些拥抱，让他和您亲密接触。

在宝宝出生后的时刻，是您了解他的重要时刻。因此除非宝宝有健康问题，医护人员会给你们留一段独处的时间，让你们充分地享受家庭的快乐。

在娩出胎盘并和宝宝独处了一段时间后，医生会检查您的会阴，看看您是否需要缝合。如果您需要缝合的话，请不要忘了要求镇痛措施。

在分娩后的半个小时或1个小时内，医生会鼓励您试着给婴儿哺乳。研究显示，您越早进行哺乳，婴儿越容易配合，母乳喂养也会进行得越顺利。

如果宝宝对您的乳房一点也不感兴趣，请不要着急。如果您在分娩过程中使用了什么药物，他会觉得昏昏欲睡，也可能是在出生时费了很大力气，让他觉得很困。很多成功母乳喂养的婴儿都需要一段时间才能开始。

产房应该有足够温暖，让您和宝宝都不用立即穿上衣服。肌肤的接触是欢迎宝宝来到这个世界的最好方式。

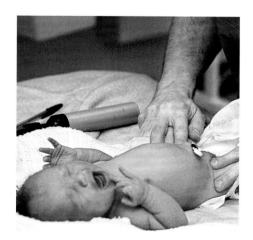

检查髋部和四肢

活动宝宝的四肢，看看是否对称、长度相当，医生还会确认髋骨有没有脱白现象。

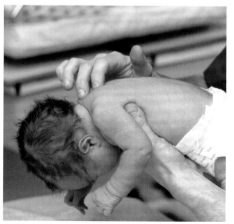

检查脊椎

医生或助产士会用手指沿宝宝的脊背向下触摸，看看脊椎骨是否位置正常。

死产

在分娩前或分娩过程中失去胎儿是最让父母难以接受的事。幸运的是，这种情况发生的几率很小，但是如果您遇到了这种不幸，需要很多的时间向同情的人们倾诉。很多产房都有受过专业培训的心理咨询人员，他们可以给您精神上的支持与安慰。他们会鼓励您多看看和抱抱婴儿，尽可能地多建立一些回忆。心情难过没有对与错，您可能需要很长的时间才能从这段情绪中走出来。

产后恢复

您的感觉由很多因素决定，但最重要的是分娩的过程。在产后的日子里，您和您的伴侣会慢慢了解您的宝宝，您也需要开始进行产后恢复。

开始家庭生活

分娩过程顺利的妇女往往心情很好，但对那些分娩并不顺利的妇女来说，产后还需要一定时间来恢复。请记住，您很快就会恢复过来，并开始享受做妈妈的快乐。

产后的恢复不仅仅是身体上的恢复，同时也是走出分娩过程留下的复杂的心理影响的过程。进行身体和心理恢复的第一步，可以是请您熟悉和信任的助产士来帮助您，这是新妈妈的基本权利，希望您现在可以实现它。

交流

和您的助产士谈谈任何让您烦恼的事，和她或产科医生讨论一下分娩的细节。和您的伴侣进行一次深入的交流也很重要。

适应您的新生活

在宝宝出生后的几小时到几周是您体内荷尔蒙发生巨大变化的时期，这会对您的情绪产生很大的影响。但是影响您情绪的并不仅仅是荷尔蒙，不要低估您和您的伴侣生活中的巨大变化带给您的影响。这些变化可能是令人兴奋的，也可能是令人畏惧的，或者是令人不敢面对的。无论您的感觉如何，可以肯定的是这些变化的影响一定非常重大。

养成习惯

尽早地养成一天的生活习惯。对很多新妈妈来说，伴侣的假期让婴儿出生后的头几个星期变得轻松一些，您的母亲、姐妹或朋友也可以给您莫大的帮助。但是，最后您还是要独立照顾宝宝，您可能会需要情况相似的社区朋友们的支持。与您产前辅导班的同学取得联系，

也可以参加一个产后健身班或瑜伽班，或是一个亲子团体。您还可以去公园遛遛，和其他母亲聊聊天。

产后抑郁症

- 1/10的新母亲患有产后抑郁症，而99%的新母亲都有轻微程度的抑郁情绪。

- 产后抑郁症的表现是情绪低落、没有信心、疲乏、脆弱、过分敏感、犹豫不决，等等。

- 您很难意识到自己患上了抑郁症。和您的伴侣、助产士或其他支持您的人谈谈。

- 和其他母亲，尤其是那些经历过产后抑郁症的母亲谈谈，这对您的康复有关键的作用。

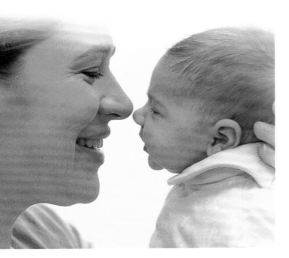

产后护理

在产后的几个小时到几天，您的助产士将进行一系列的例行检查。您也可以通过一些适量的运动来使自己得到更快的恢复。

助产士的检查

您可能会被问到会阴的感觉，有无恶露或阴道出血的情况，以及您的大小便情况。采取措施预防便秘（见61页）。您还可能会被问到乳房感觉如何，有无肿胀感，在哺乳时或哺乳后，乳头有无痛感。

如果您有血块或流血量很大，您的分泌物有异味，您泌尿有困难，或者如果您有胸部疼痛、腿部肿胀或发烧现象，请尽快给您的助产士打电话，即使当天她已经为您做过检查了。

恢复体型

如果您坚持每天锻炼，体型就会逐渐恢复。在开始时，运动量不要太大。在您的出血停止之前，都不要做太剧烈的运动。运动量小一些，但要经常运动，在您觉得有疼痛感的时候就停下来。如果您进行了剖腹产，不要试着做任何运动（除了骨盆底锻炼和脚踏运动以外），

直到产后6周的检查结束后再开始锻炼。如果您对在什么阶段该做什么运动有疑问，请询问您的助产士。

骨盆底运动

您可以在分娩后的第一天就做这项运动。您的骨盆底肌肉已经被拉伸，可能由于分娩用力变得松弛。您在孕期中就应当一直在做这项运动。在身体允许

的情况下尽早恢复锻炼，即使您是剖腹产也可以做这项运动。

收紧您的骨盆底肌肉，就好像憋住小便的感觉一样。在自己感觉舒服的限度内尽量坚持长一点时间，然后慢慢放松。每天反复做10次。

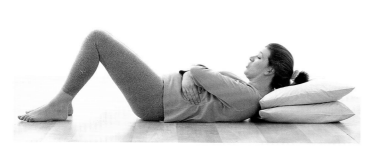

增强腹部肌肉运动

在第一周，您只需呼气时轻轻地缩紧腹部的肌肉，维持数秒钟后再放松。在这之后，如果感觉良好，您还可以做压紧腹部的练习。仰卧在床上，用枕头或靠垫撑住头和两肩，两腿弯曲，然后在呼气时抬起头部和两肩，这种姿势保持数秒钟，然后放松，重复做3次。每天做2次侧向转体运动。

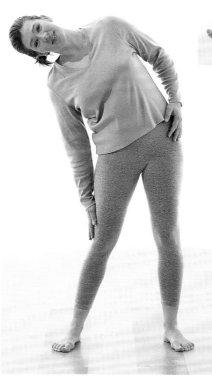

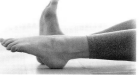

脚踩踏板运动

踝部用力将两脚向上弯，再向下弯，反复练习。它能改良血液循环情况，防止脚部肿胀。每小时做一次，从分娩后第一天就开始。

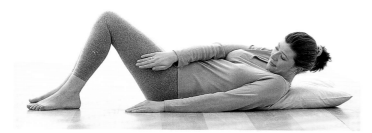

侧伸运动

抬起头和肩部，够向另一侧的脚踝。躺下去休息一下，然后向另一侧重复动作。

侧腰运动

保持髋部朝前，在您感到舒适的情况下，手尽量向下滑。动作要缓慢而连贯，将手停在腿侧。

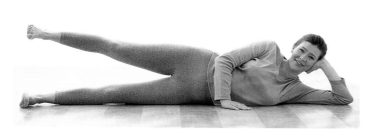

侧抬腿运动

使双腿和臀部及头部保持在一条直线上，将上面那条腿抬至与肩部同高，然后放下。这项运动可以帮您锻炼臀部和大腿的肌肉。

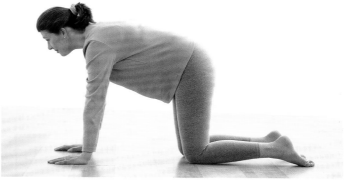

拱背运动

它帮助您锻炼背部肌肉。在开始时保持背部平直，然后慢慢向上拱起，像一只猫一样。如果有任何不适的感觉，请立刻停下。

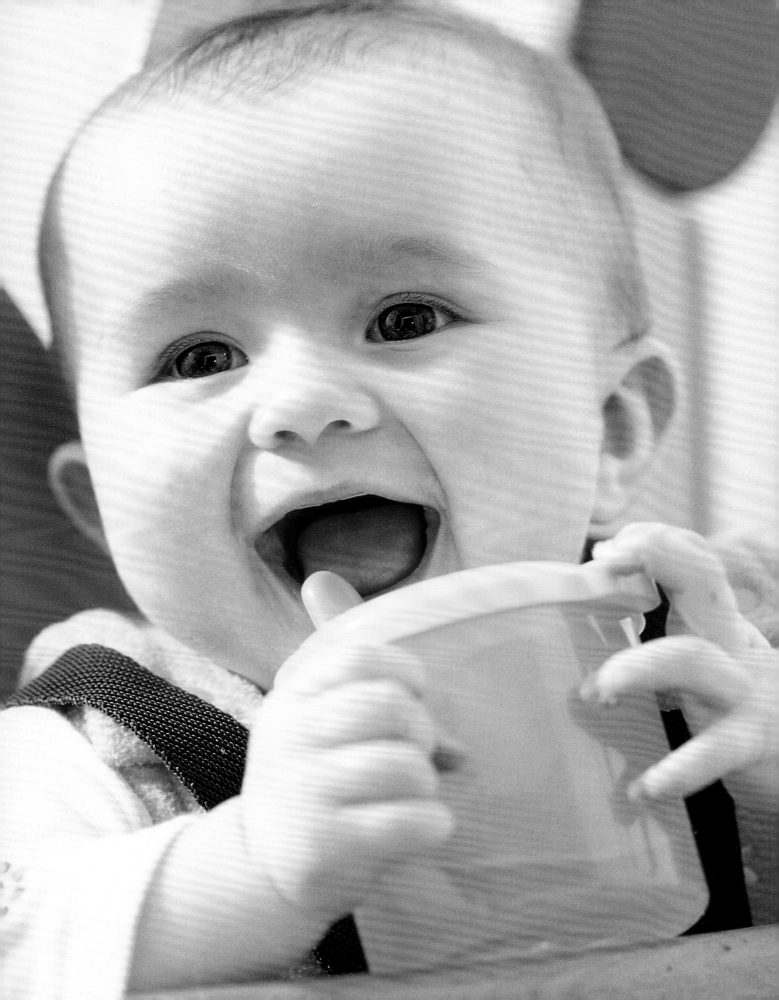

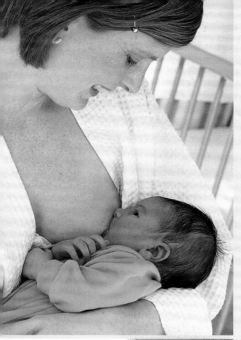

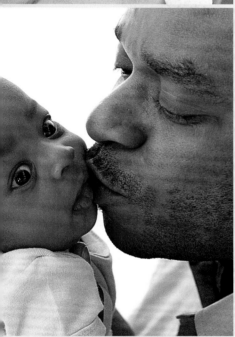

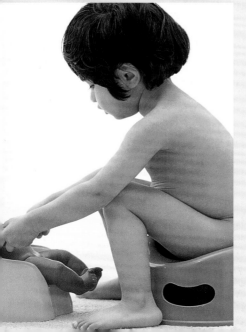

婴幼儿护理

照料婴幼儿可不是件容易的事情，一些常规的任务也可能会使您觉得非常失败又沮丧。这部分将为您提供一些建议，教您如何照顾宝宝和如何应对在新生儿护理过程中遇到的问题。读了本章，您会倍感放心，很快您就会变得信心百倍，在护理过程中，您和宝宝都会觉得安全又开心。本部分内容还包括在孩子的独立意识逐渐增强时您该怎样做，以及上班族妈妈幼儿护理方式的选择问题。

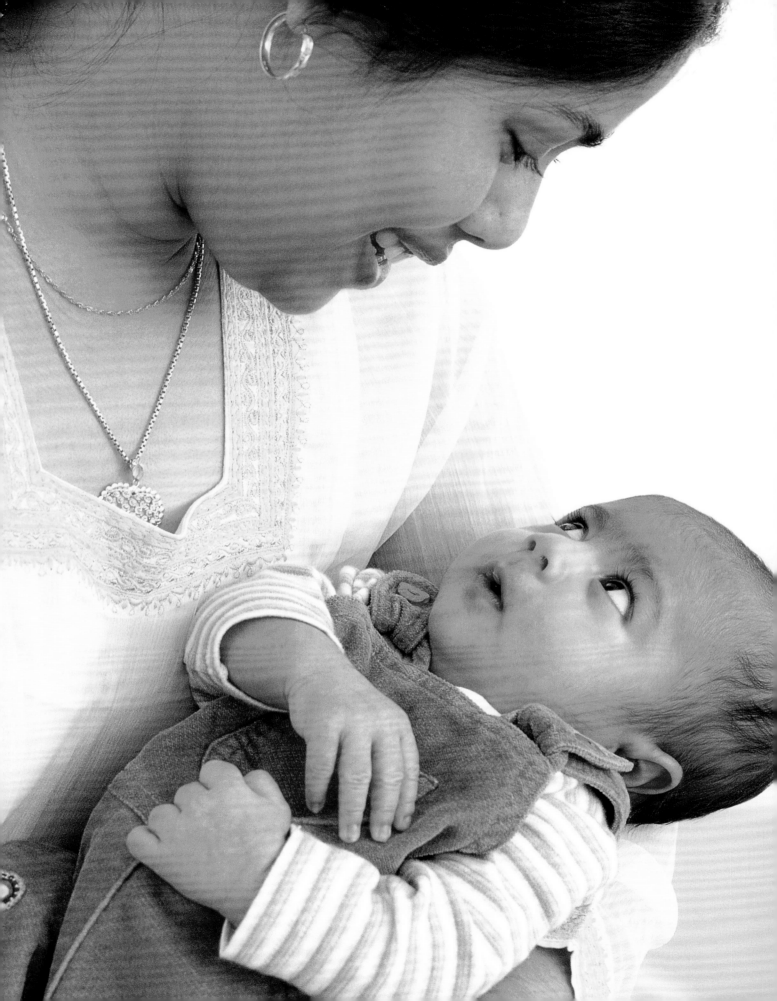

新生儿护理
0~6 周

您可能会长时间沉浸在新生儿给您带来的喜悦中。每个宝宝都有他的特质，对宝宝有一个大概的预想——从他的头的形状到他的肤色——可以使您在护理宝宝的时候倍感自信。

见到您的小宝宝

如果您的分娩过程很顺利，在宝宝一出生后，您马上就能把他拥入怀里。您问到的第一个问题也许是"他好吗"。在接下来的24小时中，医护人员会给他做一个彻底的检查，让您放心地知道他一切良好。在宝宝离开产房之前，您和他都会得到一个注明身份的小标牌。

一些标准

健康的新生儿情况各有不同，但有着一些共同的特征：

· **头** 宝宝的头看上去可能有点奇形怪状，特别是如果在分娩过程中使用了吸引器或产钳。这是由于新生儿的颅骨由软骨组成，可以在压力下缩小，使宝宝易于通过产道。您可以看到宝宝囟门（头顶上一块软乎乎的地方）下脉搏的跳动。

· **皮肤** 宝宝的全身都被一层滑腻的物质覆盖着，叫做胎衣。这层胎衣是保护宝宝皮肤的"外衣"。开始时宝宝的皮肤可能略呈蓝色。当他的呼吸变得规律、血液循环正常以后就会有所改变。

· **毛发** 在出生时，一些婴儿全身仍被一层茸毛覆盖，这就是胎毛。在第一个星期内，茸毛就会消失。

· **身体** 宝宝的乳房和生殖器看上去可能有些肿胀，这是在分娩前他通过胎盘吸收的荷尔蒙的作用。肿胀在几天之内就会减轻。

检查他的先天反射

从宝宝出生的那一刻起，就有着很多了不起的技能和先天反射，这使他能在全新的环境里生存下去。儿科医生会对宝宝的一些反射做出测试，看看他的中枢神经是否工作正常。

· **吮吸、觅食和吞咽反射**

宝宝最基本的反射行为包括吮吸反射。当宝宝还在您的子宫中的时候就在练习这种反射行为了。当您用乳头或手指触到他嘴旁的脸颊时，他会自动将脸转向被触的一侧寻找食物，这被称为觅食反射。吞咽行为也是一种反射。

· **惊厥反射**

也被称为拥抱反射。如果宝宝在被抱着的时候，他的头没有支撑而后倾，他会展开四肢、

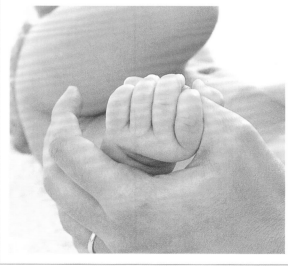

手指张开。拥抱反射大约在宝宝两个月左右的时候消失。

· **行走反射**

用双手托起新生儿的腋下，竖直把他抱起，使他的足背触及结实的表面时，他会主动做出"开步走"的动作。这种反射大约在一个月左右消失。

· **自我保护反射**

虽然您的宝宝看上去毫无防御能力，但实际上，他有几种自我保护的反射行为。比如，将一个小毯子或枕头盖在他的眼睛、鼻子或嘴上，他会把头从一侧摇向另一侧，并挥动他的胳膊，想把它推开，好让自己能呼吸或看见。再比如当一个物体直对着宝宝的方向靠近时，他会把头扭开，试着蠕动着躲开它。

· **不对称颈紧张反射**

您可能发现当宝宝的头转向一侧时，他那一侧的胳膊就会伸直，而另一侧的胳膊会弯曲，好像击剑动作一样。如果宝宝没有这样的动作，您也不必奇怪。这个动作很微小，而且如果在宝宝不耐烦或哭闹时，他是不会表现出这种反射的。这种反射大约在宝宝5~7个月的时候消失。

· **握持反射（见左图）**

把手指放在宝宝的手心，他会自动地握住它。

了解您的新生儿

他看上去是那么弱小，但其实您的宝宝比您想象的要坚韧多了。学习安全又自信地照顾他可以让您充分地享受和他亲密的身体接触，这也是您了解他最好的方式。

最初的几天

经过漫长的等待和想象，现在宝宝终于来到了您的怀抱里。

和宝宝在一起的最初几天对您和您的伴侣来说都充满了强烈而丰富的感受。您的情绪是复杂而多变的，可能包括以下几种：

· 为您的"成果"感到无比感慨和骄傲。

· 分娩和睡眠不足让您觉得筋疲力尽。

· 宝宝哭时您也想哭，您感到自己的心和宝宝紧紧地连在了一起。

· 易流泪和有困惑感，这是由体内的荷尔蒙变化引起的。

随着您对小宝宝了解的加深，您的情绪也会逐渐稳定下来。最有效的和宝宝建立亲密情感的方法之一，就是通过身体的亲近和肌肤的亲密接触。去抚摸宝宝，拥抱宝宝，轻抚他的皮肤，享受你们的肌肤之亲。

抱抱宝宝

要缓慢地轻轻地接近宝宝。在发生身体接触之前，要通过声音和目光接触让宝宝知道您来了。温柔又体贴的动作可以把您的爱意传达给他，他喜欢在您怀抱中温馨的感觉。

他几乎还不能控制自己的头部，因此如果没有支撑，他的头会很不舒服地向后仰去，这时宝宝就会觉得自己要掉下去了，他的小身体会害怕地抽动。这被称为惊厥反射或拥抱反射。在抱宝宝的时候要正确地支撑宝宝的头部，这会让他感到安全。千万不要晃动宝宝的头，哪怕是轻微的动作也要避免。

在抱起宝宝之前，可以将一只手轻放在宝宝的头颈下，另一只手放在臀部，然后轻柔地把他朝您抱起，也可以将两手放在他的腋下将他举起，用手指在他的脖颈后面支撑他的头部。

在抱宝宝的时候，您可以将他放在一只胳膊的臂弯里，用另一只空闲的手支持他的背部和臀部，或者用一只手将他抱在胸前，把他的头放在您的肩上，用另一只空闲的手支持他的头和背部。等您觉得有把握了，或是宝宝长大一点后，就可以用一只手抱他了。

给宝宝穿衣服

给娇小的宝宝穿衣服，不能用力拉拽，实在是门艺术，但是您会很快变得灵巧又

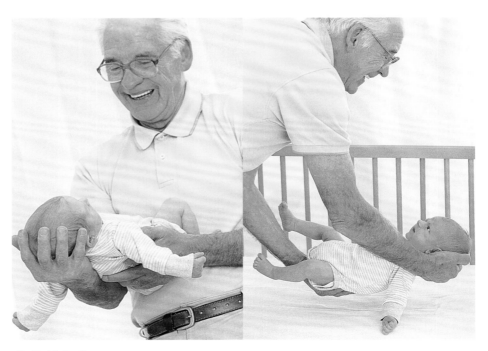

抱抱新生儿

这位祖父抱起他的新生的小孙子，将一只手滑至宝宝的头颈处，另一只手放在背部下方和臀部，然后将宝宝朝他抱起。在把宝宝放回小床时，他注意用一只手支撑宝宝的头部，另一只手支撑宝宝的下身。

注意安全

在给宝宝换衣服之前一定要把双手清洗干净。

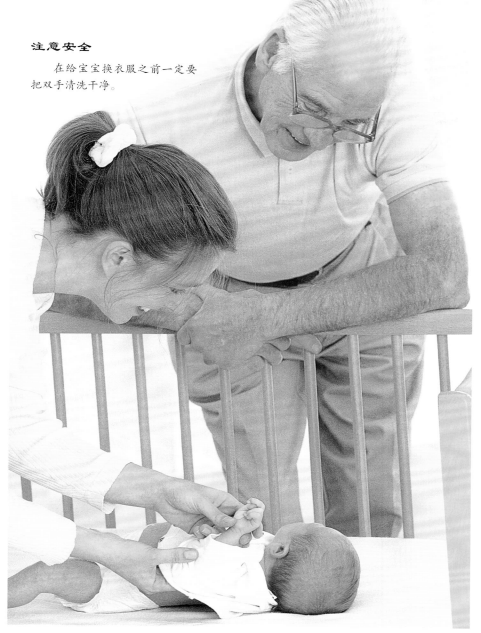

使用吊兜

您的宝宝喜欢贴近您的感觉，当他感到您的体温、听到您的心跳时，会觉得分外开心。将宝宝放在吊兜里带着他，可以让他得到抚慰，您可以轻轻摇晃他进入梦乡，或只是让他贴近您的胸前，这样在购物或做家务时您可以腾出双手。选择一个易于摘挂的吊兜，穿着舒服，并且也适于您的伴侣。

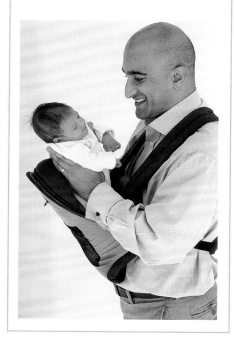

熟练。不要着急，要一边做一边用平缓的语调对他说话。如果您表现得镇静，他也会保持安静。

· 将宝宝放在一个平面上，身下垫一块柔软的毛巾。千万不要将宝宝一个人留下没人照顾，尤其是这个平面高于地面的时候。为宝宝选择容易穿和脱的衣服。

· 在给宝宝穿套头衫之前，先将领口部位撑开，再轻柔地套过他的头部。

· 将您的手穿过袖子找到宝宝的小手，然后将衣袖沿着他的胳膊向上套，而不要将宝宝的胳膊拽进衣袖。

出去转转

一旦您的身体情况允许，您就可以用吊兜或婴儿车带着宝宝出去转转了。如果您想带宝宝乘坐小汽车，根据法律规定，您的车内应当安装好一个面朝后部的婴儿专用车座，用安全带将宝宝妥善地安置在里面。不要将婴儿专用的车座和安全气囊放在车前副驾驶的位子上，气囊如果膨胀起来，会严重地伤害婴儿。

和朋友聚会

如果您感觉良好，就出去和有相同年龄的宝宝的妈妈们聚会吧，你们很快会发展成一个有力的互助网络。

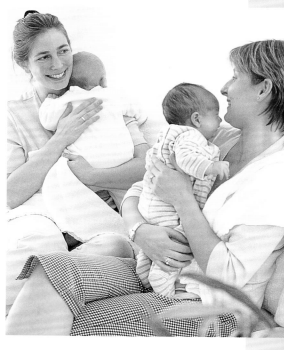

母乳喂养

母乳喂养会让您有深深的满足感，同时极大地增进您和宝宝之间的感情。但是您和宝宝都需要练习，你们练习得越多，哺乳就会变得越容易。

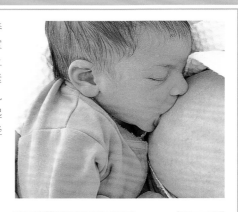

良好的开始

在宝宝吮吸您的母乳时，他喜欢这种肌肤之亲，喜欢看到您的脸庞，听到您心跳的声音。

母乳喂养对婴儿有好处，因为您的乳汁能为宝宝提供最好的营养。母乳中含有宝宝生长发育所需的各种营养元素，也含有抗体，可以保护宝宝不受疾病和感染侵扰，还提供防止呼吸道疾病和过敏性症状的额外保护，比如湿疹和哮喘等。

起步

在起步阶段，您的乳房会分泌初乳——一种淡黄色的清澈的乳汁，它可以促进宝宝的消化系统工作，防止感染。几天之后，您的乳汁就会大量地分泌。

· 选择一个舒适的姿势　您可以坐着或躺着哺喂宝宝。用枕头或靠垫支撑您的后背和胳膊，以及宝宝的头部、背部和臀部。如果您采取坐姿，用脚垫把脚支起。

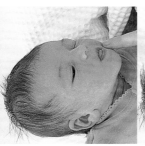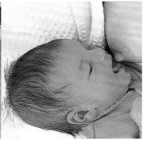

准备哺喂

用手指轻触婴儿嘴边的脸颊，可以促使他张开嘴，准备哺喂。

学会吃奶

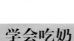

帮助宝宝学会吃奶是成功的母乳喂养的关键。用您的手指轻触宝宝的脸颊，使宝宝把嘴张大，将您的乳头对准宝宝的口腔上腭。当他吸了一大口奶后，会把嘴闭得紧紧的。他应当含吮到乳头及尽可能大部分的乳晕——否则他可能会咬拽您的乳头，引起疼痛感。如果您觉得姿势不合适，可以轻轻使他离开您的胸部，重新摆好姿势。

哺喂动作

宝宝通过向上腭挤压您的乳头，从您的乳房中吸吮出乳汁。

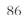

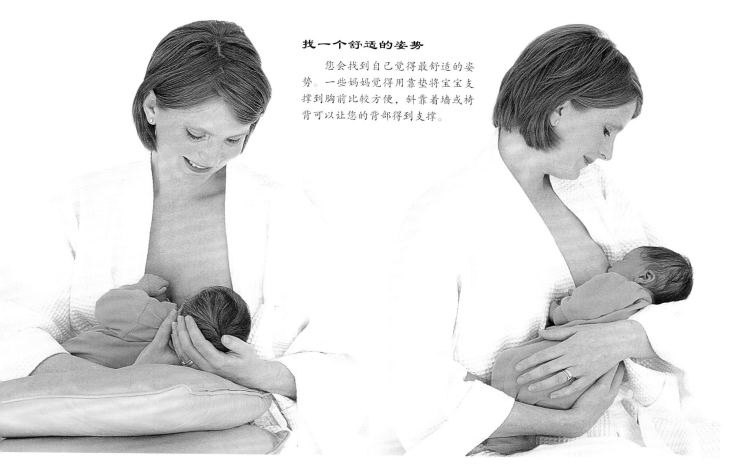

找一个舒适的姿势

您会找到自己觉得最舒适的姿势。一些妈妈觉得用靠垫将宝宝支撑到胸前比较方便，斜靠着墙或椅背可以让您的背部得到支撑。

· **正确地抱住宝宝** 您和宝宝应当是腹部贴腹部，宝宝的鼻子和您的乳头相对，他的头应和身体保持在一条直线上。

· **帮宝宝含吮乳头** 检查他的姿势，如果您觉得他没有含好，就重新再来（见86页）。

· **看着宝宝吃奶** 宝宝的吮吸动作会刺激您的下奶反射——分泌一种可以促进您的乳腺分泌乳汁的叫做oxytocin的激素。宝宝在吮吸时，您可以听到他吞咽乳汁的声音，您可能还会感到麻刺感，子宫收缩，或另一只乳房有乳汁分泌出来。

· **让宝宝离开您的乳房** 在吃饱以后，您的宝宝会睡着，然后自然会松开您的乳头。否则，不要将他拽离您的乳头。您应当将小手指放进他的嘴角，打破他口腔的真空状态。

要喂宝宝多少次

在最初的几周，您的宝宝可能需要几个小时就哺喂一次，每次10～20分钟左右。在宝宝感到饿的时候，他会让您知道。满足他的需要让他快乐，也有助于稳定您的乳汁分泌。可能的话，让宝宝吸完一侧乳房的乳汁后再换另一侧（如果您换得太早，他吃到的可能只是水分较多的前面部分的乳汁，而浓度大的后面部分则错过了），并且轮流从两侧乳房哺喂可以促进您的乳汁分泌。

照顾好您自己

在掌握了哺喂的技巧以后，您就会发现在任何时候、任何地点都可以进行哺喂。保持您的上衣宽松，或在肩膀上搭一条围巾，这样就能保持隐秘性。

别忘记照顾您自己。保持足够的休息，试着在宝宝睡觉时您也要休息。每天保持规律、平衡的饮食——摄入足够的食物和水分是很重要的。

剖腹产后

如果您进行的是剖腹产，您的宝宝可能会因为麻醉药而昏昏欲睡，对马上哺乳也没什么兴趣。在他稍微清醒一些后，鼓励他哺乳会让他快些醒来。最初，您会觉得躺着哺喂更舒适一些。

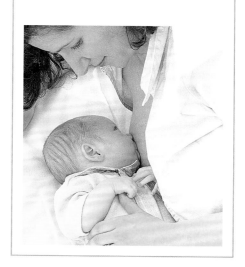

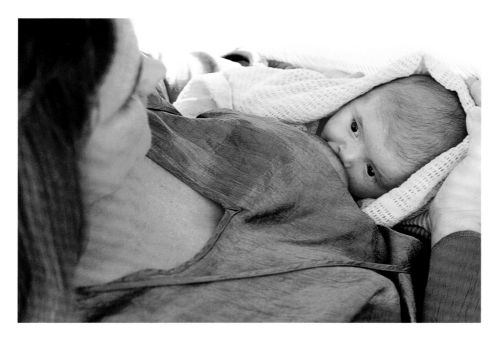

"回到家的第一天，Elsie每小时都要吃一次奶。她吸得很使劲，我的乳头又酸又疼。我的助产士是个非常好的人，她教给我怎样确保Elsie正确地含吮我的乳头，然后情况就完全不同了。几天之后，我就可以舒适地喂宝宝吃奶并且开始真正地享受这一过程了。"

Linda Morrell, Elsie（8周大）的母亲

成功小窍门

当哺喂进行得很顺利时，您可能觉得自己是世界上最骄傲的母亲了。如果您遇到了一些问题，请不要担心。

请记住您和您的宝宝都在学习一项新的技能，完美地掌握哺喂的技巧需要时间和耐心。

您的情绪

在产后最初的几周里，您可能会很疲倦而且情绪化，容易小题大做。您觉得您每天的全部内容就是给宝宝喂奶，因为他每隔几个小时就要吃一次。

请努力坚持一下，在宝宝学会更有效地吮吸之后，需要哺喂的间隔会变长一些，到他两个月大的时候，就基本上只需每4个小时哺喂一次了。同时，您喂宝宝的时间也是您了解宝宝和他增进感情的好机会。

拒绝妈妈的乳房

宝宝拒绝您的乳房可能有很多原因，大部分都很容易解决。

· 您的乳房可能因为肿胀（乳汁过多、有疼痛感、变硬）而使宝宝很难吮吮。

您可以用一块温热的法兰绒布热敷乳房或用热水浸泡乳房以减轻肿胀，也可以试着挤出一些乳汁。

· 您的乳汁可能流出得太快，会呛着宝宝。您可以先挤出一些乳汁，减轻压力，减小乳汁的流量。

· 您的乳房可能压在他的鼻孔上，使他呼吸困难。您可以轻轻地将乳房移开他的脸。

· 他的鼻子可能不通气，呼吸受阻。这时向医生要一些滴鼻剂。

在哺乳时睡觉

熟练的宝宝能够在吃奶的前3～5分钟完成大部分过程，在吃饱了以后，他就会心满意足地含着您的乳头打盹！但

保护您的乳房

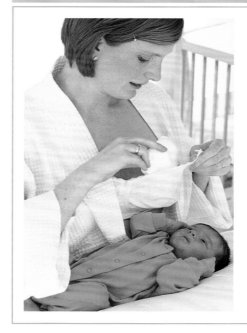

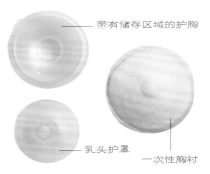

带有储存区域的护胸

乳头护罩

一次性胸衬

如果您的乳房在两次哺喂之间有乳汁泌出，您可以将尺寸合适、吸收力强的胸衬垫在乳罩内，来保护您的衣服，并保持乳头干爽。也可以使用塑料护胸罩，内有可以储存泌出乳汁的区域。乳头护罩可在宝宝哺乳的时候短时间使用，防止乳头酸痛或裂开。

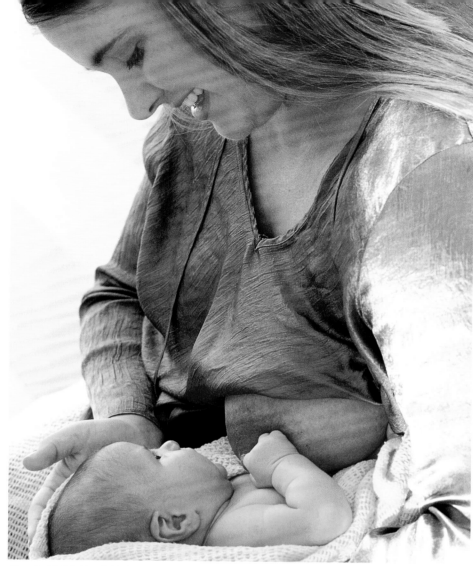

挤奶

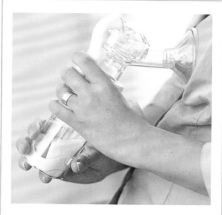

您可能是母乳喂养宝宝，但这不代表您的伴侣和家人无法喂宝宝吃奶。在第一个月左右的时间里，可将您的乳汁挤出一些储存在小瓶里，然后把瓶子放到冰箱的冷藏室内或冷冻起来，以备在无法哺乳的时候使用。有两种挤奶的方式：用手或是用吸奶器。用手挤奶的时间要比吸奶器长一些。如果您选择吸奶器，有各种各样的吸奶器可供选择：手动的、电动的、电子的。

无论您选择哪一种：

· 在挤奶之前请洗净您的手和指甲。

· 用法兰绒热敷您的乳房，以刺激乳汁的分泌，看着您的宝宝或他的照片也有帮助。

· 将挤出的乳汁放到冰箱的冷藏室内（如果24小时内使用），如果您不在家中，可以用冰袋冷藏。

是，如果他还没有将乳房中的乳汁吸完，您可以在大约半个小时后轻轻将他摇醒（帮他换尿布可以让他醒来），让他再吃一些。如果他还没吃饱的话，就会精神起来，接着吃饱。

姿势有问题

如果您的宝宝在哺乳时显得焦躁不安，不能进入一个轻缓的有节奏的状态，他会因为不能吃到足够的奶而沮丧。这可能是由于宝宝吃奶的姿势不正确。先让他离开您的乳房，安抚他，使他安静下来，然后试着再让他吸吮您的乳头（见86页）。

乳头酸痛

如果宝宝的吸吮姿势不正确，或是在离开时咬拽您的乳房，您的乳头可能会感觉酸痛或裂开。

· 每次哺喂时都检查宝宝的姿势是否正确——他应当含吮乳头和大部分乳晕。

· 在宝宝吃完一侧乳房的乳汁后，轻轻地使他松开乳头。

· 确保在戴上胸罩之前您的乳头是干的，并在哺喂之间也保持乳头干爽。用胸衬来吸收泌出的乳汁，如果您泌出的乳汁很多，请使用带有储存区域的护胸来收集乳汁（见88页）。如果您愿意，这些乳汁可以被冷冻或冷藏起来，用奶瓶喂给宝宝。

如果您的一个乳头感到酸痛，就让它"休息"一天，从另一侧的乳房挤奶，或用另一侧的乳头哺喂宝宝。您可以在酸痛的乳头涂上专门为哺乳期的妈妈们设计的乳霜，防止它裂开。

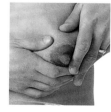

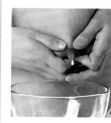

用手挤奶

首先，用法兰绒热敷您的乳房，促进乳汁分泌。然后，用手指轻轻地有节奏地绕着乳晕挤压，直到乳汁泌出或喷射出来。

奶瓶和用奶瓶喂养

无论您是由于什么原因选择用奶瓶喂养宝宝，您可以放心的是，现在的婴儿配方奶与母乳的成分几乎没有什么差别，用奶瓶喂养也是充满乐趣的。

快乐喂养

将宝宝贴近您，望着他的眼睛，在用奶瓶喂他的时候轻缓地和他说话，这样有助于增进你们之间的感情，让您和宝宝更亲密。

想让用奶瓶喂养的过程充满爱意，您可以：

· 和宝宝再贴近一些。您可以解开或掀起上衣，让宝宝贴近您的胸，享受和宝宝的肌肤之亲。

· 永远不要在没人照看的情况下将奶瓶留在宝宝嘴里。不光是因为宝宝可能会呛着，还因为宝宝的情感也会"饥渴"，他像需要食物一样需要您的爱抚。

· 在宝宝吃够了时就停止喂他。您的宝宝知道什么时候不吃了，因此请您不要强迫他喝完一瓶奶。

喂养技巧

· 在喂宝宝喝奶之前将奶温热，用热水冲一下奶瓶，或将奶瓶放在热水中泡一会儿。不要用微波炉加热。请记得滴几滴配方奶在您的手腕背部试试温度，确保奶温热，

调配配方奶

在调配配方奶的时候，请按照厂商的调配说明来进行，奶粉和水的比例已经过认真的计算，可以为宝宝提供最好的营养。您可以一次调配一瓶奶，也可以一次调配几瓶。将调配好的奶放在冰箱里，需要时取出（一次没有喝完的奶请在24小时后抛弃）。

· 准备好您需要的一切工具：奶瓶、奶嘴和杯子、塑料刀、配方奶粉罐中的有刻度的勺子、漏斗、水壶，等等。

· 将适量的经冷却处理的沸水（每次调配完几瓶配方奶后就将暖瓶灌满）倒入经过消毒的奶瓶中。

· 用带刻度的勺子取精确分量的配方奶粉，使奶粉的表面与勺齐平。

· 将奶粉倒入水中。

· 盖上奶瓶的瓶盖，充分晃动瓶身，直到奶粉全部溶解。

在奶还是热的时候，将奶瓶放入冰箱里（不要靠近冰箱门），使奶快速冷却。

但不要太烫。

· 在喂奶时注意保持奶瓶倾斜，让奶嘴中充满奶，这样宝宝就不会吸到空气了。

· 喂奶时使宝宝在您的怀抱里稍稍倾斜。如果他平躺着，会觉得吞咽困难，可能会被呛着。

· 在宝宝吃够以后，帮他防止胀气。将他放在您的肩膀上，或让他坐在您的腿上，轻轻地拍他的背部，帮助他排出在吃奶过程中进入胃里的气体。

喂多少次

保证宝宝吃饱的最好方法，就是按照母乳喂养的方式用奶瓶喂养。在宝宝饿了的时候，就用奶瓶喂他，不要担心他每次吃多少。喝配方奶的宝宝没有吃母乳的宝宝饿得快，因此您大概只需每隔3~4个小时喂他一次。

您的母乳

在宝宝刚出生后哪怕有几天时间完全是母乳喂养也会给他带来一个健康的开端：初乳（您身体产生的最早的乳汁）富含各种重要的营养元素，可以帮助宝宝在他生命中最初的72小时抵御感染。

无论您是不是母乳喂养，在分娩后的第二天或第三天，您的乳房都会充满乳汁。这可能会让您觉得不适，但这只是暂时的，如果您不哺喂宝宝，乳汁会在几天内干枯。同时，以下方法可以帮您减轻不适的感觉：

· 用热水淋浴或泡热水澡，浸泡您的乳房。

· 挤出几滴乳汁，缓解压力。

· 用冰袋冷敷您的乳房。

· 戴尺寸合适的支撑性乳罩。

母乳喂养和奶瓶喂养

在乳汁分泌稳定以后，您完全可以轮换母乳喂养和奶瓶喂养。一些母亲选择在这个时候开始让宝宝喝配方奶，而另一些母亲将乳汁挤在瓶子里来喂养宝宝（见89页）。下面是一些使您选择奶瓶喂养的原因：

· 您可能正在计划回去上班，需要在您不在的时候让护理人员喂宝宝。

· 用奶瓶喂养意味着您的伴侣也可以分享喂养宝宝的过程。

· 您可能因奶水不畅或乳头酸痛，想要让乳房休息一下。

让您一直是母乳哺喂的宝宝开始使用奶瓶的最佳时间是在他出生6周以后。到那时候，您的乳汁分泌已经稳定下来，您的宝宝搞混乳头和奶嘴的可能性也要小一些——乳头和奶嘴的吸吮技巧可是不同的。拖延的时间不要超过3周，让稍微大一点的宝宝开始用奶瓶可要困难一些了，因为对这个阶段大多数的宝宝来说，已经习惯了妈妈柔软而温暖的乳房，谁又会喜欢橡皮奶嘴呢？

一些采用母乳喂养的母亲早上一起来就给宝宝喂奶，因为这不需要任何准备工作。在晚上宝宝洗完澡上床睡觉时给宝宝喂奶，可以让您和宝宝更亲近。奶瓶喂养则在全天都可以进行。另一种方法就是用母乳和奶瓶轮换哺喂宝宝。

当您刚开始用奶瓶喂养宝宝时，乳房可能会有胀满的感觉，这是由于您还没有适应您的哺喂规律。适应是一个逐渐的过程，可能儿天之后您就会觉得舒服一些了。

清洗奶瓶

为了宝宝的健康，您需要在每次宝宝吃奶之后将奶瓶进行清洗和消毒，以消灭残留在奶瓶里的细菌。先将奶瓶冲净，然后分别洗一下奶嘴和瓶身，用一把小刷子把残余物刷净。将奶嘴翻转过来，看看吸孔有没有堵塞。再用清水冲洗一遍，然后用以下方式中的一种给奶瓶和奶嘴消毒：

· 煮沸　将奶瓶和其他喂奶的工具放入一口长柄深锅，加水盖过其高度，然后煮沸10分钟。

· 消毒剂　将奶瓶和其他喂奶的工具放入一个大的容器，加水盖过其高度，放入消毒剂（固体或液体均可），然后浸泡30分钟。

· 蒸汽消毒机　这是一种电动设备，只需加入水就可产生足够的蒸汽来为奶瓶消毒，大约需要10分钟。

· 微波消毒装置　这是一种特别设计的、可放入微波炉的蒸汽装置。消毒大约需要5分钟。使用前请先确定奶瓶和其他工具可以用微波消毒。

分享快乐

用奶瓶哺喂可以使您的伴侣也享受到给宝宝喂奶的快乐。

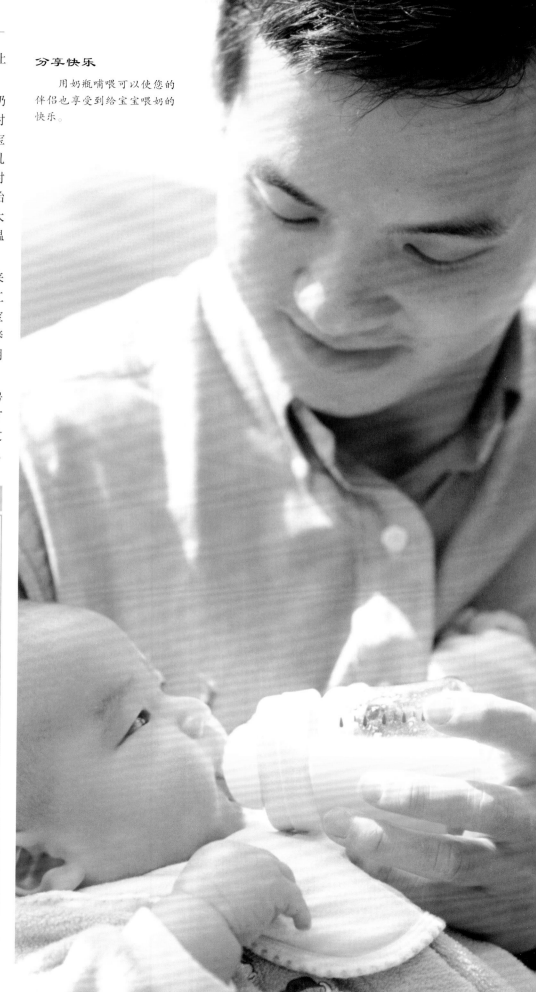

照顾宝宝

您的新生儿看上去是如此娇弱，让您在开始时觉得连换尿布都是高难度的任务。不要担心，在处理宝宝的各种日常需要的过程中，您会变得越来越自信。

换尿布

每天要为宝宝换大约10次尿布的您很快就会具有专业水准，让宝宝保持干爽又清洁。

大多数母亲都觉得一次性尿布最方便，操作简单而且吸收力超强。但是现在可重复使用的棉尿布也有不少优点。您可以购买裁剪好的棉尿布，用尼龙搭扣或按扣固定。

一些棉尿布附有一层衬垫，因此您的宝宝就不用穿防水的裤子了，还方便清洗。从长期的角度计算一下，棉尿布要比一次性尿布经济。

宝宝的尿布上有什么

在出生的最初几天内，您的宝宝会排出黏黏的略显绿色的黑色粪便，这是胎粪——一种还在您的子宫中时他的肠中就积累的物质。如果您的宝宝是母乳喂养，

在几天之后，他会排出软软的黄色大便。如果宝宝喝的是配方奶，他的粪便将呈浅棕色，更加成形一些，气味也更重一些。

新生儿最初的小便可能略呈红色，这是一种在尿布上显红色的无害物质尿酸盐。一旦宝宝的排尿稳定了，他会频繁地小便，

因为他的膀胱还不成熟，不能存储尿液。

如果您的宝宝是女孩，您可能会发现她有轻微的阴道出血。在第一周这是正常的，是由于在出生前从您身体里得到的荷尔蒙造成的。清澈或略发白的阴道分泌物也是正常的，在几天之后就会停止。

您将需要	·换洗的褥单 ·棉质毛巾 ·脱脂棉 ·温水 ·干净的尿布 ·尿布袋

1 用温水和脱脂棉擦洗宝宝的两腿褶皱和生殖器附近，女孩要从前向后清洗。用柔软的毛巾擦干水分，防止尿布疹的发生（见218页）。一定不要将宝宝放在您的所及范围之外。

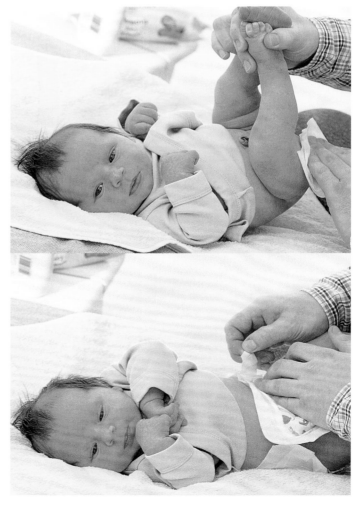

环保意识

环保意识可能会让您在决定购买一次性尿布之前考虑再三。一次性尿布不可被微生物分解，您宝宝将要用到的4000条尿布会在垃圾场一直待上200年。相反，布的尿布由可再生材料制成，可反复使用。但是，您也不要忘记，布尿布的生产和清洗也会对环境产生影响。

2 干净的尿布放在宝宝身体下面，尿布的底边放在新生儿的腰部，然后将尿布下面的一个角从新生儿的两腿之间向上兜至脐部，再将两边的两个角从身体的两侧兜过来，最后再用别针将尿布的三个角固定在一起。在给宝宝换尿布前一定要洗手。

为宝宝擦洗

在宝宝回到家的最初几天，想要宝宝总是干干净净，您可以只为他清洗需要清洗的身体部位。

除了滴下的乳汁和需要换尿布以外，新生儿不会弄得很脏。由于很多新生儿不喜欢被弄湿或者光着身子，只为宝宝清洗需要清洗的部位可以让宝宝哭的次数最大限度地减少。

提前准备好

事先把所有东西都准备好。如果宝宝被放在一个高于地面的平面上，在清洗过程中给宝宝系一条安全带，或一直扶着他，确保他不会掉下来。将放热水的容器放在宝宝手脚碰不到的地方，避免它们被打翻。

让宝宝保持情绪好的关键是动作尽可能的冷静而迅速，这会随着您的熟练程度提高而变得越来越容易。同时：

· 和宝宝说话，给他唱歌听——您的声音可以使他得到安抚。

· 戴在宝宝手腕上的玩具或挂在他头上方的玩具也会让不耐烦的宝宝安静下来。

脐带的护理

在出生4～5天后，宝宝的脐带将可能脱落下来，留下小小的伤疤，几天后会痊愈。为了防止感染，加速痊愈，您可以：

· 每天用脱脂棉和冷却的开水为宝宝清洗脐部。

· 用脱脂棉或柔软的毛巾轻轻地帮宝宝将脐部彻底擦干。

· 不要让尿布的前端盖住肚脐，要保持肚脐透气，不沾染尿渍。

不要拽拉宝宝的脐带，在成熟后它自会脱落。在脐带开始脱落时，可能会有以前的血滴出现。如果宝宝的肚脐有黏液渗出或发红，您应当和助产士谈谈。

您将需要： 一碗凉开水·脱脂棉·两块柔软的毛巾·更换的褥单·干净的衣服

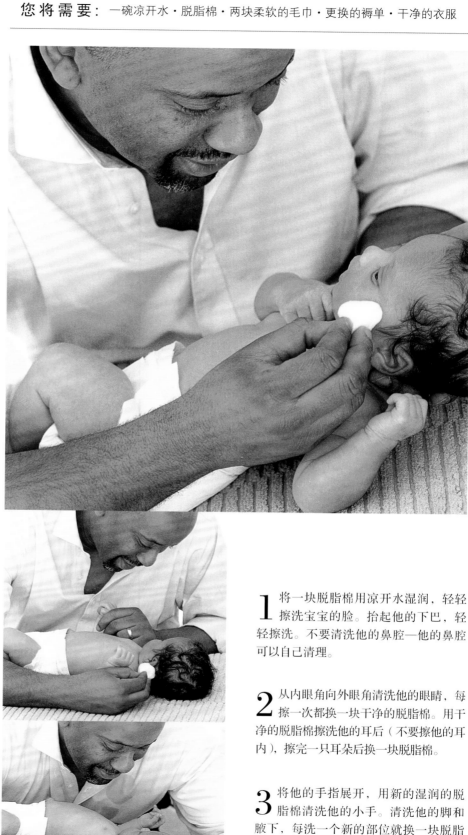

1 将一块脱脂棉用凉开水湿润，轻轻擦洗宝宝的脸。抬起他的下巴，轻轻擦洗。不要清洗他的鼻腔—他的鼻腔可以自己清理。

2 从内眼角向外眼角清洗他的眼睛，每擦一次都换一块干净的脱脂棉。用干净的脱脂棉擦洗他的耳后（不要擦他的耳内），擦完一只耳朵后换一块脱脂棉。

3 将他的手指展开，用新的湿润的脱脂棉清洗他的小手。清洗他的脚和腋下，每洗一个新的部位就换一块脱脂棉，洗完后用毛巾轻轻蘸干。

宝宝的皮肤

新生儿的皮肤娇嫩柔软，同时也非常脆弱，需要特殊的呵护。无论是每天帮他清洗还是在按摩的时候，保护宝宝的皮肤对您和宝宝都有益处。

呵护宝宝的皮肤

宝宝的皮肤非常娇嫩，与儿童、成年人不同，非常容易受到损伤，容易发生干燥、发炎、瘙痒等问题。另外，宝宝的毛孔还未完全发挥功能，这使宝宝容易长疹子。虽然长疹子会影响宝宝的形象，但一般没有危害，不需要治疗。

可能出现的情况

大多数新生儿在最初的几天到几周会长一些斑疹。

- **粟粒疹** 粟粒疹是小白颗粒的疹子，通常出现在脸部，尤其是鼻子周围和脸颊上。这种疹不发痒，不会给宝宝带来任何不适的感觉。这是宝宝的汗腺尚未发育完全的结果，会逐渐消失，不需治疗。

- **热疹** 如果宝宝的皮肤温度过高，可能在脸部或上身长出一些小红疹。检查一下室温，看看是不是宝宝在睡觉时盖得太厚了。

- **风疹** 风疹是出现在全身各处的红色疹子，疹粒中心呈白色。它们会渐渐消失，不需治疗。但是风疹的症状和更严重的疹子很相似，因此如果宝宝得了风疹，请让医生为他检查。

- **脱皮** 您可能发现在出生后的几天里宝宝有轻微的脱皮现象，特别是手掌和脚底，还有脚踝处。这完全正常，特别是如果您的宝宝是在预产期后出生的。几天以后，脱皮就会停止。

- **头皮起屑** 很多在两周到一岁之间的婴儿都有头皮起屑的现象，还会扩展到眉毛和耳后。您可以晚上，在宝宝这一小片皮肤上轻轻按摩，涂抹润肤乳液，就可以软化起皮的部位。第二天早上，用无刺激的婴儿洗发香波帮宝宝洗头，大部分的头屑都可以洗掉。

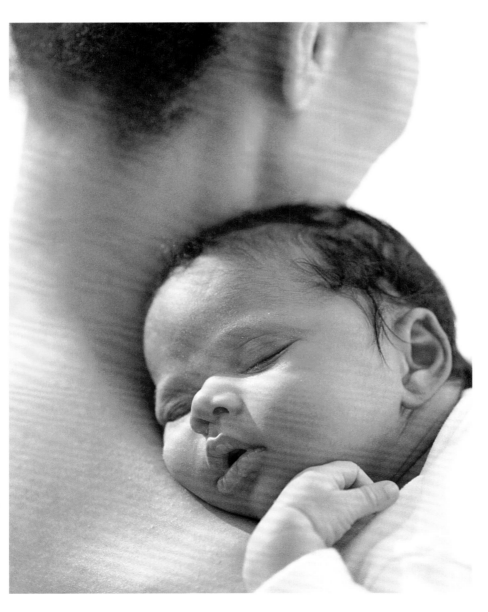

呵护肌肤，呵护亲情
呵护宝宝的肌肤让你们有机会享受肌肤的亲密接触，建立无间的亲情。

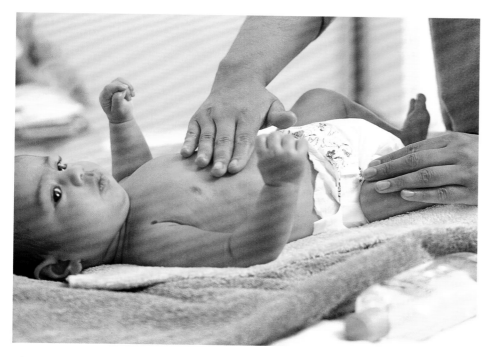

光滑细腻的皮肤

使用润肤乳液可以让宝宝的肌肤光滑细嫩。用适合宝宝使用的保湿乳液可以缓解宝宝肌肤的干燥，让宝宝保持水嫩肌肤。

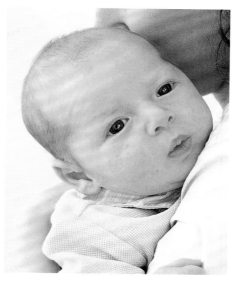

不同的皮肤类型

新生儿的皮肤娇嫩又敏感。从肤质到干湿的程度，所有宝宝的皮肤类型都是不同的。

- **尿布疹** 这可能是由尿中的胺物质刺激宝宝皮肤引起的。在发现以后，一定要立刻在宝宝的臀部涂一层薄薄的隔离油（见218页）。

- **皮肤干燥** 保持室内的温度和湿度适度，有助于防止宝宝的皮肤干燥。在您外出或在房间里四处走动的时候，不要让宝宝吹风。如果宝宝的皮肤非常干燥，必要时在需要的部位涂专门适用于婴儿的特效保湿乳液。

冬季，由于空调使室内空气变干燥，宝宝的肌肤也容易干燥。夜间在宝宝房间的空调口上盖一条湿毛巾来增加室内的湿度，保护宝宝的皮肤。

刺激的产品。这对新生儿来说尤其重要，因为新生儿的眨眼反射和眼泪分泌还未发育完全。最好不要使用成人护肤用品，因为其中可能含有的香料和化学成分会刺激宝宝幼嫩的肌肤。

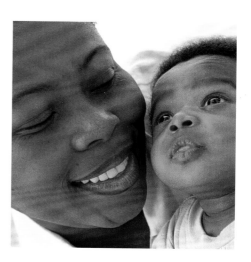

最适合宝宝的护肤品

现在市场上有很多种婴儿护肤用品可选择，您应挑选对宝宝的皮肤和眼睛都无

抚摸的意义

抚摸对宝宝情感的健康发展以及父母与宝宝之间的交流都有着重要的意义。另外，对宝宝来说，您的爱抚比其他方式的安抚要更有力量，它可以促进宝宝的发育成长。

抚摸可以促进婴儿发育的作用最初是从早产儿的身上发现的。这些弱小的婴儿通常与父母分离，被隔离在育儿箱里，比足月儿受到爱抚和拥抱的机会要少得多。美国佛罗里达州迈阿密的抚摸研究中心进行了一项研究，将一组被按摩的早产儿和另一组没有

被按摩的早产儿进行了比较。结果表明被按摩的宝宝增重更快，并且比其他婴儿平均早6天可以出院回家。当他们8个月大的时候，被按摩的宝宝体重增加得更多，而且发育状况比没有被按摩的宝宝要好。

您的爱抚对宝宝的成长发育至关重要。您可以在日常的哺喂、洗澡、轻摇宝宝和按摩的过程中爱抚宝宝（见96～97页），看看应当怎样给宝宝按摩。

给宝宝按摩

按摩是您向宝宝表达爱意的好方式，也是在宝宝不安的时候让他安静下来的有效方法。按摩对宝宝的健康有很多益处，可以促进免疫系统发育和血液循环，还可以使宝宝的肌肉得到锻炼。

您将需要 婴儿按摩油或乳液·铺在宝宝身下的柔软毛巾·让宝宝安静的听音乐

怎样按摩

您可以在宝宝两周大时开始按摩。选择一个宝宝不困的时间，并保证房间和自己的双手温暖。

按摩的一个合适的时间是晚上宝宝洗完澡后，这时他安静又放松。此外，按摩应当在两次喂奶之间。如果在宝宝刚吃完奶时按摩，他会因为太饱而不舒服；同样，如果在他饿的时候按摩，他会很快不耐烦。如果您的宝宝不喜欢脱掉衣服，您可以让他穿着衣服，只按摩他的腿和胳膊。如果是全身按摩，您可以从头部开始向下轻轻按摩，对称地抚触宝宝身体的两侧。开始的时候，动作要特别轻柔，在宝宝喜欢这种感觉时再加大力度。按摩完宝宝身体的正面后，让他翻个身，再按摩他的背部，还是从头部开始。

如果您的宝宝开始变得不安，您最好停下来，改天再试试。

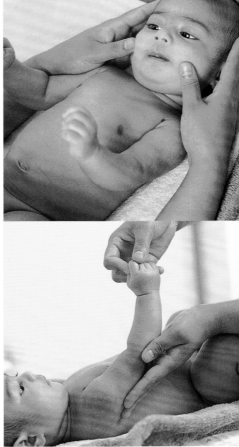

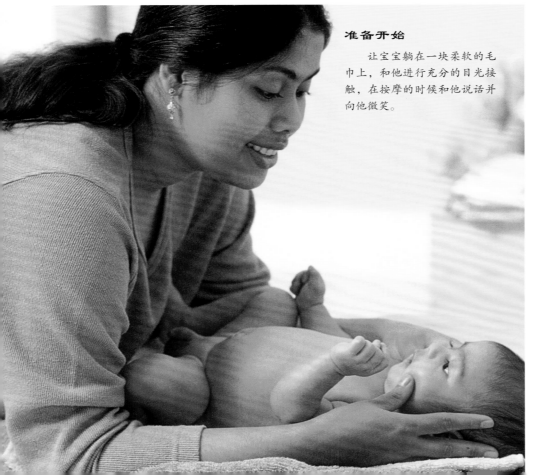

准备开始

让宝宝躺在一块柔软的毛巾上，和他进行充分的目光接触，在按摩的时候和他说话并向他微笑。

头部（头顶）按摩

从宝宝的头顶画圈按摩（注意避开囟门），然后向两颊抚下。轻轻从宝宝额部中央向两侧推，然后移向眉毛和双耳。

颈部、肩膀和手臂按摩

从宝宝颈部向下抚触，移至肩膀，由颈部向外按摩，接着从双臂向下抚触、滚揉，最后按摩他的手腕、小手和手指，用您的拇指和指尖抚摸宝宝的每一根手指。

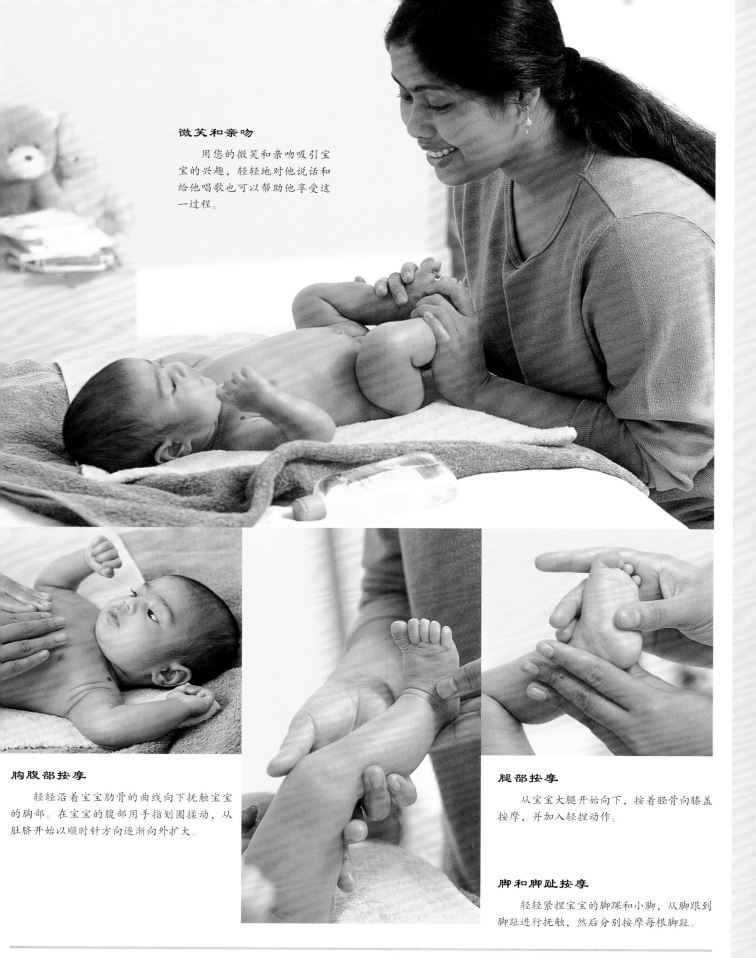

微笑和亲吻

用您的微笑和亲吻吸引宝宝的兴趣，轻轻地对他说话和给他唱歌也可以帮助他享受这一过程。

胸腹部按摩

轻轻沿着宝宝肋骨的曲线向下抚触宝宝的胸部。在宝宝的腹部用手指划圈揉动，从肚脐开始以顺时针方向逐渐向外扩大。

腿部按摩

从宝宝大腿开始向下，按着胫骨向膝盖按摩，并加入轻捏动作。

脚和脚趾按摩

轻轻紧捏宝宝的脚踝和小脚，从脚跟到脚趾进行抚触，然后分别按摩每根脚趾。

如何应对宝宝的哭

哭对宝宝来说是个正常现象。毕竟，这是他唯一让您知道他的需要和感觉的方式。通过了解宝宝不同哭声的含义，您可以及时地做出反应，安抚宝宝，让他备感安全和温暖。

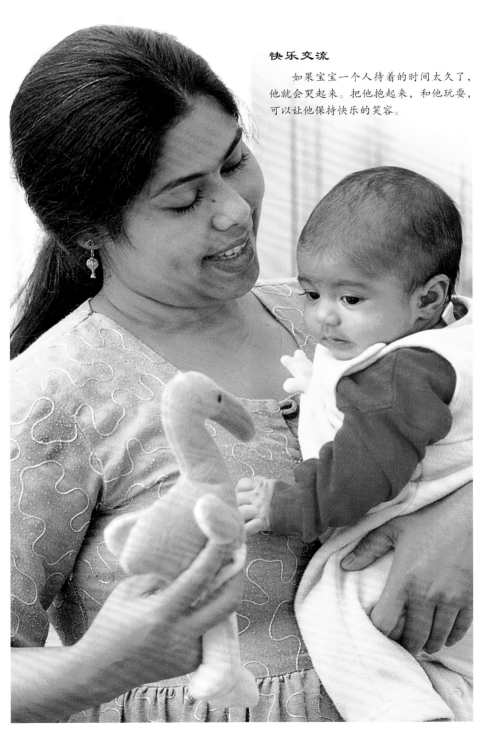

快乐交流

如果宝宝一个人待着的时间太久了，他就会哭起来。把他抱起来，和他玩耍，可以让他保持快乐的笑容。

宝宝为什么会哭

虽然在刚开始的时候，您觉得宝宝的各种哭声听起来都一样，但是很快您就会发现哭声是他的"语言"，他用不同的哭声来表达不同的意义。

学着分辨和理解宝宝不同的哭声可以帮助您做出有效的反应。在宝宝刚出生后的几个月里，只要宝宝一哭，就马上到他身边。给小宝宝关注不会宠坏他，而且如果您回应他求助的呼唤，总体上讲，他会减少哭的次数。

饥饿

开始时缓慢，渐渐变得有节奏而声音大的哭声可能表明您的宝宝饿了。由于这是宝宝哭的最可能的原因，您应当喂宝宝吃点奶，除非您能肯定他已经吃饱了。

疼痛

感到疼痛（比如由耳部的感染引起）的宝宝的哭声很特别，由尖厉的哭喊开始，接着是沉默或短促的喘气，如此重复几次。如果您觉得宝宝有健康问题，带他去看医生。

不安

在感到不安的时候，宝宝通常哭得很紧张，如果您不理他，他的哭声会越来越大。您的宝宝可能需要：

· **您抱抱他** 新生儿常常只是需要身体上的安慰，将他抱在怀里就足以给他抚慰。
· **睡觉** 婴儿有时睡不着，用哭声来表达他的挫折感，让他躺在一个温暖安静的地方，可以帮助他安静下来，进入梦乡。
· **刺激** 即使是新生儿，在清醒的时候长时间地躺在婴儿床上他也会觉得厌烦，把他抱起来和他说说话。

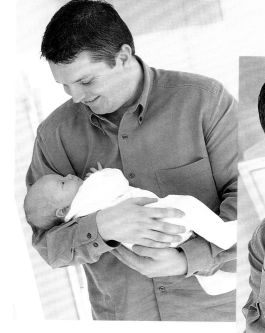

安全感

有时婴儿哭只是因为他们想要被抱一抱。将宝宝贴近您的身体，和他说话，给他安抚，常常可以让他们很快就破涕为笑。

- **宁静** 高分贝的噪声、亮光、突然出现的脸、一个喷嚏——所有这些日常现象都可能让新生儿感到不安。抚慰他，并让他贴近您的身体。

- **换尿布** 很多宝宝都讨厌又脏又湿的尿布，特别是如果他们患有尿布疹。给宝宝换尿布不但可以减轻他的不适，还可以转移他的注意力。

- **凉一些或温一些** 您的宝宝可能觉得太热或太冷。新生儿还不能完全调节自己的体温，因此您需要随时注意和调节他周围环境的温度。在宝宝穿着衣服的情况下，房间的理想温度应当是16℃~20℃。您可以通过触摸宝宝的小肚子或背部来检查他的体温，如果他的皮肤感觉潮潮的，那么室内温度可能有些高。

- **就是想哭** 一些宝宝常常在每一天的同一个时间"发作"。试着用以下方法安抚他。

安抚宝宝

如果您的宝宝没有明显原因地啼哭，试试用以下方法来安抚他：

- 用吊兜带着他，让他和您保持亲近。
- 轻轻地摇他，可以在您的怀抱里、在他的小车里，或是抱着他坐在摇椅上，和他一起摇摇晃晃。

- 用襁褓将他包好。一些宝宝在被裹好的时候才会觉得安全（见100页）。
- 给他唱歌，或给他听有安静效果的音乐。有节奏的声响或振动也有同样的作用。
- 用吊兜或婴儿车带他出去散散步，或者开车带他出去兜兜风。
- 帮助他打嗝，释放留在体内的气体。

剧烈的啼哭

小一点儿的宝宝经常会发出无法抚慰的剧烈的哭声。哭闹常常是在每天的同一时间开始，通常是傍晚以后，您的宝宝可能还会踢起小腿，皱着小脸。这些症状可能被称为绞痛（见219页）。处理的方法包括：

- 预先准备。如果宝宝每天晚上在同一时间开始哭闹，您可以找人陪伴您，在您累了的时候替换您。

- 试试不同的姿势。试着将宝宝横放在您的两个前臂上，这有助于促进胃肠内的物质或气体蠕动。

- 带宝宝出去呼吸新鲜空气，这有神奇的效果。

大多数宝宝在4个月大的时候就会学着自我调节和自我安慰了。

- 给他洗个温水澡。

应对宝宝的哭闹

平均来说，婴儿每天要哭1~4个小时，您会很快习惯应对他的哭闹。但是，有时宝宝的哭闹可能会消耗您的体力和耐心。在您需要休息一下的时候，将宝宝放在一个安全的地方，比如他的小床上或婴儿车上，然后您可以外出一会儿，让自己冷静下来。您也可以先让您的伴侣或亲友来照顾宝宝一会儿。宝宝对妈妈的情绪是很敏感的，如果您的情绪紧张或烦躁，您的宝宝会感觉出来，哭得更厉害。无论您多么疲惫，心情多么糟糕，千万不要用力摇晃宝宝，因为这可能导致宝宝失明、大脑损伤甚至死亡。

双胞胎和多胞胎

双胞胎宝宝不会因为一个哭而另一个也哭起来——虽然他们常常在相似的时间有相似的需要。很多多胞胎宝宝的母亲都找到了应对哭闹的巧妙方法，比如将那个哭闹的宝宝放在他的小床上或摇篮里，用一只脚摇晃他，同时哺喂其他的宝宝。橡皮奶嘴也是一个有效抚慰工具。

如果您觉得非常吃力，请不要忘记，每一位新母亲都需要帮助——您还需要双倍的帮助。最理想的方法是让人帮助您做家务，而不是照料宝宝。

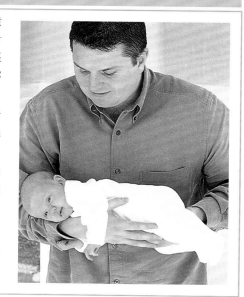

新生儿的睡眠

新生儿把大部分的时间都花在吃奶和睡觉上，而且开始的时候他们是不分昼夜的。如果您担心宝宝在睡眠中会发生什么状况，这种心情是很正常的。但是如果您按照基本的规则去做，比如让宝宝仰面而睡，他会安全一些。

帮助宝宝睡觉

您的宝宝会按照他身体的需要睡觉，当他的身体需要休息时，他就会呼呼睡去；当他的体力恢复了，就会自然醒来。宝宝的睡眠时间在很大程度上取决于他的体重和哺乳需要，宝宝越轻，就越频繁地需要哺乳，那么他的睡眠时间也就越少。但是，所有的宝宝都是不同的个体，有可能打破常规。一些新生儿很难安静下来，可能需要特别的安抚才能进入梦乡。

· **包裹婴儿（见右）** 将宝宝用有一定弹性的轻柔的小被单或围巾严严实实地包好，这可以给他触觉上所需的安全感，

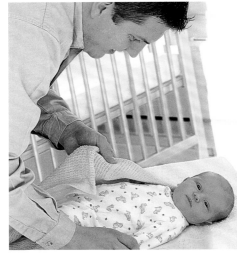

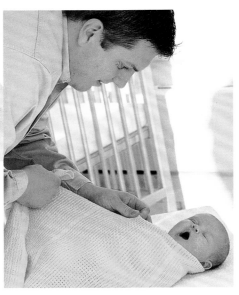

还可以防止他由于无意识的四肢乱动而总保持清醒状态。

· **带来安慰的吮吸** 焦躁不安的宝宝有了可以吮吸的东西往往就会安静下来，比如他自己的手指或者橡皮奶嘴（在给宝宝之前要经过消毒）什么的。吮吸动作缓和的节奏会使宝宝安静下来，慢慢进入梦乡。

1 将宝宝放在折叠好的小单子上，头枕着单子的一角，手臂贴在他的体侧，轻柔地将单子的两侧折向宝宝的身体。

2 将单子的另一侧折起，并掖进去，这样宝宝就被裹在里面了。将他仰面放在小床上睡觉。

婴儿监视器

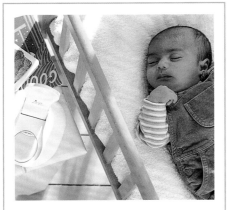

如果您的住所很大，宝宝在另一个房间醒来您也听不到，那么婴儿监视器会很有用处。最常见的类型是婴儿监听器，由两个部分组成，通过无线电波来工作，一个发送，另一个接收，这样您就能听到宝宝的声音了。监听系统可以是输电线或电池供电，检查信号的接收效果。

和宝宝一起睡

在刚开始的几周到几个月，您可能在夜间也想让宝宝在您的身边，一个很重要的原因是宝宝需要频繁地哺乳。一些父母将婴儿床或手提式婴儿床放在他们的床边。在很多家庭中，父母更倾向于让宝宝单独睡。保持亲近不但会给您和宝宝都带来美妙的感觉，更可以减轻您对宝宝健康状况

的焦虑，而且夜间的哺喂扰乱性会小一些。

如果您选择让宝宝和您睡在一起的话，请一定要遵循公认的安全规则（见101页的安全睡眠部分）。如果床不够宽敞，请不要和宝宝同睡，因为这样宝宝可能会被挤着或者掉到床下。

安全睡眠

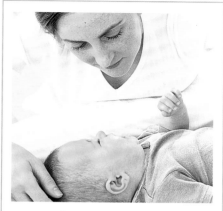

婴儿猝死综合征是造成1岁以下婴儿死亡的最常见的原因（见225页），因此采取可减少危险的预防措施是明智之举。

请您：

- 让宝宝仰面躺在小床上，两脚放在床脚处，以免他在被子下扭动。
- 使用棉质的被单和覆盖物。
- 将被子掖好，确保安全。
- 确保床垫结实安全，清洁干燥方便，充分晾干。
- 在宝宝出生后的前6周将宝宝的小床放在您的房间里。
- 室内保持恒温（16℃～20℃）。
- 学习婴儿人工呼吸法（见268页）。

请您：

- 不要使用枕头、羽绒被或厚被、羊皮、婴儿充气巢、被褥滚轴或婴儿床缓冲装置。
- 不要将热水瓶或电热毯放在宝宝的小床上。
- 不要让人在您的家中吸烟。仅仅不在宝宝的房间里吸烟是不够的，那对减少香烟中的有害物质起到的作用很小。

如果您和宝宝一起睡……

- 给宝宝盖轻薄柔软的毯子或被单，不要给他盖成人的被子。
- 确保您的鸭绒被和枕头不在宝宝的头上。
- 如果您或您的伴侣吸烟，最近喝过酒，最近在服药，或特别疲惫，请在和宝宝亲昵或哺喂之后，将他放回他的小床上。

甜美的梦

您家庭中的最新成员的大部分时间都在梦乡之中度过。

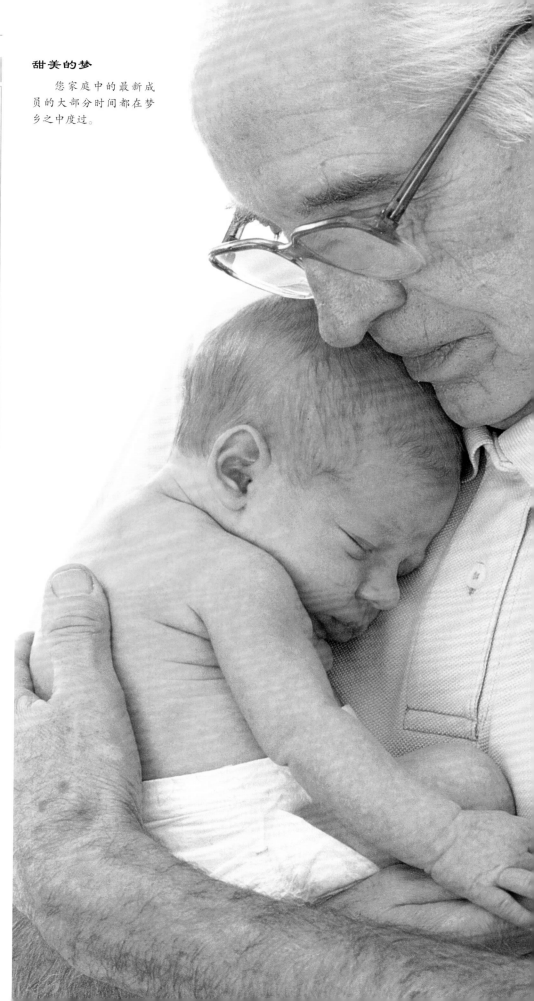

您的感受

宝宝出生后的几周时间对您来说是一段独特的时期。您要适应很多心理和生理上的变化，并且经历很多种情感。然而，当您和宝宝逐渐互相了解以后，生活又开始变得平稳了。

现在，您已经是母亲

如果这是您的第一个孩子，所有和宝宝有关的"任务"——从第一次哺喂或洗澡到第一次外出——都将是您的全新体验。

这些挑战有时候会让人心生畏惧，特别是在产后您有些力不从心的时候。您可能觉得自己总在问助产士或健康顾问这样那样的问题。您也可能会觉得听到的建议太多，因为朋友和家人都希望给您帮助。随着日子一天天地度过，您逐渐地了解了什么对您和宝宝适用，您的信心也会不断地增强。

产后的身体感觉

在分娩后的阶段，您可能会感到疼痛和不适，这是由于您的身体开始产后的恢复。

· 由于您的子宫收缩和体积变小，您可能感到产后的疼痛，而且在两三周内，您可能有出血现象，这是由子宫内膜脱落引起的。少量的出血可能会持续到第6周。

· 如果您有缝合、瘀伤或便秘，在几天之内上厕所会有不适的感觉。

· 当您开始有乳汁分泌时，大约在产后第3天（见86~89页），您的乳房会有肿胀感，并感觉很沉，但是这种不适通常只会持续一天左右。

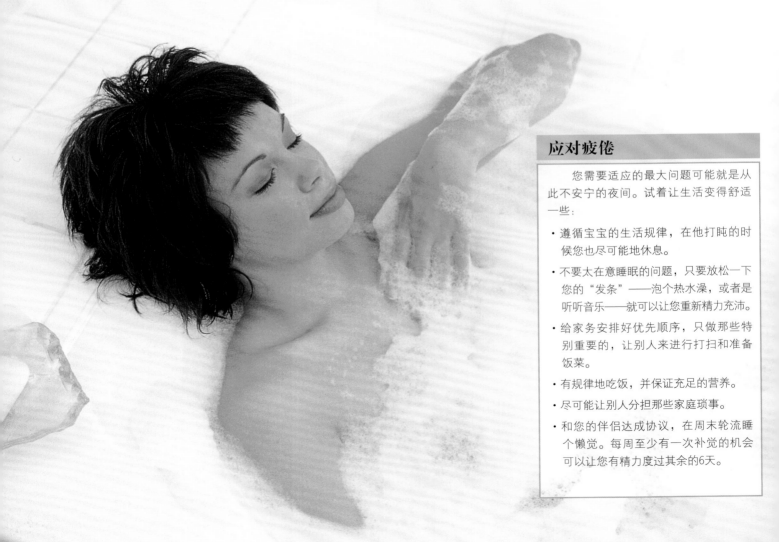

应对疲倦

您需要适应的最大问题可能就是从此不安宁的夜间。试着让生活变得舒适一些：

· 遵循宝宝的生活规律，在他打盹的时候您也尽可能地休息。

· 不要太在意睡眠的问题，只要放松一下您的"发条"——泡个热水澡，或者是听听音乐——就可以让您重新精力充沛。

· 给家务安排好优先顺序，只做那些特别重要的，让别人来进行打扫和准备饭菜。

· 有规律地吃饭，并保证充足的营养。

· 尽可能让别人分担那些家庭琐事。

· 和您的伴侣达成协议，在周末轮流睡个懒觉。每周至少有一次补觉的机会可以让您有精力度过其余的6天。

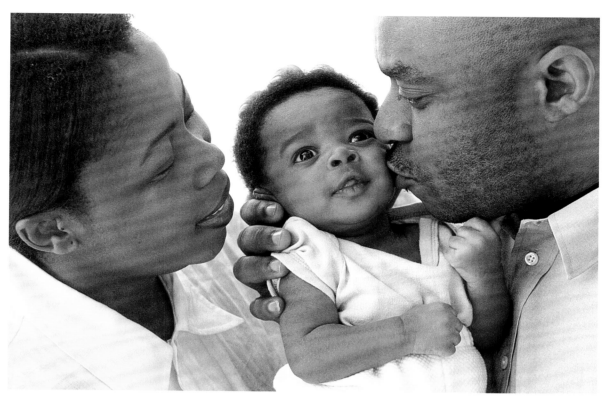

您的新生儿会很快变成您生命中不可分割的一部分，您甚至会难以想象以前没有他的日子是如何度过的。

和宝宝增进感情

在宝宝出生后的几周，您需要时间来和宝宝培养感情。有的时候，从见到宝宝的那一刻起您和他就产生了感情，有的时候则需要长一点的时间才能建立感情。感情的培养是没有时间限制的。

很多母亲在第一眼看到宝宝的那一刻，胸中就涌起了母性的柔情。如果能够直接抱抱宝宝，让他吮吸一下乳头，这种感情会变得更浓烈。

但是有一些母亲也会在分娩后感到茫然，特别是分娩困难或婴儿需要特护的母亲。还有一些母亲对婴儿产生了焦虑感，可能宝宝和他们设想的很不同，或不是他们想要的性别。在一些情况下，和宝宝建立感情有困难的母亲正在经历产后抑郁症（见78页）。如果您和宝宝建立感情有困难，或您正在经历产后抑郁，请和您的医生谈谈。他们可以给您建议和帮助。

无论您的感受如何，请相信，即使您不能立刻和宝宝建立起感情，经过几周到几个月快乐的相处，你们也一定会亲密无间的。试着通过和宝宝共处来改善状况：进行目光交流，和他说话，尽可能多地享受身体上的亲密接触。

"生完Maddy后回家的几天时间里，我觉得压力很大。现在回想一下，我觉得当时我可能是想做的太多了。我的助产士向我强调过休息的重要性。现在每次Maddy睡觉的时候，我都会休息一下。"

Katrin Hamble, Madeleine (5周大) 的母亲

忙里偷闲

有了宝宝以后，找到属于自己的时间可不容易。有的时候您会发现甚至连打电话的时间都抽不出来，更别说舒服地泡个澡了。但是有一点很重要，您需要记住，那就是宝宝不需要每时每刻都和您在一起。如果您附近有可以偶尔照顾一下宝宝的亲友，您应当利用这个条件！在这个阶段，您的宝宝应当乐于被其他人抱着，背着，或坐在小车里被推着在公园里转转——只要他温暖又饱饱的，应该没有什么好担心的。

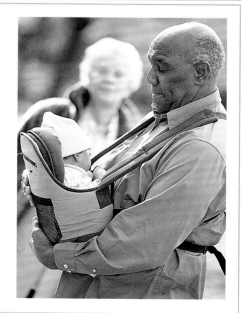

祖父母

祖父母通常很乐于带宝宝出去转转——充分利用他们的帮助吧。

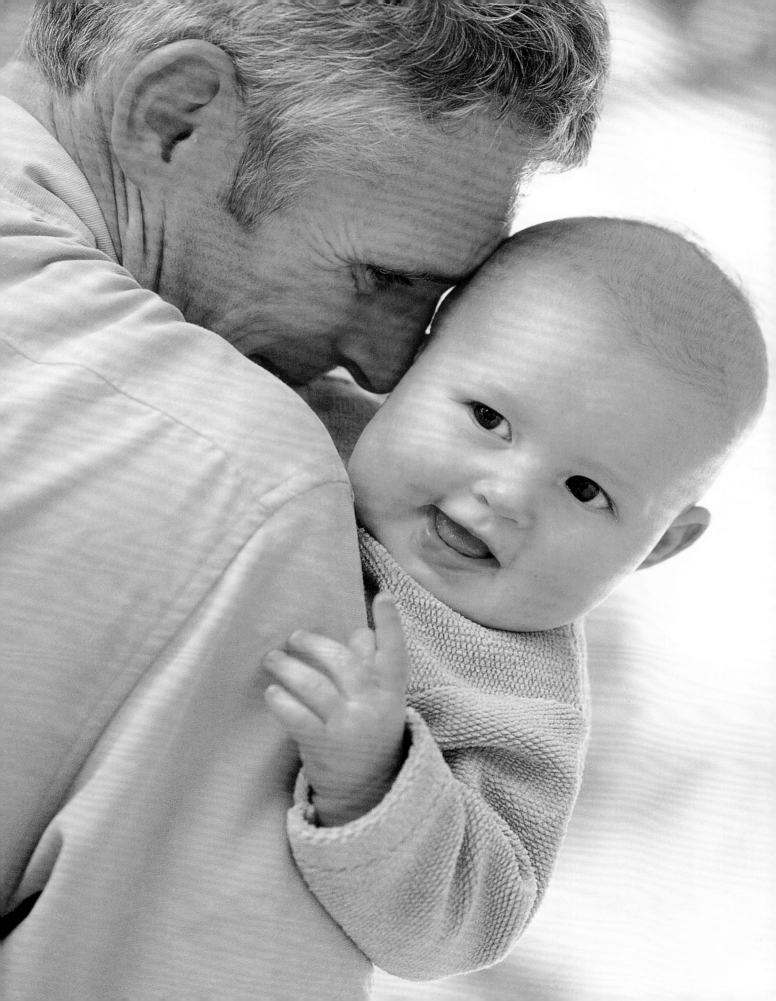

婴儿护理
6周～12个月

随着宝宝的成长发育，您需要的护理技巧也要相应地发生变化——无论是让他断奶开始吃固体食物，对付他越来越强的活动能力，还是帮他养成一个良好的生活习惯。

迅速的变化

几乎和宝宝在一起的每一天都有新的变化。刚出生后的几周，您忙的是宝宝的保暖、清洁和哺喂。然后，随着宝宝渐渐发育成长，对自己身体的控制能力开始增强——给您迷人的笑容，玩所有他可以抓到的东西（从他的脚趾头到您的鼻子）——您将需要新的护理技巧来照顾他。

新的挑战

在4～6周之间，宝宝的体重会比出生时增加1倍，并且将为开始吃固体食物做好准备，以满足他生长的需要。他白天清醒的时间将更长，玩耍或是在您做日常事情的时候跟着您，慢慢地您就会养成一套习惯了。

"我只有看照片才能回忆起Ben曾经是那么小的一个新生儿。他现在已经是一个健壮的小家伙了，而且很有性格，总是想走。我们作息很有规律，早饭后我们去购物，参加当地的母婴小组；午饭后我们可能会和朋友玩一会儿或者去逛公园。然后就该喝下午茶、洗澡、睡觉。"

Katie Jarrett,Ben（12个月大）的妈妈

在他12个月时，随着一些让人兴奋的新技能的掌握——比如坐起来和爬行——他将行动起来，开始对周围环境的探索，并成为一名活跃的家庭成员。

具体的护理措施（比如洗澡和穿衣）会成为新的挑战，帮宝宝学会如何掌握节奏、如何休息、如何睡觉以及如何在疲倦或不高兴时平静下来也将是您需要应对的挑战。

恢复工作

很多母亲会在宝宝1岁之前回去上班。这对很多家庭来说都将是一个繁忙的时期，但是一旦您找到一个让宝宝感觉被爱护、有安全感的人来照顾他，您就可以轻松地在工作和家庭生活之间找到一个平衡点了。

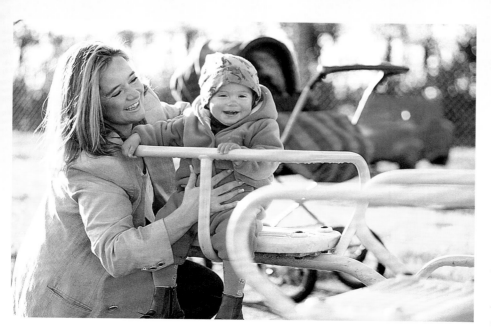

户外活动

随着宝宝的长大，对他的护理方式会有很多具体的变化，而外出活动，比如去公园，也可能带给您一系列全新的挑战。

喂养和断奶

第一次给宝宝喂固体食物是让人兴奋的事。在宝宝出生后的4～6个月，他将准备第一次尝试"真正"的食物，而在第一年的下半年内，他就能坐在高脚凳上，参加你们的家庭聚餐了。

开始吃固体食物

如果您的宝宝能稳稳地抬起头，饥饿感显得比平时要强，夜间醒来的次数比平时多，或者对您吃的食物很感兴趣，他很可能是已经做好吃固体食物的准备了。

如果您不能肯定什么时候开始给宝宝吃固体食物，请和您的健康顾问谈谈。您也许不想开始得过早——您的宝宝在4个月大之前还不具备充分消化食物的能力——但是到他6个月大的时候，母乳和配方奶已经不能满足他所需的全部营养和热量了。

4～7个月

开始的时候先给宝宝喂1～2勺的果泥或蔬菜泥，或者用凉开水、配方奶或母乳搅拌的婴儿麦片，一天一次。一边喂一边和宝宝说话哄他："嗯……多好吃呀！是不是呀宝宝？"一旦他乐于用勺子吃东西，您就可以开始培养他的习惯了。大多数婴儿刚开始时都喜欢口味淡一些的食物，您可以试试：

· 婴儿早餐麦片。

· 苹果泥或梨泥。

· 香蕉泥。

· 马铃薯、胡萝卜、欧防风、花椰菜等煮熟蔬菜制成的糊状食品。

一次让宝宝尝一种食物，这样如果宝宝出现过敏反应，您也能知道是由哪种食物引起的。坚持给宝宝吃早餐麦片和水果泥、蔬菜泥，直到宝宝7个月大，渐渐地增加给宝宝的固体食物的量，直到每天3次为止。不要在宝宝的奶瓶里加入婴儿米粉或其他固体食品。

8～12个月

在这个阶段，您的宝宝每天需要750～900卡的热量，其中400～500卡是从母乳或配方奶中得到的（每天500～600毫升）。

您的宝宝已经可以尝试很多种不同的食物了，并且可以分享很多家庭的聚餐——只要盐或糖不要太多。要帮助他适应固体食物的口感，您可以从切碎或碾成泥状开始入手喂他。

如果他开始时把块状的食物吐出来，不要强迫他。相反，一旦他可以用手拿住食物，您可以帮助他感受新的质感，让他多多地练习咀嚼可以用手指取食的食物，比如软的水果块、煮得很烂的意大利面、吐司和小片的煮熟的蔬菜，等等。要小心防止宝宝被太大的食物噎着。

在接下来的几个月里，您可以让宝宝尝试以下食物：

· 面包、意大利面、早餐麦片、米饭、土豆、蒸粗麦粉。

为吃固体食物做好准备

让宝宝开始吃固体食物是个令人兴奋的新阶段。慢慢来，让宝宝逐渐地去适应，您会欣慰而满足地看到宝宝的进步。

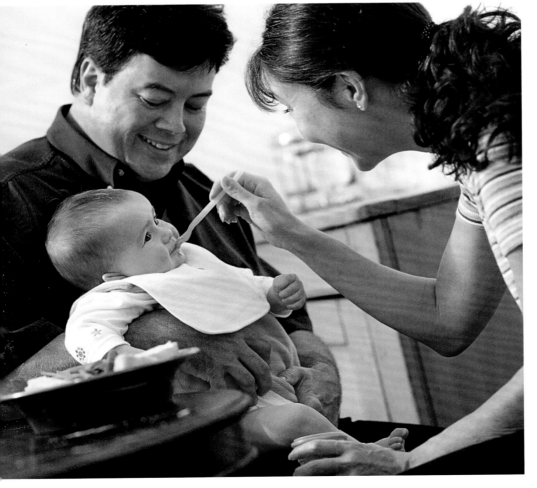

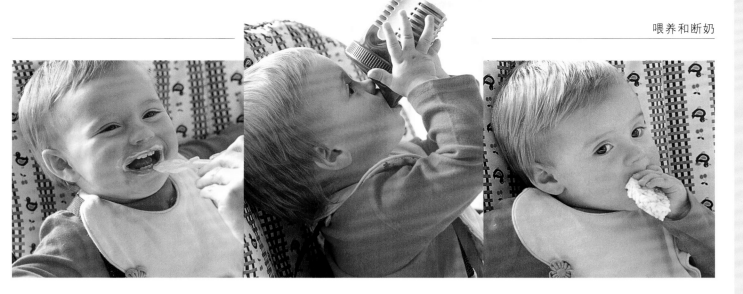

- 肉类、家禽肉类、鱼（帮宝宝把刺挑出来）、蛋类（只给宝宝吃蛋黄，因为这部分营养价值高，而且比起蛋白不易引起过敏）、小扁豆、豆类（试着每天至少包括一种，因为这些食物富含蛋白质和铁元素）。

- 更多的水果和蔬菜。试试芒果、瓜类、绿色豆类、豌豆。

- 干酪、全脂酸奶、新鲜的奶酪、加入乳酪或麦片的牛乳。

应避免的食物

一些食物可能会对宝宝的健康造成危害，应当在婴儿的早期阶段避免。还有一些食物也应避免，以尽可能地降低过敏的危险。

- **6个月之前**　奶制品，比如干酪、酸奶、新鲜的奶酪；鱼类；柑橘类水果（包括橙汁）；蛋白、小麦类的食品、含黑麦的食品或大麦制成的食品，比如面包、意大利面、小麦粉、甜面包干和一些麦片。因为这些食品含有一种叫做麦麸的物质，宝宝对这种物质很敏感。

- **12个月之前**　避免将牛乳作为饮料，但是从第6个月起，您可以在早餐麦片或乳酪汁中加入少量的牛乳；液体或固体的蜂蜜，因为其中可能含有芽孢，会导致婴儿肉毒杆菌中毒。在1岁之前，宝宝的消化系统还未发育成熟，芽孢会发芽，导致疾病（含有蜂蜜成分的婴儿食品例外，因为经过了特殊加工）。

- **4岁之前**　不要让宝宝吃硬的、表面光滑的、需要咀嚼的食物，因为在4岁之前，宝宝不会用磨碎的动作咀嚼食物。完整的花生应当在宝宝7岁或更大一些再给他吃，因为可能会有被吸入的危险。花生仁和其他坚果食品（无论表面多光滑）在宝宝2岁之前不要给他吃，因为会有过敏的危险。

从奶瓶到水杯

随着宝宝养成一日三餐的习惯，您也可以开始让他学着使用一种两柄的杯子，在吃饭时用它小口地喝水或稀释的果汁。有柔软管口的杯子对初学的宝宝来说最合适。您可以先拿着杯子，将它倾斜给宝宝看，让他明白怎么使用。

在开始的时候，宝宝可能会把它当成一个玩具来玩，因此您最好选择一套不会漏水的器具，因为宝宝有可能会把杯子挥来挥去甚至扔出去。

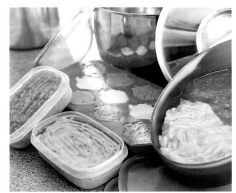

自制的泥状食物

用搅拌器将蒸熟的或是稍煮过的水果和蔬菜搅拌成糊状，然后将它们用勺子舀在小盒或冻冰块的模子中，放入冰箱，在需要的时候解冻。

请您试着坚持下去，因为宝宝越早脱离奶瓶使用杯子越好：用杯子喝水对宝宝语言能力的开发和牙齿的生长有利（液体和珐琅质接触的时间较短），而且如果他使用奶瓶的时间过长，将很可能把奶瓶当成一个给他安全感的东西。

常见问题

- **胃口变坏**　宝宝长大一点后，如果正在长牙齿，会排斥食物，而想要喝更多的奶。新的牙齿长好以后，宝宝的胃口又会变好的。

- **抓勺子**　很多宝宝情愿自己喂自己吃饭，在很早的时候就喜欢抓勺子。您可以给他一把勺子以满足他的独立感，但是您自己也使用一把，趁他不备时就喂他一勺。

- **拒绝吃饭**　如果您的宝宝不肯吃您给他的食物，不要闹得太严重，过一会儿再试一次就是了。

给宝宝洗澡

洗澡对您和您的宝宝来说都是一项充满乐趣的活动，虽然在刚开始的时候你们都免不了有些紧张。不过，有很多办法都可以帮助你们建立信心，取得"成功"。

养成习惯

您不用每天给宝宝洗澡，开始时每周两三次就够了。

当宝宝大一点时，您也许想多给宝宝洗澡。很多母亲发现，只要有了信心，洗澡就变成了一件让人放松又欣慰的事情，她们乐于将给宝宝洗澡变成日常生活中的一部分。

在"彻底"的洗澡和局部擦洗之间，您还可以用海绵给宝宝洗个澡，就是将宝宝放在大腿上，身旁备一碗温水，每次尽可能最少地脱掉衣服，轻轻地用海绵给宝宝清洗。

给再大一点的宝宝洗澡

很快，您的宝宝就可以像"大孩子"一样洗澡了。很多宝宝都容易地接受了转变，特别是如果您的宝宝喜欢在水里玩，而且还有一些海绵、塑料大杯子和洗澡时玩的玩具让他一直兴趣盎然。为了保证宝宝的安全（见264页），请遵循以下规则：

· 保持水位低浅（最多13厘米）。

· 随时检查浴缸中的水温，确保宝宝在水中感到舒适，无论他有多大。

· 用法兰绒或小毛巾将水龙头包好。

· 婴儿洗浴专用的座椅可以给宝宝支撑，也有助于减少您背部的疲劳。

· 不要让您的宝宝在没有您扶着的情况下自己站起来。

· 不要将宝宝独自留在浴缸中，哪怕是1秒钟也不行。

您将需要 婴儿浴缸（如果您使用成人浴缸，需要防滑垫）·脱脂棉·冷却的开水·两条厚绒毛巾·婴儿浴液·护肤乳液和婴儿洗发香波·干净的尿布

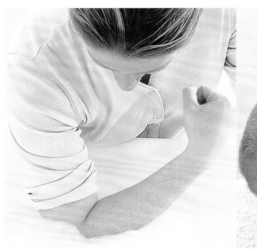

1 保持水位低浅——最多13厘米。在将宝宝放进去之前，用您的胳膊肘试一下水温。如果您使用温度计，它应当显示在29℃左右。

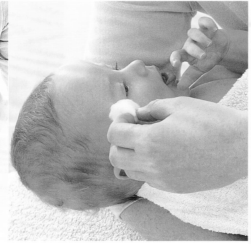

2 帮宝宝脱掉衣服，拿掉他的尿布，然后用一条毛巾将他裹好。先用脱脂棉蘸冷却的开水擦洗他的脸部（见局部擦洗，93页）。

3 在洗头时将宝宝牢牢地抓紧在浴缸上，用手撩水。用一点婴儿浴液或婴儿洗发香波，然后用清水冲净。

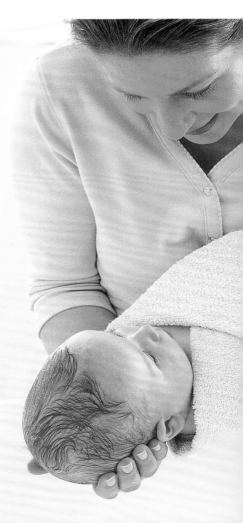

快乐沐浴的五个步骤

第一步 不要选择在宝宝困倦、饥饿或是刚刚吃饱的时候（在刚刚哺乳后洗澡宝宝会觉得恶心）给他洗澡，时间选得好，宝宝才可能快乐地洗澡。

第二步 宝宝很快就会觉得冷，因此要在一个温暖的房间里给他洗澡，另外准备好一块大毛巾，洗完后就给他包上。

第三步 在水中放入一些婴儿浴液——这样很简单就可以把宝宝洗干净，而且不像香皂那样会让宝宝的皮肤有干燥感。

第四步 带着笑容，用平缓的语调和宝宝说说话。嬉水让他以轻松有趣的方式开始和水的接触。

第五步 尽快把宝宝擦干并给他穿上衣服，不要让他着凉。

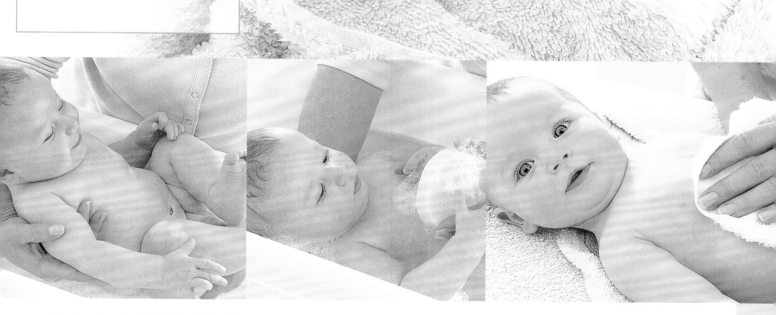

4 将毛巾拿开，轻轻地将宝宝放入浴缸。用一只手臂支撑他的头部和肩膀，另一只手臂支撑他的腿和臀部。

5 用您在宝宝臀部下的那只手轻轻地往他身上撩水。如果他伸胳膊踢腿，就给他一点时间让他活动活动。小一点的宝宝在水中需要持续的支撑，因此不要将您的手拿出或让他独自躺在浴缸里。

6 将宝宝抱出浴缸，用一条温暖的毛巾把他围起来，并且彻底地将他擦干。换一条干净的尿布，然后给他穿好衣服。

照顾稍大一些的宝宝

在接下来的一年中，您的宝宝将学会坐起来和爬行。随着他变得越来越好动，像给他穿衣服和帮他清洁保暖这样简单的事情也将变得越来越有挑战性。

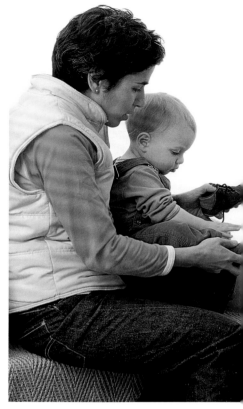

给宝宝穿衣服

给一个扭来扭去的宝宝穿衣服的确不容易，但是如果您足够耐心和温柔，随着您不断的"实践"，事情会慢慢变得简单一些。

在给宝宝购买衣服时，选择易穿的款式，在穿衣过程中用笑容吸引宝宝的注意力，并且通过对他说话让他始终保持轻松愉快的心情。很多宝宝都不喜欢穿脱衣服，因此，您应当选择那些易于穿脱的衣服，使穿脱过程尽可能地快捷。

在穿套头衫时，请记住先将领口撑宽，再往宝宝的头上套。应当将衣袖沿着宝宝的胳膊往上套，而不是把宝宝的胳膊从袖子里拽出来。天冷的时候注意给宝宝保暖，戴帽子尤其重要，因为大部分身体的热量都是从头部散发的。在进入室内之后，记得给宝宝脱掉厚厚的外衣，以免宝宝热着。

很多母亲都非常喜欢给宝宝选购外衣。在购买时请注意：

- **款式** 选择温暖舒适的衣物，有松紧带或领口宽的衣服最理想，因为它们穿脱起来很方便。婴儿连体服也是理想的选择。
- **质地** 选择柔软有弹性、可机洗、不褪色的质地。渗透的尿液、滴下来的各种汤汤水水意味着宝宝的衣服要经得起频繁的清洗。会爬的宝宝还需要耐磨的衣料，保护他的膝盖不受损，当然又不限制他的活动。

在宝宝能够稳稳地走路之前，他脚上需要穿的就是保暖的袜子或类似的东西。袜子一定要柔软而且足够大，宝宝脚上的骨头还很软，尚未定型，即使是紧一点的袜子，如果总穿，也有可能会使脚趾扭曲。

安全日晒

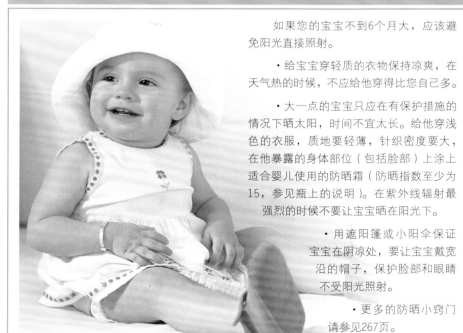

如果您的宝宝不到6个月大，应该避免阳光直接照射。

- 给宝宝穿轻质的衣物保持凉爽，在天气热的时候，不应给他穿得比您自己多。

- 大一点的宝宝只应在有保护措施的情况下晒太阳，时间不宜太长。给他穿浅色的衣服，质地要轻薄，针织密度要大，在他暴露的身体部位（包括脸部）上涂上适合婴儿使用的防晒霜（防晒指数至少为15，参见瓶上的说明）。在紫外线辐射最强烈的时候不要让宝宝晒在阳光下。

- 用遮阳篷或小阳伞保证宝宝在阴凉处，要让宝宝戴宽沿的帽子，保护脸部和眼睛不受阳光照射。

- 更多的防晒小窍门请参见267页。

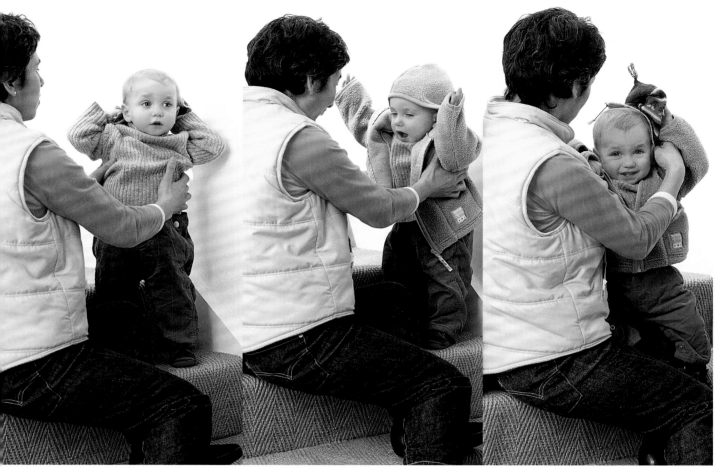

让我们来穿衣服

　　将穿衣过程变得有趣，可以让宝宝更加配合您的"工作"，比如给他唱歌，或是把脸遮起来和他玩"藏猫猫"，还可以让他也动手参与穿衣的过程。

指甲的护理

　　在宝宝出生时，他的指甲就可能已经很长了，而且会继续快速地生长。

　　在给宝宝剪指甲时感到紧张是很正常的，但是您要尽快了解何时给宝宝剪指甲，避免在宝宝挥舞胳膊时被他抓伤。

手指甲

　　戴手套是一个避免宝宝将自己抓伤的方法，但是宝宝想要看到他的手，所以最好还是不要让他戴手套。取而代之的最好方法是每隔儿天就检查一下宝宝的指甲，有必要就修剪一下。

准备好了吗

　　在寒冷的天气里给宝宝穿得严实一些是很重要的，帽子和厚实的外套必不可少——不管宝宝的意见如何。

· **用什么工具**　使用柔软的钢砂板、婴儿指甲刀或钝头的指甲剪。

· **什么时候剪**　您会发现在洗澡以后宝宝的指甲更加柔软。如果您不能让宝宝在剪指甲的时候保持静止，那么就在他睡着了以后再给他剪吧。

· **怎样剪**　用您的拇指和食指每次捏住宝

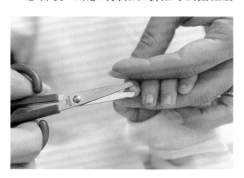

戴帽子　摘帽子

　　如果您给小淘气戴上帽子或穿上厚外套，他马上进行反抗把它们脱掉，那么就等到你们出门后他的注意力分散时再给他穿戴上。

宝的一根手指，用您其他的手指安全地拢住宝宝的手的其余部分。在剪指甲时，将宝宝的指垫向下按，以免剪伤。

脚趾甲

　　宝宝的脚趾甲比手指甲成长得要慢得多，每一两周检查一次宝宝的脚趾甲。脚趾甲也需要修剪，具体方式和剪手指甲基本相同（见左图）。您会发现每次剪完趾甲后，宝宝的脚趾就会蜷缩起来。除非趾甲周围的皮肤有红肿现象，否则您不必为此担心。随着宝宝的长大，趾甲也会变硬，形状也将更加明显。

稍大一些的宝宝的睡眠

睡眠对您的宝宝非常重要，它能保证宝宝健康地生长发育。了解宝宝的睡眠规律并遵循一些基本的规则有助于帮助宝宝养成良好的睡眠习惯，而且也能让您一夜高枕无忧！

培养睡眠规律

睡眠不足会让宝宝变得烦躁易怒。现在就开始帮助宝宝培养良好的睡眠习惯，可以减少将来的睡眠问题。

· **分辨昼夜** 让宝宝白天和晚上在不同的房间中睡觉，可以帮他懂得夜间是睡觉时间，而白天是玩耍的时间。宝宝白天打盹时，房间保持正常的亮度和声响。晚上，则要将灯关掉，保持房间安静。

· **形成上床前有规律的活动** 随着宝宝的记忆力逐渐增强，他会开始期盼这些"仪式"并开始理解睡觉的时间到了，该停止玩耍了。每晚都进行同样的程序——暖暖地洗个澡，抱抱他，玩一小会儿或讲个故事，最后哺喂一次，然后就到小床上去，开始睡觉。

· **让宝宝自己安静下来** 虽然让宝宝在您的怀中安然入睡是件很吸引人的事，但这无助于他学会在夜间醒来再自己睡去。在宝宝吃饱后觉得困了但还清醒的

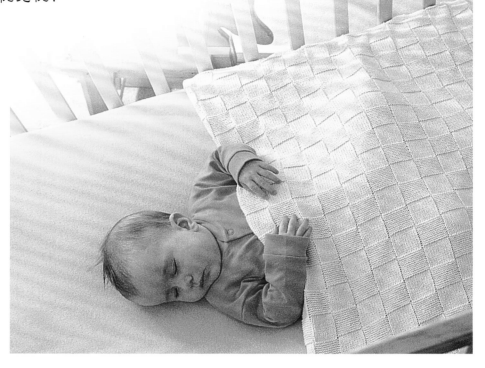

时候，将他放到小床上。

长牙

宝宝在长牙时可能会晚上睡不着觉。第一次长牙通常是在宝宝6~9个月大的时候。长牙的常见症状可能包括以下的一种或全部：牙龈肿胀发红，口水比平时多，脸颊肿起，想咬任何他能放到嘴里的东西。您可以：

· 给他一个冷冻过的橡胶圈让他咬，但材料一定要是结实的橡胶。

睡不着的宝宝

晚上

宝宝大一些以后，夜间可以连续睡12个小时，中间不需要哺喂。但是您要为将来可能出现的问题做好心理准备：在接下来的几个月里，宝宝的分离焦虑情绪会变得强烈起来（见171页），他可能会对上床睡觉产生抗拒心理，他夜间醒来找您的次数也可能会增加。但是，如果您的宝宝已经习惯自己安静下来，他应该能很快地再次进入梦乡。如果他不停地哭，直到您来抚慰他，请试试113页的策略，帮助他睡个塌实的觉。

白天

白天睡个小觉对宝宝很有好处，他很可能还保持着睡两次的习惯：上午一次，下午一次。但是，随着他慢慢长大，对周围世界的兴趣变得越来越浓厚，他可能就不大愿意在白天睡觉了。如果您的宝宝不愿意在白天睡觉，但又明显地需要休息，那就在宝宝太累之前就停止玩耍，让他休息。如果他不愿意的话，就带他出去走走或开车兜兜风。很多宝宝在小推车上或汽车里很容易睡着，即使睡短短的20分钟也会让他精力充沛。

"我给我的宝宝一些冰凉的东西让他咬，橡胶圈是不错的选择，一块冷冻的百吉饼也有良好的效果。"

Sophie Dewar, Rory（8个月大）的母亲

夜间醒来

在宝宝出生后的6个月内，如果他夜间醒来，要及时反应，他可能是需要换尿布或吃奶了。在6个月以后，宝宝应该可以安全地独自待一会了。如果他的哭声异常厉害，给他检查一下（见以下方块内的内容）。如果他没什么问题，亲亲他，告诉他没事的，然后离开继续让他独处。

在宝宝最后安然睡去之前，您可能需要在几个小时内重复地这样做几次，坚持几个晚上。在这个阶段，大多数宝宝在第6或第7个晚上会意识到，您不在他的身边时他也是安全的，并学会自己再次入睡。

· 轻柔地在他的牙龈上涂一些护齿凝胶。
· 用您的手指尖给宝宝按摩牙龈。

为什么大一些的宝宝会哭

大一些的宝宝在夜间哭是因为他的睡眠受到了干扰。如果在6个月大以后他还和您睡在一个房间，他很可能会因为您上床、在夜间咳嗽或翻身而被吵醒。现在到了让宝宝在自己的房间睡觉的时候了。

宝宝晚上哭闹也可能是因为害怕和您分开。他第一次意识到，您和他是不同的个体，而且当您消失时，他不知道您会不会回来或什么时候回来。如果您的宝宝不愿离开您，请多给他一些安慰，让他放心。当您在白天离开他的时候，在说再见的时候给他亲吻和拥抱，您表现得快乐又镇静会让他也觉得放心。宝宝越有安全感，这个阶段就会越顺利地过去。

检查的项目：宝宝没事吧

如果您的宝宝在夜间醒来，而且不能自己安静下来，他可能：

· 热了或者冷了。
· 需要换尿布了。
· 因为长牙、尿布疹或其他疾病而感到疼痛。
· 为一些事情而焦虑，比如新的保姆和他生活规律的变化。

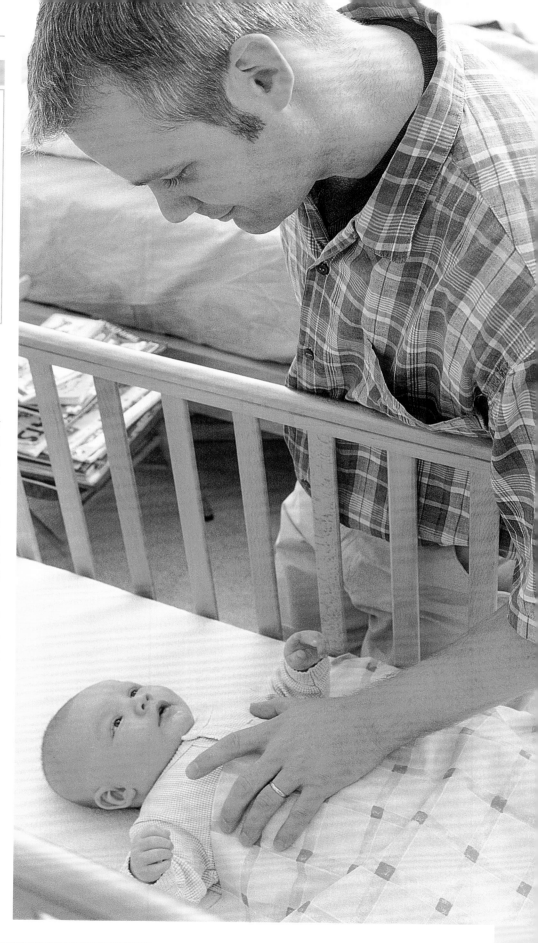

重新工作

离开宝宝回去上班，您可能心情很复杂，最让您担心的就是宝宝能否适应，是否仍然觉得自己被爱护、有安全感。您准备的时间越长越充分，这个转变就会进行得越顺利。

找人代替您照看宝宝

找到一个合适的人在您工作的时间照顾宝宝可能需要花费一定的时间，但是找到值得您信赖的人的确很重要。早一些把新保姆介绍给宝宝，并让他们共处一段时间，给宝宝适应的机会。让保姆遵循宝宝的生活规律有助于宝宝尽快习惯被他人照料。

在称职的有爱心的保姆的照顾下，您的宝宝将茁壮成长。无论您的宝宝多大了，一个优秀的保姆应当：

· 友好亲切。婴幼儿需要很多用肢体语言表达的爱意和关注。

· 能够仔细地看和倾听。

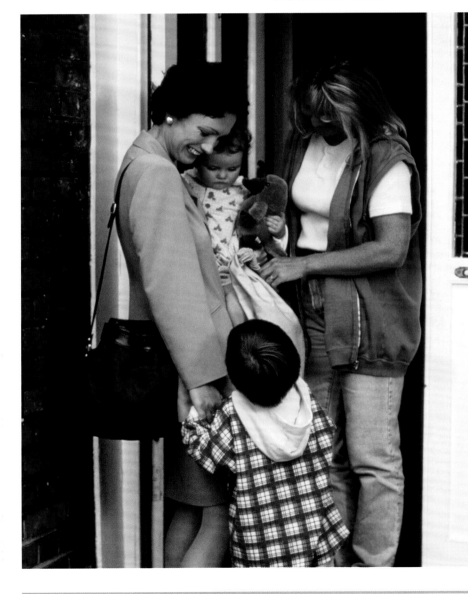

· 爱和宝宝说话，在宝宝做事的时候乐于和宝宝聊聊他正在做什么。

· 有趣并富于想象力。大一些的孩子尤其需要新奇有趣的游戏。

· 有耐心和思想准备随着宝宝的步调活动。

· 和宝宝一起玩，而不是发号施令。

· 有警惕性，在情况发生前就能小心预防。

· 对宝宝可以做什么，不可以做什么的要求始终一致。

也许您的保姆还需要符合以下条件：

· 您觉得可以与之愉快地相处。

· 和您对宝宝的护理想法一致。

· 知道怎样保证宝宝的安全，特别是在宝宝学习爬行和走路的阶段。

· 了解基本的急救措施。

您和宝宝的保姆

您和保姆关系融洽，宝宝也能从中受益。您和保姆之间良好的交流与沟通有助于你们保持愉快的关系，并保证优质的护理水平。将保姆作为自己的帮手，而不是对手。

· 在去上班前，帮助保姆把宝宝安顿好，回来后可以帮保姆做一些家务，和保姆共同安排一些特别的活动和游戏。

· 每天都抽出一些时间来和保姆聊聊今天的情况。您需要了解宝宝是否在学新的本领。不要忘记每天对保姆一天辛勤的工作表示谢意。

到"阿姨"家里去

您可以将宝宝送到代人看护宝宝的看护者家中，让宝宝在那里得到照顾。私人看护者们往往本身也是母亲，因此能够特别理解孩子们的需要。

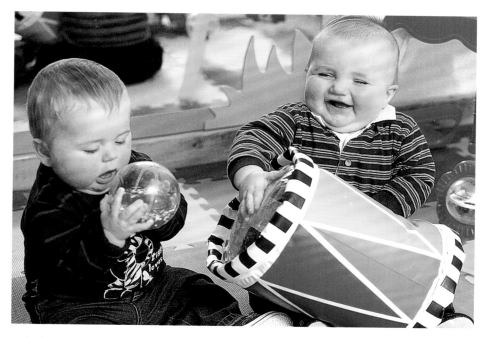

· 经常举行"例会"，讨论发生的任何问题和变化。一些事情是没有绝对的对与错的，因此要有开明的思想和谦和的态度。

应对宝宝的眼泪

随着宝宝逐渐长大，他们也会很自然地变得越来越"黏人"，"分离焦虑"是宝宝情感发育的一个里程碑。在您离开的时候，宝宝不知道您还会不会回来、会在什么时候回来，因此您可以通过以下方式来

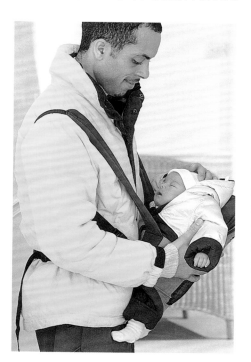

托儿所

好的托儿所应当有充足的玩具和适合您的宝宝年龄的活动和游戏，您的宝宝将会在与其他宝宝的交往中受益。

帮助宝宝调节心理：

· 提前给他提示。在您离开前的10~15分钟告诉他，您要离开。

· 表现沉着。和宝宝吻别，和他拥抱，不要匆匆忙忙地离开。

您可能担心在上班以后会忽视宝宝，或者宝宝会变得对保姆比对您更依赖。努力抛开这些念头吧，您将始终是宝宝一生中最重要的人。让宝宝得到另一个人的温暖和爱护对他会有好处。

全职父亲

现在，有越来越多的爸爸留在家里照看宝宝。如果您正准备成为一名全职父亲，您可以参加一些亲子团体，和他人一起分享信息和建议。向您的健康顾问了解一下其他的全职父亲的信息，建立广泛的关系有助于您克服孤立的感觉，还可以在宝宝再大一些的时候给他找到玩伴。

幼儿护理的选择

一些母亲的近亲愿意帮着看护宝宝。如果您没有这样的亲属，也有很多种看护服务可以选择。是让保姆到家里来看护，还是将宝宝送到私人看护者的家里，或者去托儿中心，这要取决于您的经济能力和个人偏好。

保姆或寄宿的外国留学生

如果您的宝宝由保姆或住在家里的外国学生照看，他可以留在熟悉的环境中，并得到单独的护理和关心。这样对您来说也比较方便，因为您省去了每天接送的麻烦。但是，保姆要经过登记，因此您要注意他是否有资格认证。此外，请保姆的费用也不低。如果保姆和您的宝宝单独相处，您很难得知他对您的宝宝怎么样。住在家中帮着照看婴儿以抵免食宿费的留学生没有受过专门的训练，不应承担全部的婴儿护理工作。

私人看护者

私人看护者通常本身也是母亲，在自己家里工作，私人看护的费用在各种看护服务中应当是较低的。依法规定，她们要在当地政府进行注册，并确定成人和幼儿的人数比例。您的宝宝将在一个友好的家庭环境中得到照看，还可以进行很多他熟悉的家居活动，同时还会有很多其他的小朋友和他一起玩。但是，像保姆或外国学生房客照看一样，您很难了解到在您不在的时候发生了什么。因此，向看护者曾经看护过的孩子的家长征求反馈信息是很重要的。

日间托儿所

日间托儿所常常是由私人开设的，也需要获得官方的批准。学会走路的孩子和学龄前儿童可以在那里得到系统的看护，通常托儿所会提供一些游戏和活动。托儿所有很多员工，因此您不会因为其中一名员工生病或有事而受到影响。但是，有时候员工的流动性较大，可能会对宝宝有一定影响。好的托儿所会很快被报满，因此您最好早些行动。

您的新家庭

有了一个小家庭的感觉既兴奋又有挑战性。您和您的伴侣对宝宝共同的爱，会将你们的关系带进一个全新的阶段，留出二人的空间对你们也很重要。

为人父母的乐趣

随着宝宝逐渐成长，家庭生活也越来越"真实"，您将发现您和您的伴侣独处的时间越来越少。如果宝宝现在没和您在一起，那就一定和您的伴侣在一起，反之亦然。你们的生活围绕着宝宝的需要而展开——而且在短期内都会是这样。因此，您和您的伴侣原先花在对方身上的时间现在都花在了宝宝身上。

共同育儿

适应这种新的生活可能会有一点难度，很少有夫妇在第一年中没有发生过矛盾。彼此交谈、亲近和互相关心的时间都变少了。谁做的家务多、谁又睡得少这样的争执可能是最主要的导火索。常常是两个人都觉得没有得到足够的关心和爱，随着怨气的积累，两个人的关系开始面临着恶化的危险。

两个人分担育儿的任务可以大大地减轻夫妻关系受到的压力。在育儿和家务方面承担平等的责任对夫妻双方都有好处，而且对宝宝也好。即使你们中的一方是全职工作者，也要想办法在周末承担一部分家务，在晚上下班回家以后，也可以共同创造和谐快乐的家庭氛围。

抽出时间享受"二人世界"

抽出一些时间和您的伴侣享受"二人世界"非常重要。把它优先排进日程。当您和您的伴侣感觉亲密、互相支持时，压力和烦恼会变得很容易解决。以下是一些建议：

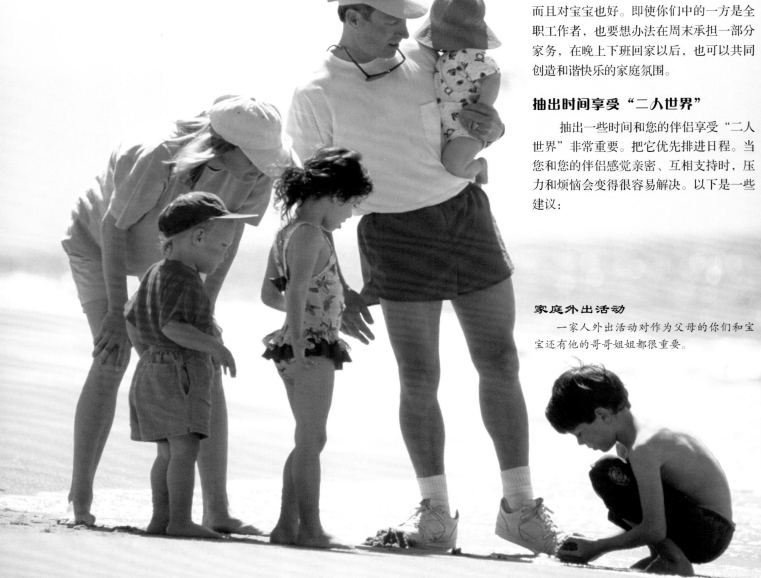

家庭外出活动

一家人外出活动对作为父母的你们和宝宝还有他的哥哥姐姐都很重要。

- 请一位每周来一次的临时保姆，或参加一个临时照看宝宝的社团，这样你们就可以定期地享受"二人世界"了。
- 在周末偶然外出的时候，请宝宝的祖父母来帮忙。
- 达成协议，每周有一天晚上关掉电视，叫一份外卖，在家里享受一个宁静的夜晚。
- 可能的话，请人帮您做一些家务（比如熨衣服和洗衣服），将省下来的时间用在彼此身上。
- 参加在旅程中提供幼儿看护服务的旅行社组织的旅游，这样你们就可以每天花儿个小时在一起做一些事情，比如看看风景，或是在海滩上放松一下，等等。

其他的孩子

　　如果这是您的第二个或第三个孩子，您会感觉到现在自己比以往任何时候都累，在体力上、心理上都要兼顾到。从"二号"宝宝降临的那天起，一切都改变了——从早到晚，每时每刻都有人说话，当他们最后都爬到自己的床上去睡觉时，您已经快散架了！

　　如果您大一点的孩子觉得新弟弟或新妹妹让他失宠了，那么您的护理工作又增加了难度。在再婚家庭中，如果您和您的新伴侣生了新的小宝宝，大一点的孩子会格外强烈地感到失落和被忽视。

　　要使家庭生活尽可能地快乐和轻松，您就要格外留心您较大孩子的感觉和需要。

- 确保他仍然和朋友一起玩，并积极参加他一直常去的活动或团体，尽可能让他的生活正常进行。
- 鼓励他也来帮忙。要相信，只要给他鼓励，他也会乐于递给您一片干净的尿布，或是在洗澡时和宝宝玩水。
- 抽出时间和他独处，让他感到自己仍然被重视，感到自己仍然很重要。
- 积极引导。如果他在宝宝周围吵闹或玩耍的声音太大，您应当建议他换一种游戏，而不是简单地让他停止，这样他就不会对新宝宝产生怨恨了。

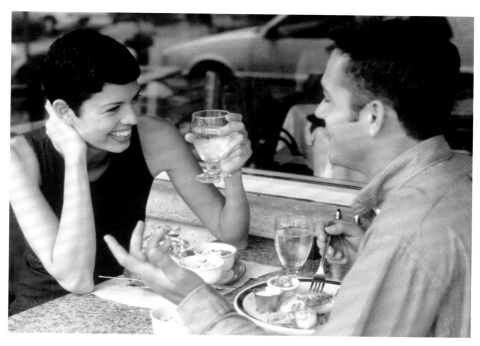

和伴侣坐下来聊聊

　　要抽出一些时间和您的伴侣一起度过，这对于保持双方亲密和谐的关系很有必要。一起在某个时间出去吃顿饭就是享受"二人世界"的绝好机会。

- 帮助培养他和宝宝之间的良好关系，告诉他宝宝是多么喜欢他，比如可以说"看，他正朝着你笑呢"，或者"你那样做时宝宝被逗笑了"。

单亲家庭

　　做一位单亲妈妈（爸爸）并不容易，除了经济上的负担以外，独自抚养孩子可能还会很艰难、疲惫而且寂寞。试着安排好自己的生活，这对您和宝宝都很重要。您觉得越自信越快乐，您能给宝宝的爱和关心就越多。

- 照顾好您自己，保持健康的饮食，坚持锻炼，并保证充足的休息。
- 试着保证定期有自己的时间，这样您就可以和朋友轻松一下，去健身房锻炼锻炼，或是看场电影，等等。
- 发展良好的人际关系，朋友、亲属、邻居和保健专业人士都能给您实际的或精神上的支持和帮助。

　　"我爱我的儿子，并且不后悔成为一位单亲妈妈。偶尔，我也会希望有人能和我一起分享Jacob的进步和成绩——我猜我的母亲已经听烦了我对Jacob的称赞！但是，另一方面，我也喜欢按照自己的意愿做事。在我累了或想放松一下的时候，我的家庭总是我的坚强后盾。"

Cathy Wilcox, Jacob(9个月大)的母亲

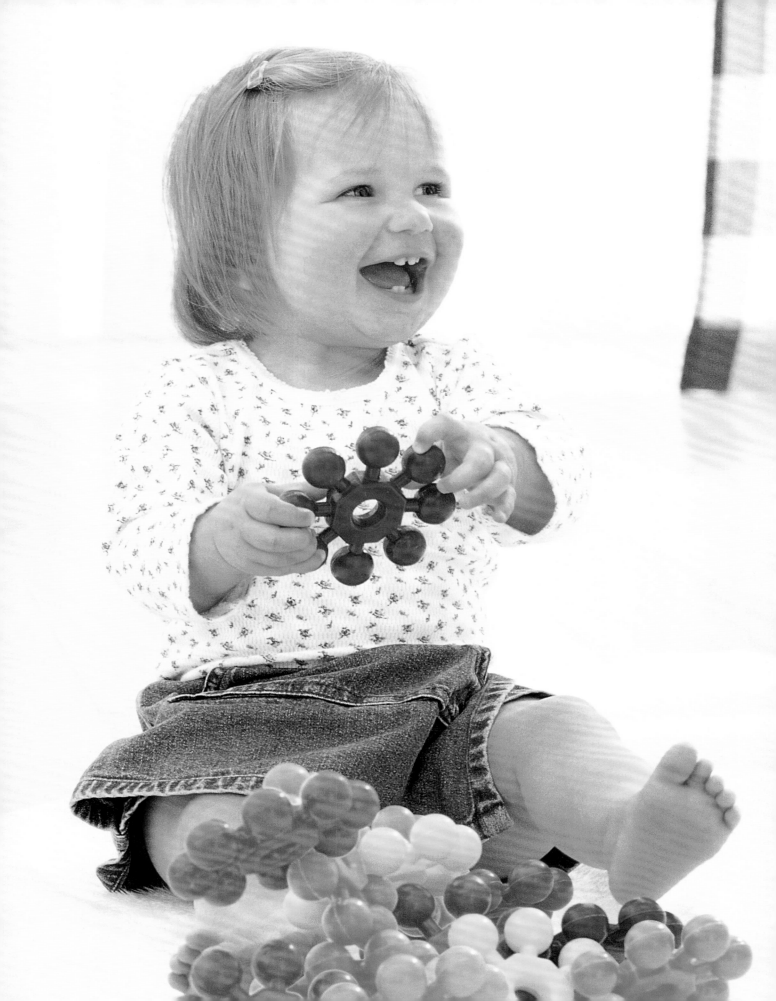

刚学步的宝宝的护理
12～24个月

随着宝宝开始蹒跚学步，您在护理过程中也需要教给他学做很多新的事情了。无论是洗脸还是用便盆大小便，他都会乐于学习怎样独立。

不断进步

在接下来的几个月里，您的小家伙将变得越来越独立。他将迈出人生的第一步，说出第一个句子。无论是他找到自己最喜欢的杯子，还是坐倒在楼梯上，或是学习怎样戴帽子，都会让您为他的进步欣喜不已。

随着这一年时光的流逝，您和宝宝都会有很多新鲜而令人兴奋的经历。比如，他将穿上他的第一双"真正意义上的"鞋子，从婴儿的小床换到"大床"上去，第一次理发，开始使用便盆的基本练习。

探索世界

当宝宝的身体具备了更多的"冒险"条件后，探索周围的环境将变成他日常生活的一部分。蹒跚学步的宝宝可能做出任何事情，他们喜欢去感觉、品尝、触摸一切东西。给这个年龄的宝宝穿合适的衣服，在高脚椅下铺一些垫子，在房间布置一个角落让宝宝玩画画或者橡皮泥之类的游戏，都对宝宝有好处。

同样，随着宝宝变得越来越活跃，您也越来越需要注意他的安全。他需要空间，还需要"自由"来探索他的世界，所以，把他包在脱脂棉里不是解决的办法。但是，您可以保证他所探索的环境是安全的。将您的房子检查一遍，消除潜在的隐患，比如不牢固的家具和没锁好的窗户，等等，并且安装必要的幼儿安全装置，比如楼梯门（应该在宝宝一学会翻身后就装上），电

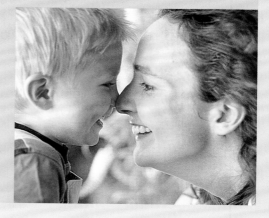

"Emily现在已经能站得很稳了，她对自己会走路感到很兴奋。倘若她自己能做更多的事，她会更开心的。"

Jackie French, Emily(16个月大)的妈妈

源插座的安全罩，给装有家用清洁剂的壁橱上锁，门侧加防护垫以防止撞伤，柜橱和桌子的尖角上加防护罩（见262～265页）。

情绪爆发

在这一年的某个时期，您的宝宝还将迎来第一个坏脾气的时期。虽然学会了很多新的技能，但宝宝还是会经常发现有些事情他做不来，或干脆不让他做。流眼泪、发脾气和有挫折感是很正常的事情，不过您将很快学会怎样处理这些令人头疼的行为，而且得知在这个阶段宝宝的情绪也可以很快地转好。比如，宝宝现在可能总是哭哭啼啼的，不过很快他又破涕而笑。

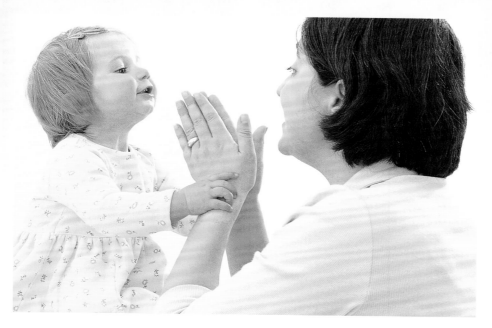

宝宝的喂养

您的宝宝现在可以自己吃饭了，而且大部分的食物对他来说都是美味，但这并不意味他一定会吃掉您放在他面前的任何食物！挑食在这个阶段很常见，通过适当的方法，您可以避免餐桌上的战争。

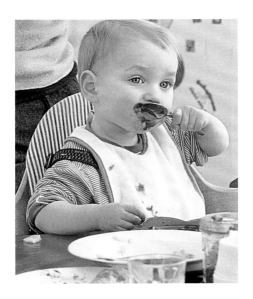

他吃什么

到现在为止，您的宝宝基本上可以和家人吃同样的饭菜了，但是他的饭菜中应当比成人少搁一些盐和糖。

您现在可以给他需要咀嚼的食物了，但是您还需要把食物切成小块，除了软一些的食物，比如香蕉之类。注意这些可能会噎着宝宝的食物：生的胡萝卜、葡萄、未烹饪的豌豆、芹菜、硬糖或其他硬的、圆的食品。肉食也可能导致宝宝噎食，比如碎肉夹饼和香肠，因此您应当将这些食品沿竖的方向切成小块。在宝宝吃东西的时候，您一定要看着他，用一个安全带将宝宝缚在椅子上防止他掉下来，也要注意避免宝宝被食物噎着。

尽量使用新鲜的配料，加工食品中的盐、糖和人造香料含量很高。从以下四类基本的食品中选择：

· 肉、鱼、蛋和其他高蛋白食物。

· 牛奶、干酪、酸奶和其他乳制品。

· 米饭、麦片、土豆、山药、面包、意大利面、白薯和其他碳水化合物类食物。

· 水果和蔬菜。

请记住，低脂高纤维的食物并不适合幼儿。宝宝应当喝全脂而不是脱脂的牛奶，还有其他全脂的乳制品。

用手指取食的食品

开始自己吃饭让宝宝觉得自己"独立"了，但是绝不要在宝宝吃东西时离开他，以防止被食物噎着。

自己吃饭

您的宝宝可以自己吃饭了，但是他可能吃得很慢，而且忍不住要玩一玩食物。您可能偶尔也会想给他喂一勺。给他用手指拿取的食物（比如小块三明治或水果块）可能会有所帮助。

为了保护宝宝的牙齿，您应当让他用杯子喝东西，留意他喝了多少。在这个阶段，每天330~420毫升的牛奶应该足够了。如果喝得过多，他可能在吃饭的时间会不觉得饿。

大量的果汁也会有同样的后果，特别是因为果汁中糖分往往很高。喝过多的果汁还可能会导致腹泻和牙齿疾病。每天将果汁量限制在120毫升以内。用水来代替牛奶或果汁，在这个阶段，自来水对宝宝来说完全安全。

好玩的食物

充分发挥您的想象力，健康的食物让人胃口大开，将食物做成有趣的脸谱或可爱的形状，对宝宝都会有很大的吸引力。

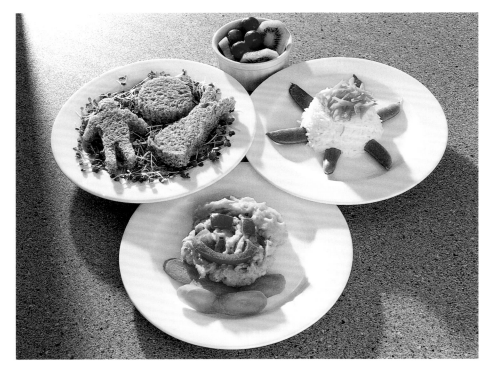

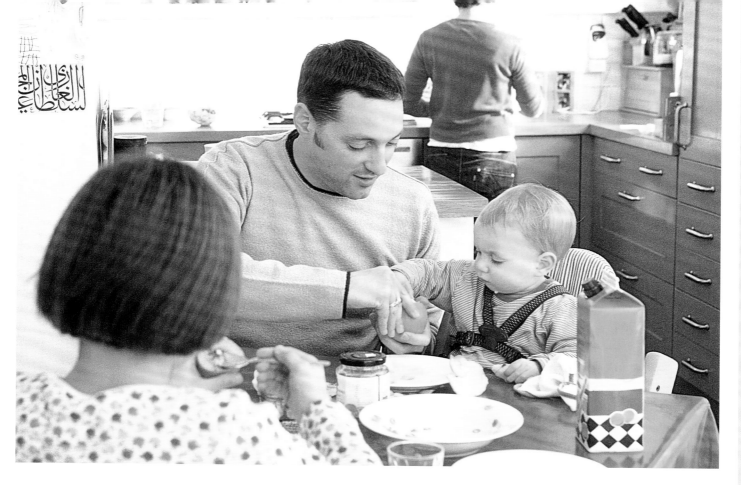

"我们坐在一起吃饭的时间不是很多，Mark每周都要工作很长的时间。但是我们尽量在周末进行一次家庭聚餐。这就意味着我们要提前安排，并且为了Hannah而早吃一些。她仍然保持着下午打个小盹的习惯，如果她累了，就不会对食物感兴趣了。我总是给她做一些她喜欢的食物，比如说意大利面。所以她在吃饭时没有发过脾气。"

Sharon Hill, Hannah（21个月大）的母亲

挑食的宝宝

很多这个年龄的宝宝都变得挑食。从18个月左右起，他们突然表现出强烈的独立意识，只要可能，任何事都要按照自己的意愿去做。食物不可避免地被列进斗争的范围，很多母亲都发现他们从不挑食的宝宝突然变得挑剔起来了。在任何时候都不要强迫宝宝吃东西，您应当保持冷静和不愠不火的态度，并记住，这只是一个阶段而已。只要宝宝的体重在增长并还在生长发育，他的健康就不会受影响。同时，可以通过以下方法来促进宝宝的健康饮食：

· 让宝宝在他最喜欢的两种食物中选择一种。

这个阶段的宝宝还不知该怎样回答没有选项的问题。但是他可以很好地回答"你是想要甲还是乙呢？"这样的问题，比如："果酱三明治还是奶酪三明治？"

· 让吃饭过程变得有趣，和宝宝坐下来一起吃，如果他看到爸爸在吃甜玉米，很可能也想尝一尝。

· 将食物做得好看一些，切碎的食物摆成好看的样子看上去既诱人又不会太夸张。

· 在宝宝好好吃饭或是尝试了新食物的时候夸夸他，并且坚持一直这样做下去，因为孩子的喜好会不停地改变。

健康零食

这个年龄的孩子总是动来动去，体力消耗很大。他们的小肚子的消化能力很强，很快就会又觉得饿了。这时，他们的血糖就会降低，这会使他们变得焦躁疲倦。在两餐之间的健康零食可以补充他们的能量，让他们重新变得精力充沛。在选择宝宝的零食时，您可以考虑那些营养丰富的小点心。给他吃：

· 薄薄的蔬菜条，比如生的胡萝卜和黄瓜条。

· 胡萝卜或香蕉蛋糕。

· 新鲜的切好的水果（水果干会粘牙）。

· 涂有乳酪的饼干、米糕、燕麦蛋糕。

· 抹有碾碎的香蕉或马麦脱酸酵母的吐司。

· 天然酸奶。

· 干酪块和切成条的小西红柿。

在宝宝吃东西的时候要一直在他身边，以防他被食物噎着。

1岁宝宝的睡眠

您的宝宝在迅速地生长，他很快就会准备好从小床挪到大床上去了。为了健康成长的需要，他还是需要充足的睡眠，包括在夜间以及白天。因此，请您继续鼓励他养成良好的睡眠习惯。

保证充足的睡眠

作为1岁的宝宝，他一天24小时中要有14个小时的睡眠时间，但到他2岁生日的时候，睡眠时间可能会减少到12个小时。

宝宝的一部分睡眠时间是在白天度过的。有了白天的短睡，宝宝在这一天中就不会发脾气，也不会过度疲劳，影响晚上的睡眠。即使您的宝宝醒得很早，或是晚上睡不着，也不要放弃白天的小睡。如果需要将宝宝从小睡中叫醒，请给他足够的调整时间，催着他去吃午饭或穿衣服只会让他不高兴。

良好的睡眠习惯

到现在为止，您的宝宝应当可以自己安静下来进入梦乡了，而且可以睡到大天亮，不需要您的帮助，也不需要您的乳房和奶瓶。疾病或度假可能会暂时扰乱宝宝的习惯，但是一旦他康复了或回到家了，就应该回到原来的良好的睡眠状态中。

但是，如果现在您还在和他进行关于上床的"战斗"，或是晚上不得不去看他，那么，从现在开始帮宝宝培养良好的睡眠习惯还为时不晚。您可以从养成睡前的活动规律入手（见112页）。通过练习，您的宝宝会懂得他完全可以自己在他的小床上好好睡个觉。如果他还在夜里醒来，请见以下关于如何帮宝宝一觉睡到天亮的"夜间醒来"部分。

从小床到大床

当您的宝宝试着从他的婴儿床中爬出，或是对现在的他来说小床的空间已经变得狭窄又不舒服，那么，给他换一张大孩子的床的时间到了。为了让宝宝对这个变化感到安全：

· 选择他生活稳定的时候。如果家里多了一个新生儿或是换了一个新保姆，他需要适应；如果他生了病，那么就把换床的时间推后。

· 让宝宝帮您布置新床，让他选一些喜欢的玩具放在上面。

· 想吸引宝宝上床，您可以先上去，儿童都喜欢模仿大人的行为。

· 在床边的地板上放一些垫子，这样如果宝宝在夜间掉下床去，也不会摔伤。

· 如果宝宝表现得很犹豫，在彻底挪到大床上之前，您可以先让宝宝只在白天睡在大床上。

一些睡眠问题的解决方法

上床前的"战斗"

在睡前进行一些轻松的习惯性活动（见112页）。在床上读一个故事可以帮宝宝进入睡眠的状态。给他一个特别的玩具熊或小毯子让他抱着，亲亲他，道声晚安，然后把灯关掉，离开他的房间。要表现得冷静而始终如一。如果他哭起来，那就等几分钟再回到他的房间里，对他说："晚安宝贝！我爱你！你得睡觉了，我不会把你抱走。晚安！"然后离开。您可能要每15～20分钟就要重复一次，在接下来的几天中也是这样。但是您的宝宝最终会明白该怎样做的。

夜间醒来

到宝宝的房间检查确定一切都好，让宝宝安静下来，和他说晚安后离开。

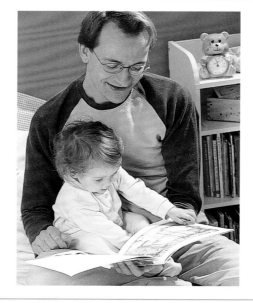

如果他又哭了，在重复这一过程之前等几分钟，看看宝宝自己能不能解决。您可能整晚不能安睡，在接下来的几个晚上也是这样，但是最终宝宝会意识到，没有您陪在他身旁，他自己也可以再次睡着。

早醒

每天晚上比前一天晚睡10分钟，这样连续几天，直到宝宝的上床时间晚了1个小时，这样他醒来的时间也有希望晚一些。在窗户上挂上深色的窗帘或百叶窗以遮挡清晨的阳光，或是留一些玩具来分散他的注意力。如果他醒得非常早，让他自己哭一会儿，他有可能会自己安静下来，也可以采取以下的步骤：检查一下他是否安好，和他说晚安，然后离开。重复这一过程，直到他知道该怎样做为止。

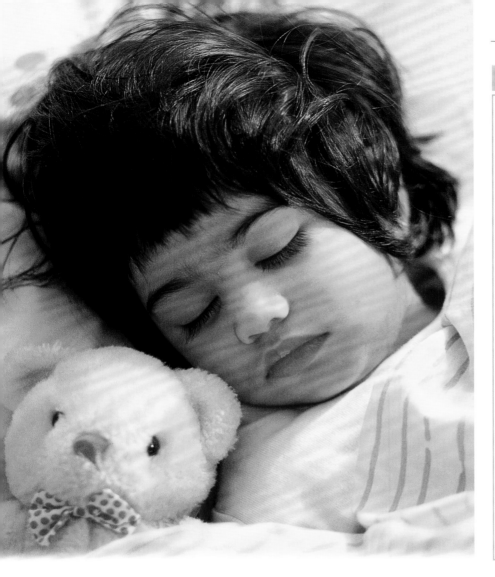

睡自己的床

如果您想改变宝宝晚上到您床上来的习惯，您需要表现得坚决一些，每次在宝宝离开他的小床时直接将他放回床上去。这可能会很累，但您的宝宝最终会明白自己该怎样做。

· 时间应选择在白天可以把觉补回来的时期，或者您和伴侣轮流——妈妈第一天，爸爸第二天。

· 只要宝宝一出现在您的床边，就把他领回他的床上。帮他把被子盖好，然后对他说："妈妈现在要回到自己的床上去了。明天早上见。"

· 给他一些有安慰作用的东西，比如一件您的T恤衫，让他可以抱着入睡。

· 在第一天晚上，做好要无数次起来的心理准备，可能第二天也是这样。不管怎样都不要妥协，否则会让宝宝感到迷惑。

· 不要觉得内疚，良好的睡眠对您和宝宝都很重要。

您的宝宝白天还是需要短睡来帮助他度过这一整天的。无论他是在上午、午饭前，还是下午表现出困意，养成一个固定的睡觉时间有助于他规律地生活。尽量在他太累之前就让他休息。

良好睡眠的诀窍

宝宝睡得好，您就睡得好，可以精力充沛地面对新的一天。在解决宝宝的睡眠问题时记住以下的几点，你们都应该睡个好觉。

· 每天保持固定的上床时间。

· 睡前的例行活动短一些，让宝宝渐渐进入状态。

· 每次睡前的活动保持同样的顺序，让宝宝知道下面会是什么内容。

· 留下一盏夜灯开着，让宝宝放心。

· 不要用上床睡觉来威胁或惩罚宝宝。

征求帮助

如果您的宝宝一直有睡眠问题，对您的生活也造成了影响，您可以和健康顾问谈一谈，专家的建议通常能给您增强信心。您的健康顾问也可能会让您去当地的睡眠健康诊所，那里的专家可能会要求您记录下宝宝每天的睡眠情况，然后为您设计一个行动方案。

早起的宝宝

如果您的宝宝醒得很早，您可以给他留一些玩具让他玩，这可以在足够长的时间内分散他的注意力，让您获得宝贵的睡眠时间。

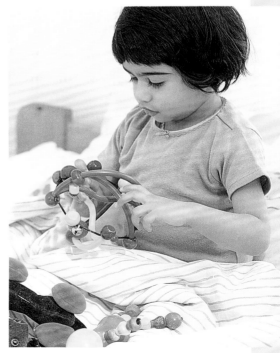

幼儿护理的具体问题

在卫生方面，对什么都好奇的宝宝格外需要您的护理和注意。一些日常的任务（比如穿衣服和洗头）将变得更加富有挑战性。一些简单的策略可以帮助您完成"工作"。

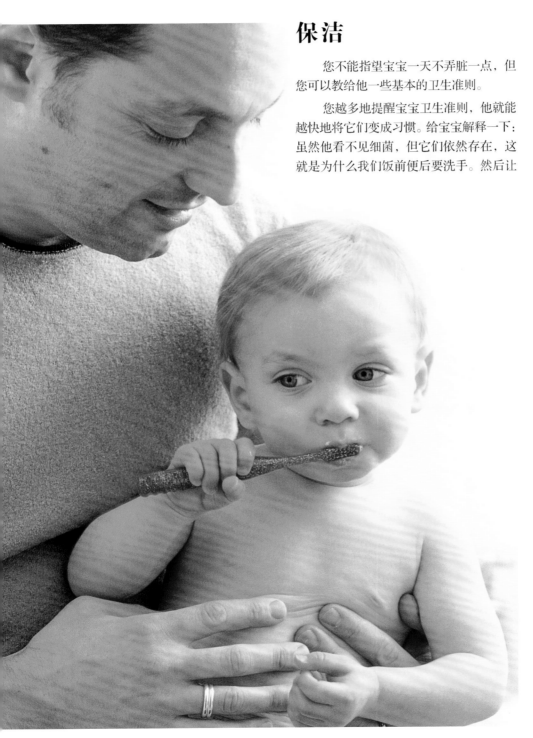

保洁

您不能指望宝宝一天不弄脏一点，但您可以教给他一些基本的卫生准则。

您越多地提醒宝宝卫生准则，他就能越快地将它们变成习惯。给宝宝解释一下：虽然他看不见细菌，但它们依然存在，这就是为什么我们饭前便后要洗手。然后让洗手变得有趣，比如和宝宝一起洗手，看看谁的手上肥皂泡最多，谁又能先把手冲干净。

从第18个月左右开始，您的宝宝将开始喜欢自己动手，尤其是如果他认为自己已经"长大"了。给他一个小凳子，使他踩在上面可以够到水池，并确定他知道哪个是冷水龙头，哪个是热水龙头。

牙齿保健

宝宝每天至少需要刷两次牙。早饭后和晚饭后是最理想的时间，因为口腔中自然产生的细菌和牙齿上残留食物中的糖分结合后会产生一种侵害牙釉的酸性物质，导致蛀牙。

使用一把刷毛柔软的小牙刷和豌豆大小的含氟牙膏。太多的氟会导致永久性牙斑。让宝宝坐在您的大腿上，轻轻地扶着他的额头，使他的头保持静止。每颗牙齿的外面和里面都要清洁。不同味道的牙膏和造型好玩的牙刷可以让不愿刷牙的宝宝不再拒绝。

从现在开始，应该让宝宝养成习惯，每半年到牙医那里做一次检查。尽可能地使检查的过程变得有趣。如果他感到紧张，可以让他坐在您的大腿上，和您一起坐在"魔术椅"上，这样牙医就可以迅速地检查他的口腔了。

指甲的护理

经常给宝宝修剪手脚指（趾）甲可以防止宝宝抓伤自己或其他小朋友，还可以预防疾病，因为指甲里可能藏有污垢和细菌。使用特别设计的钝头指甲剪或指甲刀以保证安全。在剪脚趾甲的时候要直接横剪（见

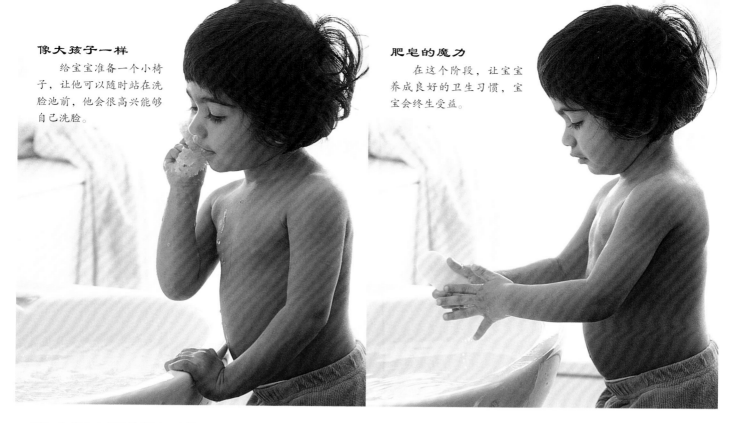

像大孩子一样
给宝宝准备一个小椅子，让他可以随时站在洗脸池前，他会很高兴能够自己洗脸。

肥皂的魔力
在这个阶段，让宝宝养成良好的卫生习惯，宝宝会终生受益。

111页）。如果宝宝害怕剪指甲，试着：

· 在浴盆里给宝宝剪指甲。水让宝宝放松，并且使指甲柔软。

· 先给自己剪指甲，让宝宝看看多有趣。

· 给宝宝唱歌，分散他的注意力，比如《这只小猪》。

洗澡时的游戏

您的宝宝将在浴盆里度过很多快乐的时光，特别是如果您给他很多洗澡时可以玩的玩具，比如干净的空瓶子、塑料船、漏斗和杯子。如果宝宝不愿意进浴盆，试着：

· 让他觉得洗澡更是一种有趣的游戏——"看这些泡泡多可爱"——而不只是把他洗干净。

· 在他意想不到的时间给他洗澡——如果洗澡不是他每天生活的一部分。

· 跳进浴盆和宝宝一起洗，和妈妈一起洗也许比一个人洗有趣得多。

头发护理

到现在为止，宝宝应该有浓密的头发了，而且需要更频繁地洗剪，虽然宝宝可能不愿意。

· **洗头** 使用特别配方的婴儿洗发水，防止宝宝的眼睛受刺激流眼泪。问问宝宝想把头向前还是向后倾，他可能还会想用一块毛巾盖在他的眼睛上，甚至带上一副泳镜。鼓励他也一起动手揉搓洗发水的泡沫，然后快速而彻底地用水将头发冲洗干净。答应洗完头后跟他玩个游戏或给他讲个故事，会让他更有合作精神。

· **剪头发** 在第一次剪发之前给宝宝讲个"理发师的故事"，让他对剪发有个大概的了解和心理准备。在开始时，他可能愿意坐在您的腿上，而不是理发的椅子上。您可以带一些他喜欢的零食，以便在需要时分散他的注意力。在他老老实实坐着时，好好夸奖夸奖他。

穿衣服

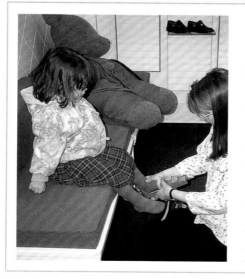

宝宝强烈的独立意识可能让穿衣服的过程变得比以前困难一些，他不会再老老实实躺着让您完成所有的程序了。成功的关键是让他觉得他也有机会参与。让他选择穿哪件衣服，将袖子和裤腿举好，让他把胳膊和腿伸进去，还可以让他做一些简单的工作，比如小女孩可以让她自己把裙子提起来等。一边穿衣服一边给宝宝唱歌或和他做游戏也有帮助，比如把脸掩住，和他玩藏猫猫的游戏。

在宝宝可以稳稳走路的几周后，他就可以穿"真正"的鞋子了。去一家可以量尺寸的鞋店，帮宝宝量脚的宽度和长度，然后找到合适的鞋子。之后1个月左右检查一下宝宝的鞋是否合脚（见185页）。

独立意识和坏脾气

您长大的宝宝急于自己动手做一切事情。您需要保持冷静和足够的耐心，给他鼓励将让他树立自信，并避免挫折感。

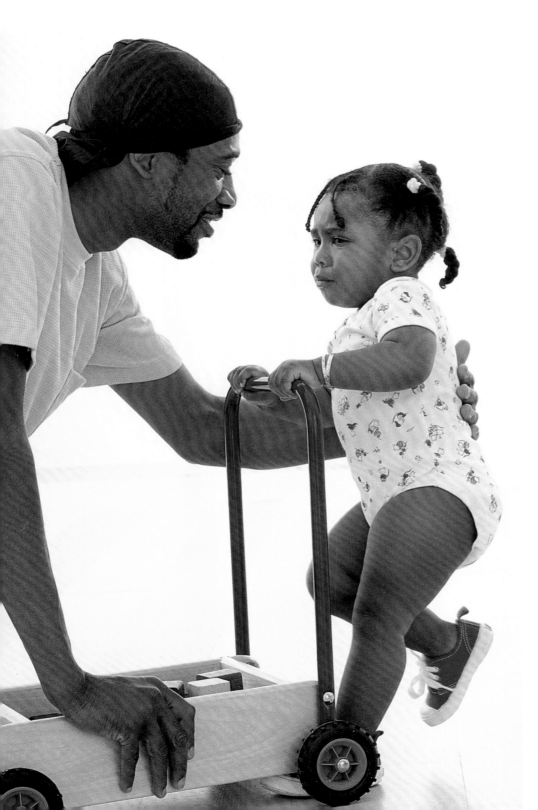

表现独立意识

由于宝宝意识到他和您是不同的独立的个体，他将开始按自己的意愿做事情。虽然放手让他去尝试有时会影响事情的进展速度，但从长期来看，宝宝自己能做的事情越多，他就会越快乐。比如，他可能很快就要去幼儿园了，或者您马上又要迎来另一个婴儿的出生——您不可能总在他的身边帮他做事。

独立对宝宝的情感发育也非常重要，能够按照自己的意愿做事可以使宝宝产生强烈的自我意识，也可以极大地提高宝宝的自尊和自信。

给宝宝支持

虽然宝宝渴望独立，但他仍然需要您。实际上，对宝宝来说，这时您的帮助比以往任何时候都重要——他想要自己做好一切事情，但他仍然在学习新的技能，经常需要您的帮助。用足够的鼓励和赞扬给他动力，他将乐于让您知道他有多聪明，因此请准备好花时间看他表演，并给他赞美和掌声。

帮助宝宝的方式

· 如果放手让宝宝去尝试您知道他不可能做成的事情，然后插手替他完成，这会

你真聪明！

在宝宝尝试新的东西时，您热情的赞扬，是对他的最高奖赏——即使在开始时他觉得很难完成。

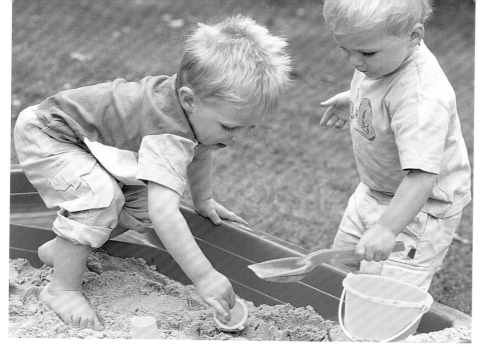

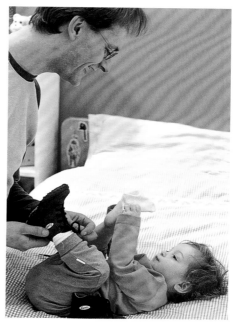

我会自己穿衣服
您的宝宝喜欢自己动手。

让宝宝非常伤心和生气。您可以帮助他，但一定要让他觉得他是靠自己完成的。

· 不要因为让宝宝尝试动手会耽误时间就不让他去做——比如早上穿衣服。您应当留出额外的时间，让他成功地做完。

· 不要对宝宝抱有不实际的期望。每一个宝宝都有自己成长的步调，因此，不要将自己的宝宝和其他宝宝作比较。要留意他何时想开始尝试新的东西，并帮助他一步一步地掌握。

· 为宝宝提供一个安全的环境，运动的场地，让宝宝有机会发扬他的冒险精神，还可以让他安全地发展独立意识。

保持前后一致有助于宝宝学着接受一些规则，如果您说过在喝下午茶前，不许吃饼干，那么就一直坚持下去，无论他多么激烈地抗议。同时也要避免设立太多的规则，尽可能少地制定规则，可以让宝宝更好地遵守它们。

取得自信
为宝宝提供一个安全的场所让他去探索——沙坑是一个理想的场所——这有助于宝宝建立自尊和自信。

为什么宝宝要哭

您的宝宝可能急切地想长大，但是他仍然需要很多的拥抱和安慰。他可能很容易就哇哇大哭，而且，如果您没有及时做出反应，眼泪还可能发展为脾气的爆发。这个阶段让宝宝哭的原因主要有：

· **挫折感** 可能是因为宝宝想做一些他能力还达不到的事情，或是因为您不让他做想做的事情。试着在可能的时候帮助他，并尽可能找一些理由来解释拒绝他的原因。再换一种方式让他试试。

· **疲倦** 在该睡觉的时间尽量不要让宝宝太疲倦，这样他会变得更加烦躁。一套快乐的睡前活动（见112页）会让他觉得放松、平静又安全。

· **缺乏安全感** 对和您分离的恐惧会持续很多个月（见171页）。一个带来安慰的东西（比如一个特别的玩具和小毯子），可以在您不在他身边的时候给他安全感。

· **无聊** 由于宝宝清醒的时间越来越长，他觉得无聊的时候也可能越来越多。虽然他喜欢他的玩具，但他注意力集中的时间仍然十分有限，因此，玩具不可能长时间地让他感到有趣。虽然身后总跟着个小尾巴，会影响您做事的效率，但请别忘记，和您在一起是他最喜欢的活动。

· **伤痛** 宝宝的活动能力比以前要强，这也意味着他磕着摔着的机会也增多了。即使是小小的摩擦或碰撞，也可能使宝宝痛哭。您要表现得很心疼，如果您告诉宝宝您知道他有多疼，他忘记伤痛的速度要快得多。

· **长牙** 在10～14个月之间，您的宝宝可能要开始第一次长出臼齿。这比长出门牙可要麻烦，会给宝宝带来更多的痛苦。试试您在宝宝更小的时候采取的措施（见112页）。

· **饥饿或口渴** 如果宝宝由于饥饿或因为缺水而脱水导致血糖下降，就可能会变得烦躁不安，脾气暴躁。确保宝宝全天规律地补充零食——早上一次，下午一次，如果需要，甚至可以在晚上刷牙前一次。督促他多喝水，最好是白开水。

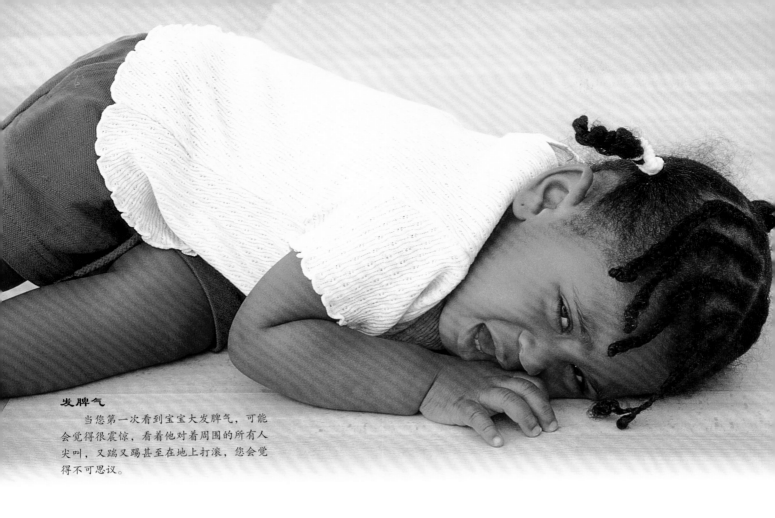

发脾气

当您第一次看到宝宝大发脾气，可能会觉得很震惊，看着他对着周围的所有人尖叫，又踹又踢甚至在地上打滚，您会觉得不可思议。

对付宝宝的坏脾气

不是所有的宝宝都总是发脾气，但是在18个月左右，他们独立意识突然变得很强烈，常会表现得难以相处。

您的宝宝现在掌握了很多新本领，能够了解很多东西，并坚决地想要更多地探索这个世界。但是他经常发现有些事情自己做不来，或是您不让他去做。发脾气是宝宝表达强烈的沮丧和挫折感的方式。如果不满足他的愿望，他就会踢人、尖叫、打其他的小朋友，或是拒绝在最简单的事情上跟您合作。

理解宝宝

宝宝通常会在缺乏安全感或是觉得被您忽视了的时候发脾气，比如，宝宝向您要东西时，您可能正和朋友们在一起。清楚地表达自己的要求，对语言能力还不是很强的宝宝来说的确很难，再加上父母的注意力分散，他又缺乏安全感。因此，就会发脾气。

从宝宝的角度考虑，您有时就会理解为什么宝宝会有那样的举动。知道宝宝难以应付哪些情况，有助于避免宝宝受挫折时发脾气。

鼓励良好的行为

在这个阶段，让宝宝了解什么是好的行为是很重要的。您可以通过很多方法来做到这一点：

· 在宝宝表现良好的时候，多给他鼓励和赞美，并尽量让您的赞美具体一些。在看到他做好事的时候，要告诉他您多么高兴。得知他让您高兴，他也会很高兴，并且受到鼓励，下次还会这样做。不要对宝宝期望过高，他需要很长的时间理解，因为他注意力集中的时间很短，但是过一段时间，他就会知道怎样能够得到您充满赞许的关注。

· 忽略他的一些"不良行为"。如果他做了不该做的事使您大为恼火，他就会发现吸引您注意力的一个方式就是行为不当。相反地，比如说在他将一本书扔出去，差点砸到另一个小朋友的时候，您只要保持沉默，将书拿走就可以了。

· 可能的话换一种方式。如果您感觉到了战争爆发的苗头——比如说在该外出的时候他拒绝穿上外衣，就给他唱个有趣的歌曲，在他觉得好笑的时候，迅速地把衣服给他套上。

- 如果您帮助宝宝穿上了衣服或鞋子，请注意方式和技巧，要让宝宝觉得是他自己穿上的。

- 只要可能，就让宝宝选择。让宝宝觉得他对一件事情有决定权，他的表现就会不同了。比如，如果他总是拒绝穿您给他选择的衣服，那就给他拿出几件合适的衣服，让他决定穿哪一件。

- 对宝宝的闪光点要积极肯定，并且要占据主动。

- 无论是对宝宝还是对您的伴侣，避免大声嚷嚷或态度不好，儿童的模仿能力很强。

- 奖励机制很有效，最好的奖励不是带宝宝出去吃饭或给他糖果，而是您的注意。

- 如果不是什么大事，不要过分坚持。比如说，宝宝今天穿红色的袜子又有什么关系呢？非让宝宝按您的选择穿上黄色的袜子而惹得宝宝大发脾气，这值得吗？

- 使用正面的词语来要求宝宝做事。这个

年龄的宝宝会不断地试探您的"底线"，如果您注意一下自己的语言，就会发现每天的大部分时间都在说"不"。

- 好好安排每一天，避免宝宝感到无聊，尽量每天至少出去一次。要有预先准备，

准备一些让他娱乐的活动。

- 提前设想宝宝会难以应付什么样的情况（比如在他累的时候去超市或是离开朋友的家），有助于您避免情况的发生。您也可以准备好应付的方法。

宝宝发脾气，您能做什么

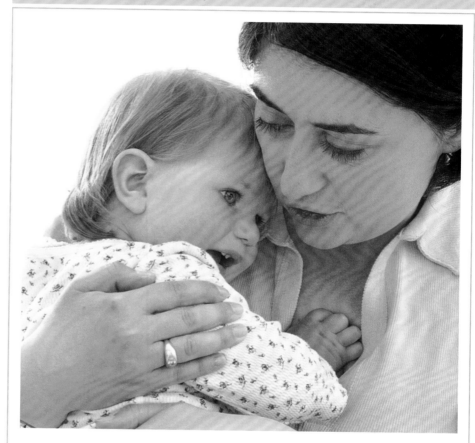

虽然宝宝表现他的独立性很正常，但面对发脾气的宝宝——尤其在公共场合——对最冷静的家长也是一种考验。大发脾气使家长和宝宝都感到很烦。您的宝宝可能会躺倒在地上，又踢又踹，大喊大叫，直到弄得自己恶心，甚至——也是最吓人的——屏住呼吸，脸色发青。但是请放心，他不会伤害到自己，在有危险之前他的自然反射会让他继续呼吸。

当您的宝宝发脾气时：

- 如果可能，静坐旁观，只要宝宝没有危险。宝宝越早发现您不理他就会越早停止。

- 保持冷静。提醒自己，您是成年人，而

他只是一个孩子。以身作则，让他懂得什么是适当的言行。

- 不要觉得尴尬，这样您的应对能力才能增强。每个宝宝都会发脾气，每个目睹的母亲可能只会庆幸不是他们的宝宝。

- 态度和蔼，但是要坚定。如果您改变主意或是妥协，您的宝宝只会懂得发脾气可以奏效。如果他知道您不会改变主意，会最终意识到发脾气不管用。

- 记住，发脾气是宝宝发育的正常现象，不要影响个人感情，他不是针对您的。

"Joe已经学会了用大喊大叫来达到他的目的。我以前会向他妥协，但一次又一次地妥协后，我意识到我必须要坚持。现在，如果他躺在地上打滚要赖，我就会走开。然后，他通常会爬起来跟我走。我也学会了'讲究策略'。有一天，他不停地敲打电视，我越说他他越来劲。我就拿来一个饼干桶对他说：'来敲敲这个，这个声音更好听。'他很快就忘记了电视，而且真的觉得敲饼干桶很好玩！"

Anne Marshall, Joe(24个月大)的母亲

开始如厕训练

在宝宝不用尿布、穿上裤子以后，他就又在成长的路上迈进了一大步。这个进步需要宝宝的大脑发育达到了可以控制大肠和膀胱的程度，时间大约在宝宝18～36个月之间。

宝宝准备好了吗？

训练宝宝上厕所的社会压力可能迫在眉睫——但是，在宝宝的身体和情绪上都做好准备之前，想要他加快进程，您恐怕也无能为力。

首先，宝宝连接大脑和膀胱的神经路径需要发育成熟，这通常要到第18个月，也就是说宝宝要到第18个月才能感觉到他在大小便。但是他仍然不能预知他什么时候会排便，在他能够感觉到排便的欲望并有控制能力之前，还需要一段时间，一般要到宝宝2岁半的时候，但是也有可能比这个时间早很多或晚很多。

要注意的迹象

如果宝宝已经做好了如厕训练的准备，这个过程就会容易而且快得多。宝宝准备好了的迹象包括：

· 在小便或大便的时候有所感觉——他可能会停止玩耍，站在那儿一动不动地看着您，脸红，甚至可能试图告诉您发生了什么。

· 如果他没穿衣服，就会看着自己的那摊"作品"，自己去抓。

· 在您给他看便盆并讲解它的用途时能够理解。

· 愿意试着坐在便盆或坐便器上——即使他并不是在使用它。

· 想要模仿您，使用厕所或穿真正的"裤子"。

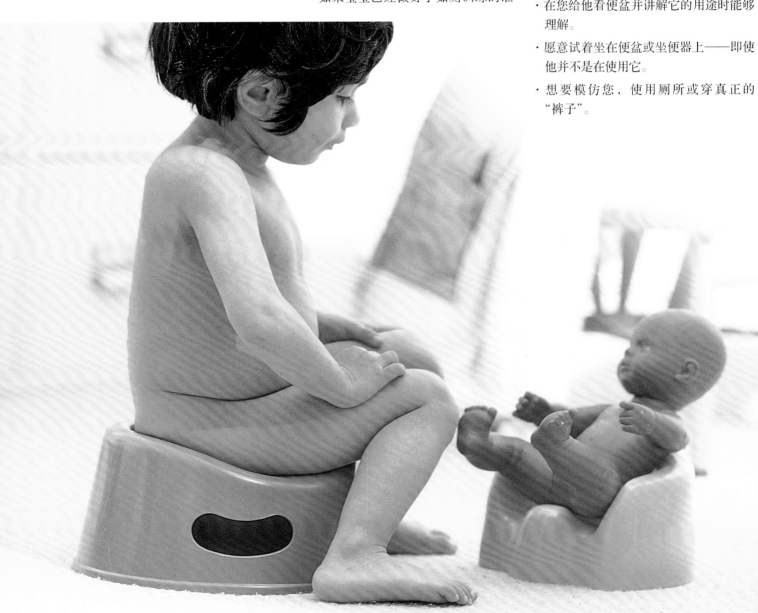

开始用便盆

即使在第18个月时，您的宝宝很可能还不能成功地使用便盆。您可能也想在房间里放一个，让他有机会习惯使用。

· 选择一个宝宝坐在上面和站起来时不会翻倒的便盆。便盆的内侧要有弧度，易于清洗，后部的形状要可以支撑，前面应有防溅洒的装备，还应有可以端持的把手。您的宝宝也许可以帮助您挑选一个。

· 将便盆放在卫生间的坐便器旁，在洗澡前给宝宝摘下尿布后，鼓励他坐在上面。如果他有所行动，就表扬他；如果他没有任何行动，您也不要担心。如果他坚持不愿坐在上面，不要和他着急，过1周左右再试试就行了。

· 让宝宝看您使用坐便器，大多数宝宝喜欢模仿大人。

· 请记住现在您只需要让宝宝有便盆的概念，并不是让宝宝一定使用便盆。您的宝宝准备得越充分，使用便盆的训练就能越顺利地进行。

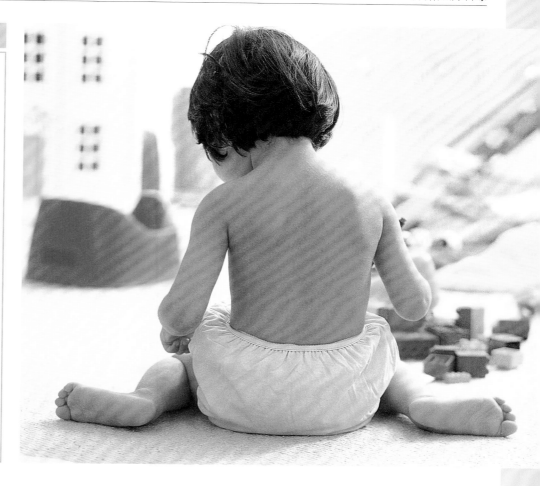

让训练变得有趣

您不应当强制宝宝坐在便盆上，或是宝宝已经明显坐够了还要他继续坐在上面。但是您可以给他小小的鼓励。您可以试着：

· 从书店买一本或从图书馆借一本关于使用便盆的儿童图书，和宝宝一起阅读。

· 在他的便盆周围摆一些东西让他看，比如他最喜欢的书和玩具。

· 提议让他坐在便盆上的时候看录像。

· 和宝宝一起做游戏，用他的玩具熊或洋娃娃等来模拟如何使用便盆。

· 多给宝宝一些表扬，即使他只是坐在便盆上，其实什么也没干。

慢慢来

如果您在训练宝宝使用便盆而他总是制造这样那样的事端，那就先停下来，回到"尿布时代"，几周后再试。不要和宝宝发火，这并不表示您做得不够好或是宝宝不够好。弄得太严重反而会拖延事情的进展。而且退一步说，您没有必要着急，宝宝一定会按照他自己的步调到达目标的。即使您马上就要迎来一个新的婴儿，不想处理太多的尿布，我想您也不愿意

做好准备，告别尿布

在宝宝接受便盆的最初阶段，专门适合"受训者"的裤子（用毛巾布制成，后面防水）就可以发挥作用了。

在照顾新生儿的时候还要处理地上的大小便吧。另外，您的宝宝在不用应对生活中的新变化时（比如适应他的新弟弟或新妹妹）也会更容易反应。

"我们很早就在卫生间里放了便盆，但是Daniel直到22个月大的时候才愿意坐到上面。他坐在上面偶尔碰巧会小便——这时我就"惊喜"地表扬他！但是我并不给他压力——很明显他还不是很感兴趣。在他2岁零2个月左右，他就清楚地知道他在大便了。因为每天他大便的时间都差不多——早饭后不久——我就建议他坐在便盆上，而我给他读书听。"

Joanna Hill, Daniel（2岁半大）的母亲

家庭生活

在这一分钟您还要对他强忍怒火，下一分钟又让您觉得他是最惹人疼的小可爱——只有一件事是肯定的，那就是和宝宝在一起，您永远不会觉得无聊！和变幻无常的小家伙在一起肯定会很累，所以偶尔休息一下，给自己找个空间。

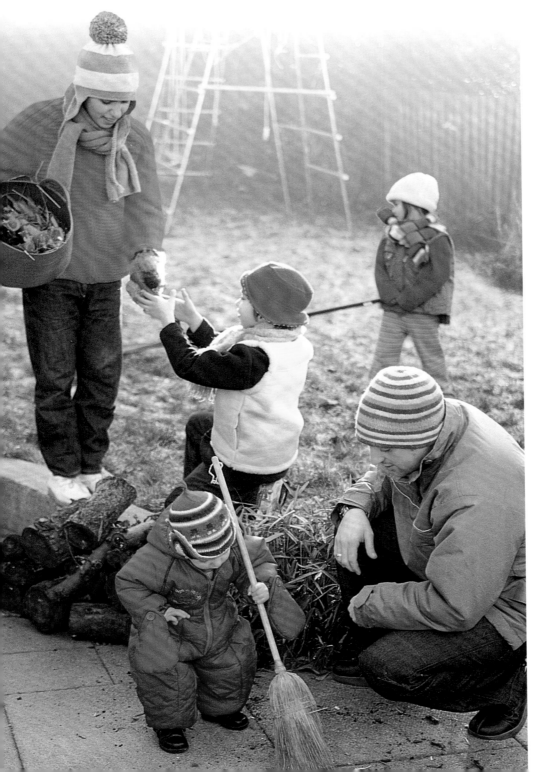

生活就像过山车

和宝宝在一起的时间充满了极端。这一分钟他还黏在您的身后，说什么也不离开，而下一分钟他又推开您的胳膊，拒绝您的拥抱。

他精力旺盛，行动迅速，但是不幸的是往往跟您的要求相反。他想和您在一起，模仿您，参与您做的每一件事，可是他也冲您发脾气，好像您做的每一件事都是错的。他像一阵情感的旋风，和他在一起可能让您精疲力竭。给他提供一个安全的环境可以让他安全地探索世界，而不需要您时时刻刻的照顾（见262~266页）。

按照他的步调安排您的生活可以使你们都不会觉得沮丧，比如去邮局时多留出一些时间，如果他想要就抱抱他，不想也没关系。

控制您的情绪

有时您会对宝宝的"不良举动"感到忍无可忍，到了爆发的边缘。偶尔发发脾气是可以理解的，和其他这个年龄段孩子的母亲谈谈，您会发现这不是您一个人的问题。觉得内疚于事无补，原谅自己才是解决的办法。向您的宝宝道歉，告诉他您不喜欢的是他的行为，而不是他，然后好好给他一个拥抱。他会很快忘记这件事，如果您不再耿耿于怀，他会忘记得更快。

家庭的一员

您的宝宝会非常乐于参加家庭的活动，虽然在跟不上你们的时候会有挫折感。给他找个他能胜任的工作，还要给他多多的表扬。

有新的宝宝

您可能开始考虑再要一个孩子，并且想知道孩子们的最佳年龄差距是几岁。一些家长觉得孩子们的年龄差距越小越好，因为这样他们更可能成为朋友，而另一些家长则觉得孩子们的年龄差得越大越好，因为这样就有充足的时间和精力来照顾每一个孩子。其实并不存在一个绝对的答案，每个家庭都是不同的，对一个家庭适用不一定对另一个家庭也适用。

如果您已经决定增加新的家庭成员，在孕期中的某个时候，您需要让宝宝做好心理准备，迎接他的新弟弟或妹妹。

· 等到孕期的最后几个月再告诉宝宝。看到您隆起的腹部，他会更容易明白您在说什么。

· 给宝宝解释为什么您的腹部在变大，让他摸摸您的肚子，和您腹中的宝宝说"你好"！

· 给他找一本图画书，内容也是关于一个小男孩要迎来家庭的新成员的故事，他会从中找到共鸣。

· 和宝宝聊聊有弟弟妹妹的朋友和亲戚。

· 让宝宝尽可能多地参加迎接新宝宝的准备工作，以免他觉得被排除在外。

· 和宝宝一起看当他还是小婴儿时你们的照片，给他足够的关心和照顾，让他不会为失去您的爱而担心。

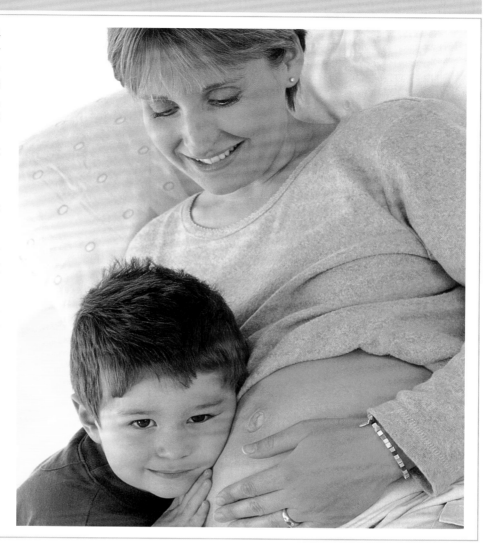

给您自己留点时间

和宝宝度过充实的时光，一起做一些你们都喜欢的事，比如烤蛋糕或一起洗澡，这会让你们觉得很亲近。

给您自己留点时间也很重要。宝宝需要您持续的关心，有时日常的程序会让您觉得厌倦。只有您心情愉快、精力充沛，才能给宝宝最好的呵护。因此，只要有机会就尽量休息一下。和您的伴侣在周末外出，或是下午独自逛街都是好的休息方式。

"在不累、不饿或没有感冒的时候，Louis像个天使。他和我亲密极了，经常让我开心地大笑，和他在一起真的很快乐。只要我总比他领先一步——在他需要的时候准备好零食，避免可能的麻烦——日子就平静地度过。我尽量保证每天和朋友的交际活动。走出家门真的很重要，特别是在Louis的情绪有些不对头或太黏人的时候。"

Philippa Desmond, Louis(20个月大)的母亲

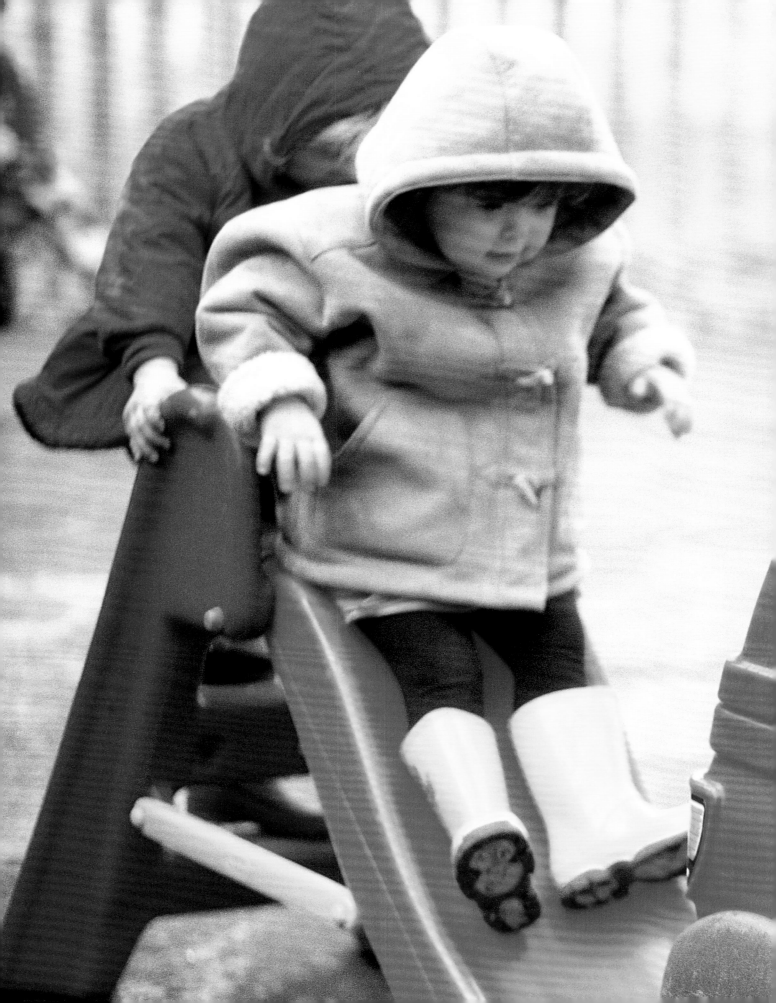

幼儿护理
24～36个月

您的宝宝在迅速地成长，他已经学会了跑和跳，学会了自己穿衣服，而且很快就要告别尿布，去幼儿园和小朋友一起玩。他充满了活力，但是仍然需要很多的拥抱和爱抚！

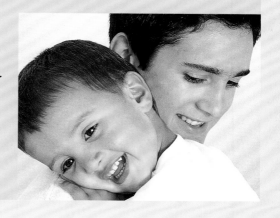

成长

这一年对您和宝宝来说都很令人兴奋。现在他是一个真正的伴侣了，你们可以在一起做很多有趣的事——无论是在公园里散步还是做蛋糕。全家的外出是一个可以实现的更"伟大"的目标，比如到附近的比萨店去吃饭，就是一项非常值得高兴的活动，虽然您可能还得随身带一些吸引宝宝注意力的小玩意儿。

您的宝宝也会喜欢和其他的孩子一起玩，您可以在这一年迟些时候决定是否送宝宝去幼儿园。对他和您来说，这都是迈进的很大一步。知道该期望什么以及如何处理宝宝和您自己的情绪，可以使这个经历变得愉快。

在这个阶段，您很可能将告别一切尿布的工作——至少在白天。抓住适当的时机，并且给宝宝足够的赞美和鼓励，可以让宝宝成功地成为便盆使用者。

面对恐惧

虽然宝宝迫切地想长大，但他有时还是会感到焦虑，跑回到您的怀抱里。他对周围的世界了解得更深了，但是他有限的认识能力还是会让他时时感到迷惑。这个年龄的孩子感到害怕是正常的事情——无论是怕黑还是怕狗。给他足够的支持和关心，恐惧就会过去。

您的时间

随着您的宝宝变得越来越独立，他在家里不像以前那么"闹"了，因为他学会了自己找事干。他上幼儿园以后，您在周末以外的时间还会有几个小时空闲呢。

您和宝宝都需要面对一个调整阶段，因为你们需要养成新的生活规律。宝宝回家后会非常疲惫，对您的"挑衅"也会比以往更多。同时，如果没有新生儿要照顾，您可能需要想想该怎样度过新的空闲时间了。

"我们最喜欢的一天是星期二。在这天我们一起去公园喂野鸭，然后到咖啡店吃热巧克力和羊角面包。这样的一天我和宝宝都非常开心。"

Lizzie Woods，Jack(近3岁大)的妈妈

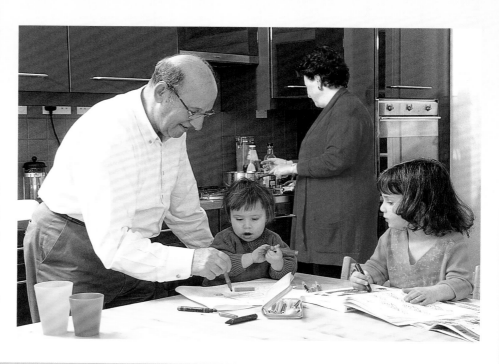

宝宝的食物

您的宝宝现在的食谱非常丰富，而且乐于和全家一起吃饭——无论是在家里还是在餐馆里。他和其他小朋友的交往也多了起来，您会发现对他进行甜食和甜味饮料的限制越来越难了。

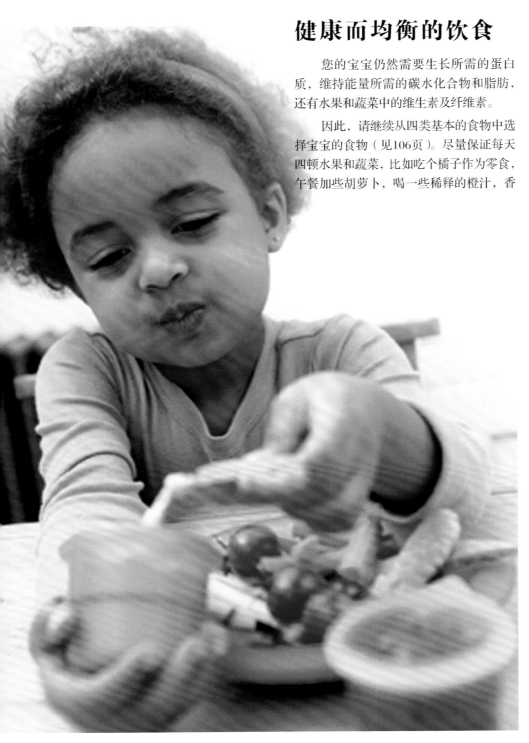

健康而均衡的饮食

您的宝宝仍然需要生长所需的蛋白质，维持能量所需的碳水化合物和脂肪，还有水果和蔬菜中的维生素及纤维素。

因此，请继续从四类基本的食物中选择宝宝的食物（见106页）。尽量保证每天四顿水果和蔬菜，比如吃个橘子作为零食，午餐加些胡萝卜，喝一些稀释的橙汁，香蕉加牛奶蛋糊作为甜点。如果您买不到新鲜的水果或蔬菜，可以用罐装的或干的来代替。

您可以给宝宝喝半脱脂牛奶，如果他的活动量很大，可以让他喝全脂牛奶，来获取额外的能量。要限制牛奶的摄取量，因为喝过多的牛奶会影响他对其他必需食物的食欲。一天应以约250毫升为宜。如果他不愿意喝牛奶，就用全脂的干酪、新鲜乳酪和酸奶来补充代替。请避免让宝宝食用低脂食品，因为对宝宝来说，脂肪是能量之源。也不要让宝宝食用太多的全麦食品，因为过多的纤维会影响矿物质的正常吸收。

请记得让宝宝吃一些富含油脂的鱼类，比如鲑鱼、鲭鱼、沙丁鱼、白身鱼等等。小扁豆和豌豆是很好的肉类替代品，但是如果每天量太大，宝宝可能消化不了。

家庭聚餐

很多家庭的生活都很繁忙，没有很多机会全家好好坐下来吃顿饭。然而，家庭

健康饮食的5个秘诀

- 避免饱和脂肪含量高的食物，以及盐和糖含量高的食物。
- 尽量不要煎炸或烤制食物，而是用蒸、烘焙、煮的方法。
- 尽可能使用新鲜的原料。
- 在宝宝渴的时候，给他喝稀释的果汁或白开水。
- 生的蔬菜（胡萝卜、芹菜或黄瓜条）、水果或面包可以作为宝宝的零食。

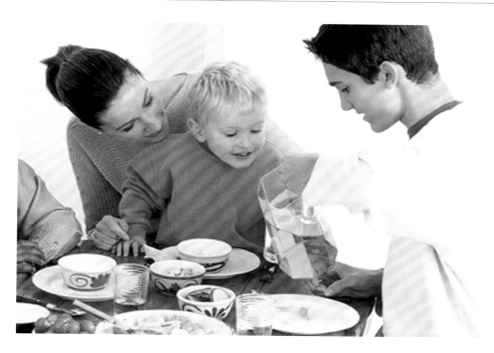

聚餐是鼓励宝宝享受美食的最佳途径之一。宝宝喜欢模仿，如果看到爸爸妈妈吃得很香，也会愿意尝一尝。

餐桌上的交谈也是宝宝发展社交能力的好机会，观察你们的言行将为宝宝学习好的餐桌礼仪打下基础。试着：

· 尽可能地一起吃饭。如果您没办法让全家人都围坐在餐桌旁，那就自己坐在他身旁，不要让宝宝孤独地一个人吃饭。

· 让宝宝参与进来，鼓励他帮您准备餐桌，或在饭后将菜端回厨房，这会让他觉得自己为这个"重要事件"贡献了力量而感到高兴。

· 避免争吵。餐桌上的时间应该是享受融融亲情的轻松时光，尽量不要因为对食物的喜恶而展开"战争"。

· 不要期望太高。宝宝不会有耐心闲坐在餐桌边，他一吃完，就让他离开。

出去吃饭

到外面吃饭是一件让全家人都开心的事。事先给宝宝讲讲要发生什么事，到时候他会表现得很好。

· 注意外出的时间不要太长。如果宝宝累了或饿了，不愿意等，就不会那么"合作"了。

· 选择一个适合带孩子就餐的地方。很多餐馆都备有高脚椅，还有蜡笔和纸，外加为儿童特别准备的菜单。

· 您最好自备一些吸引宝宝注意力的小玩意儿，比如他最喜欢的书或一些小玩具，它们可以使宝宝在等待他的食物时或吃完以后不觉得无聊。

家庭聚餐
一家人常常坐在一起吃饭是家庭生活的重要方面，但是不要对您的宝宝期望太高。

· 选择效率高的餐馆。找一个上菜快的餐馆，而且尽量快地点菜。在宝宝明显不耐烦的时候，您和您的伴侣可以轮流带他出去遛遛。

· 给宝宝带一个带盖的杯子让他使用，以免他把饮料弄洒——即使在家里他基本上能拿稳普通的杯子。

· 给宝宝点他最爱吃的东西，他会吃得更高兴。

· 多多地表扬他，夸他是懂事的大孩子，他会受到鼓励，下次也表现良好。

边走边吃
孩子们在外出游玩的时候很容易感到饥饿，所以要随身携带足够的零食，比如面包条或水果。

保护牙齿

· 不要用糖或甜品作为奖励。

· 创立一个"甜心日"，在这一天可以让宝宝享受一周的甜食"配额"。鼓励宝宝选择巧克力而不是软糖。

· 将您关于甜食的政策告诉您的亲属和看护者，保证政策的执行。

· 避免甜味的和碳酸的饮料。

· 请记住水果干含糖量很高，还会引起蛀牙，将它留在吃饭或是外出时间。

· 检查食物的标签：糖有很多种存在的形式，包括右旋糖、葡萄糖、蜜糖、麦芽糖浆、转化糖浆和浓缩果汁。

· 在早餐后、上床前和吃了甜食后要刷牙。

如厕训练

您的宝宝已经为告别尿布做好了准备，而您也给他买好了第一条裤子。选择一个平静的日子开始训练：做好处理偶发事故的准备，不要忘了多多给他提醒和表扬。

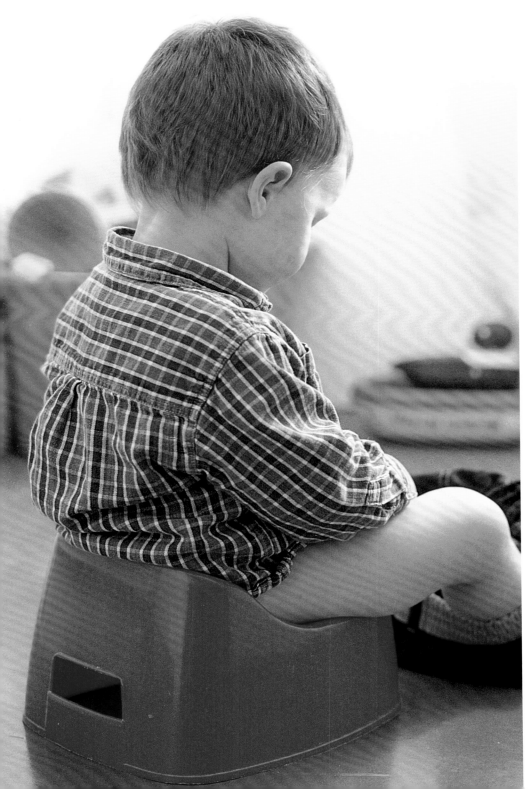

预备……开始!

如果您的宝宝现在还没有告别尿布，穿好裤子，那么在这一年的某个时间，他会迈出这一大步。

在18～36个月之间，他的大肠和膀胱肌肉将发育成熟，他在想上厕所的时候就能感觉出来了。如果您已经让他了解了厕所的概念（见130页），他也见过你们使用厕所，那么对下面要发生的事，他应该已经有了一个清楚的概念。但是您怎样判断应当什么时候启动训练让他离开尿布呢？

问问您自己：

· 他对使用便盆感兴趣吗？

轻松训练的诀窍：

· 如果可能，在夏季开始上厕所的训练，那时您的宝宝可以不戴尿布在花园里跑来跑去。

· 给宝宝穿他自己能轻松脱掉的衣服。裤子上的拉链和挂钩对宝宝还细小的手指来说难度太大，那种可以一提就上来的带松紧带的裤子、半截裙和连衣裙是最好的选择。

· 建议宝宝在吃完饭后使用便盆，可以用一个故事或录像作为激励。

· 如果您取得了一些胜利，请坚持下去，因为图方便而偶尔换回尿布会让宝宝感到迷惑。

· 如果宝宝"闯了祸"，不要责怪他，您只需提醒宝宝便盆的作用，平静地为他处理一下即可。

· 多多表扬宝宝来鼓励他，让他知道现在他的表现多像个大孩子。

- 他在想上厕所的时候能感觉出来吗？请注意他的表情，他是不是浑身绷紧，感觉到有事情要发生？
- 他能不能在没有您帮助的情况下自己脱下裤子？

摘下尿布

和宝宝一起买几条裤子可以吸引宝宝的注意。把它变成一个特别的仪式以告诉他，他现在已经是一个大孩子了，让他选择自己喜欢的款式。选择一个你们共同在家的上午或下午，摘掉他的尿布，并给他解释说以后不用尿布了，想要大小便，要使用便盆。过几天之后，开始增加摘掉尿布的时间和次数。同时，不断地给他提醒和暗示。

保持冷静

做好处理"事故"的准备，不要生气或责怪宝宝。对宝宝来说，将尿布换成便盆只是学习一种新的技能。如果他受到什么压力，就会觉得太累而放弃学习。

- 不要强迫宝宝坐在便盆上，即使您能肯定他需要使用它。您的宝宝喜欢自己做主的感觉，有时会通过拒绝您的要求的方式来表现自己的独立性。
- 避免使用"好"或"坏"这样的字眼，如果宝宝犯了"错误"，提醒他明天不再犯就可以了。
- 如果您的宝宝真的搞得一团糟，请尽量不要表现出嫌恶的态度。眼前的场景的确令人愉快不起来，但是如果让宝宝看到您不快的反应，他会在大便的时候觉得不安或焦虑的。
- 如果有很多"事故"发生，这就表明宝宝还没到这个阶段。再等一周或更长的时间，然后再试试看。

外出

在外出之前将宝宝放在便盆上，可以最大程度地减小"事故"发生的几率。您可以随身携带便盆，再带一套替换的衣服以防万一。很多母亲在带宝宝外出时，让宝宝穿上专为训练时期设计的裤子，因为它能吸收排泄物，并且穿脱像普通裤子一

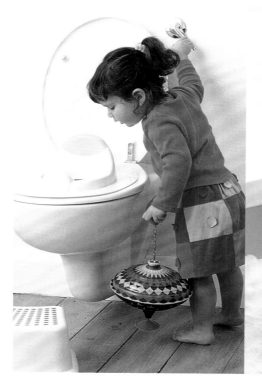

样容易。

使用厕所

一旦宝宝接受了便盆，他可能也愿意使用坐便器。他需要一个稳定的脚凳踩在上面，还需要一个专门适用于"受训者"的坐椅来增加安全感。宝宝坐在坐便器上的时候，可能会喜欢您扶着他。即使他可以轻易地上去和下来，能自己提起裤子，但是在一段时期内，他可能还是在擦屁股的时候需要帮助。对于小女孩来说，您要教给她从前向后擦，特别是在大便以后。因为粪便接触尿道口或阴道口容易引起尿道感染或阴道感染。

夜间训练

即使宝宝在白天不需要尿布，在短睡时和上床之前也需要裹上尿布。鼓励他在上床之前使用便盆。一旦您看到宝宝醒得很早且尿布是干的，就可以摘掉尿布了。偶尔可能还有"事故"发生，您可以在宝宝的身体下垫一个防水的小垫子。

看我多了不起

教宝宝怎样洗刷坐便器，并告诉他便后要洗手，让他迅速地养成讲卫生的习惯。

为什么宝宝退步了

有时，已经高高兴兴告别尿布一段时间的宝宝会突然拒绝使用便盆，并开始出"事故"。如果没有什么健康方面的原因（比如尿道感染），那很可能是因为他对什么事情感到焦虑（比如家里的新生儿），对感到的压力做出的反应。宝宝磨磨蹭蹭不去厕所也可能是因为他想让您陪他，这个年龄的宝宝还需要一段时间才能独立地上厕所。

让宝宝知道，出现"事故"没有关系，只要给他洗干净，换好衣服，同时温柔地提醒他使用便盆就可以了。一些变化可能会有帮助——不同颜色的便盆、新的坐便器坐椅、一些款式像大孩子的裤子，或者卡通手纸。鼓励宝宝在生活中的其他领域表现独立，这样他就不用通过拒绝上厕所来证明他有自己的主张了。

哭和睡眠

宝宝能否保持活跃，在很大程度上取决于他的睡眠是否充足。在努力了解这个世界的同时，宝宝会为很多看似微不足道的小事而掉眼泪。

睡眠的需要

您的宝宝每天需要10~12个小时的睡眠，在身体迅速发育的时期，他可能需要更多的睡眠。

宝宝需不需要保持在下午打个小盹的习惯，这取决于他上床和醒来的早晚，以及白天接受的刺激。一些宝宝有一两天不用下午短睡，然后在第三天下午要好好地睡一大觉来弥补。

哭和安慰

这个阶段的宝宝经常会哭，疲倦是一种常见的原因。不满的呜咽也很常见，特别是当宝宝得不到他想要的东西的时候。

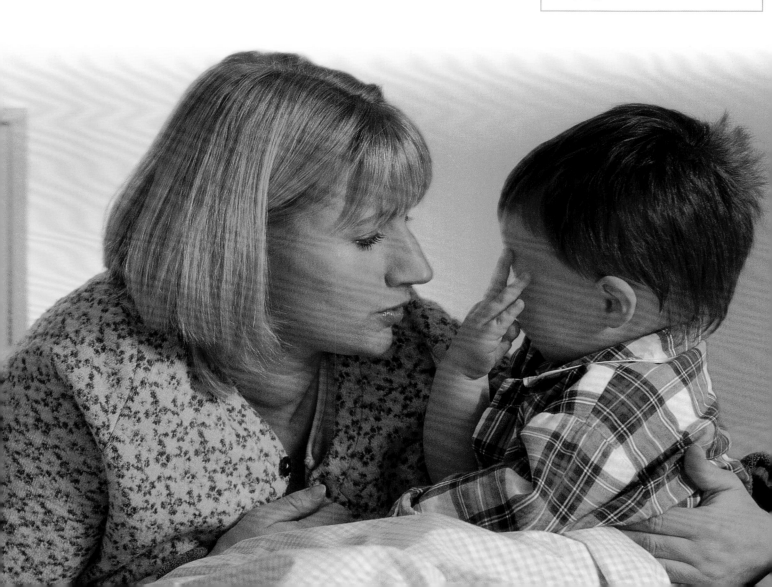

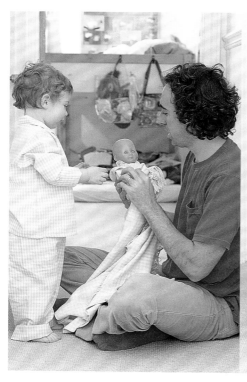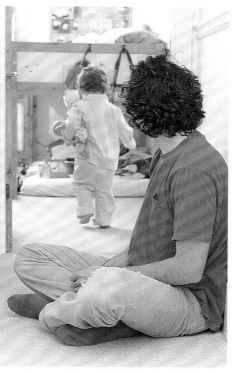

"我们去邻居家拜访的时候，他们家的狗总是汪汪叫。Violet被叫声吓坏了，而且开始害怕所有的狗。我们去公园时，只要看到一只狗，她就会哭着躲到我的怀里。后来，我们和朋友一起去度假，他们也把他们的狗Rosie带去了。Violet看到其他的孩子都和小狗玩耍，我和丈夫也对小狗说话给她看。那个星期里，在Rosie接近Violet时，她变得镇静一些了，并且还跃跃欲试地想要摸摸Roise。她现在对所有动物都已经不再那么害怕，而且变得更加自信了。"

Emma Cole, Violet（36个月大）的母亲

您的宝宝也在体验很多新的情感，比如内疚、嫉妒和厌恶，有时他会因为这些感觉而流眼泪。这些感情会左右着他，直到他能够控制它们。要想有所帮助，您要了解宝宝的情感，然后改变您自己的心情。如果宝宝脾气暴躁的时候您也脾气不好，请试着变得温和一些。硬碰硬只会让他更烦躁，而温情和理解将改变一切。

这个阶段的孩子也很容易害怕。虽然您无法将恐惧逐出宝宝的生活，但您可以改变他面对恐惧的态度。比如，说他的想法傻只会让他更加害怕，因为他要在没有您支持的情况下独自面对恐惧。相反，您应当认真地对待他的恐惧，并鼓励他开口说出他恐惧的事物，您的宝宝信任您，看到您并不害怕，他就可以一步步战胜恐惧了。

带来安慰的物品

很多宝宝都会有一个对他而言比较特殊的玩具，比如玩具熊。在上床睡觉的时候，这个玩具能使宝宝感到平静，安然入睡。

尿床

通常没有在夜间排尿习惯的宝宝尿床并不是少见的现象。尿床现象可能会持续到五六岁，特别是男孩。在上床睡觉前，督促宝宝上厕所，并铺一层防水的小褥子保护床垫。在宝宝尿床以后保持平静，以免宝宝感到焦虑。如果宝宝持续地尿床，您可能需要在一段时间内继续在夜间给他裹上尿布。如果过一段时间还没有好转，可以让医生给宝宝做个检查。

宝宝做噩梦怎么办

噩梦

孩子们偶尔会做噩梦。如果白天您的宝宝很快乐，那您就不必担心，但是您需要弄清楚他是否在电视上或书中看到了什么可怕或不合适的内容。如果宝宝在夜间惊醒，要立刻到他身边去，安慰他这不过是一个梦，梦不会伤害到他。告诉他每个人都会做梦，再睡着了就没有了。告诉他在他的卧室里很安全，然后一直陪着他，直到他再次进入梦乡。

夜惊

如果您的宝宝看上去好像醒着——眼睛睁着，但是表情紧张恐惧，躁动不安，他可能是属于夜惊发作。看到宝宝这样，您一定非常不安，但是您需要冷静，坐在他身旁，确保他不会伤到自己。请记住他不是真的清醒，即使看上去很像，他所看到的感觉到的任何事物都是夜惊的一部分。过一会儿，他就会安静下来，重新入睡。第二天早上，他对发作没有任何回忆。

去幼儿园

宝宝长大一点后，会喜欢到幼儿园去认识新朋友，玩新的玩具。但是现在他离开您的怀抱行吗？选择合适的学前教育，并且知道如何让宝宝融入新的环境，有助于宝宝充分地享受这段新的历程。

帮宝宝做好准备

- 宝宝的安全感越强，就越容易融入到一个新的环境中去。在开始学前教育以前，要尽早开始给他不断的赞美，增强他的信心。

- 和宝宝一起参加亲子团体的活动，可以帮助他和其他孩子开展交往。只要他离开您的怀抱去玩，很快他就可以准备好去幼儿园了。

- 在选择好幼儿园以后，带宝宝一起去看一看，让他知道大概的布局，并且见见老师和小朋友。

- 了解一下幼儿园的安排，在每项活动开始之前给宝宝讲一讲，让他对将要发生的事有个了解。

- 帮助宝宝学会一些技能，比如穿衣服和脱衣服、用杯子喝水、自己上厕所等。

- 不要对宝宝过于强调将要发生的变化，太多的宣教会让他感到焦虑。

- 积极应对。正视宝宝担心的所有问题，和他好好谈谈这些问题，不要让宝宝知道您的担心。他会从您那里得到信心，您冷静的态度让他放心。

预期情况

去幼儿园对您的宝宝很有好处，他将学会怎样和小朋友一起玩耍，体验新的想法，并习惯离开家的生活。

但是开始幼儿园的生活可能并不容易。尽管您的宝宝迫切地想要长大，他还是需要大量的关怀和抚慰。他几乎没有时间的概念，虽然您告诉他，您将在半个小时后回来，他只能通过经验知道这是什么意思。

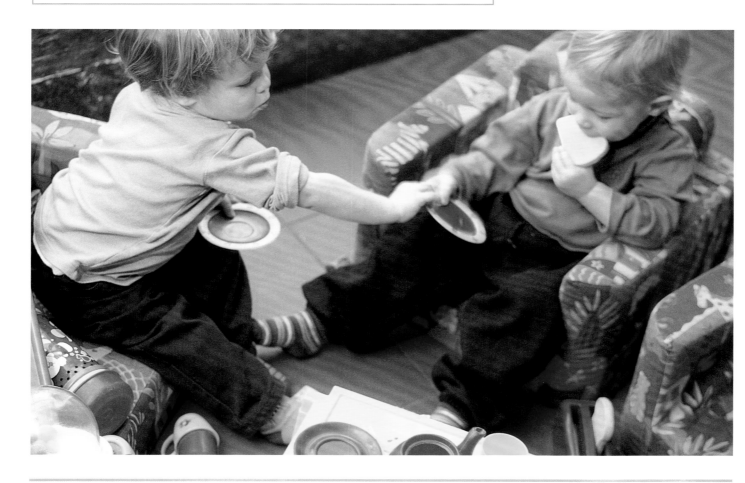

融入新环境

第一天对您和宝宝来说很可能都很难。如果您事先让宝宝有所准备（见142页），将他送进幼儿园也许要容易一些。

大多数幼儿园都会鼓励您留下来，至少待到第一次休息时间。有您静静地坐在那里看着宝宝，他就可以全心地投入到活动中，而不必担心您突然消失了。在看到宝宝快乐地参加到活动中后，您可以告诉他，您要到商店里转一圈，很快就回来（然后一定要说到做到）。

和宝宝道别，然后不要犹豫，冷静地离开。如果宝宝看到您在门口徘徊，会觉得您不想把他留在那里。但是千万不要不告诉宝宝就悄悄溜走——宝宝的眼泪可能会让您难受，但是如果他感觉不安，您一声不响地消失只会让事情变得更糟。

如果您的宝宝黏着您并且哇哇大哭，在接下来的几天里，您可能要逐渐增加离开他的时间，直到他能够高高兴兴地让您走。如果每次您要走时宝宝都哭，那也许只是为了让您同情。幼儿园的员工很可能会告诉您，只要您一走，他就没事了，您也可以透过窗户自己验证。

正确的选择

在这个阶段，您有两个选择可以考虑：

· **托儿所** 没有幼儿园那么正式，一般接收2岁半以上的孩子。

· **幼儿园** 通常提供更为系统的教育和活动。国立的幼儿园可能要到您的宝宝4岁时才接收他，但是一些幼儿园也可能接收更小的孩子。

托儿所和幼儿园为孩子们提供相似的活动，包括玩沙子和玩水、童话剧表演、户外游戏、讲故事、做饭和自编的表演等。您的宝宝还有很多机会和其他的小朋友一起玩，这对他社交技能的发展非常必要。

在您做出选择之前，请多去几家幼儿园看看。需要"考察"的事项包括：

· 幼儿园的员工看上去是否友好热情？是否热爱他们的工作？

自己穿衣服

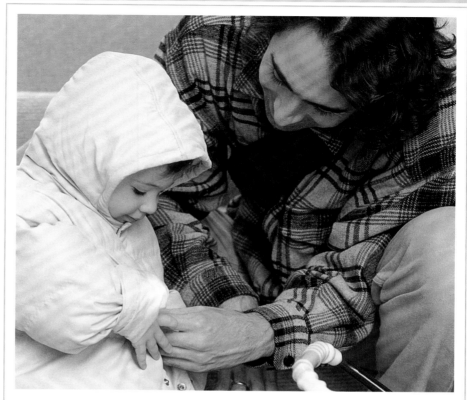

教给宝宝一些实用的技能，比如穿衣服，这会让他更容易地适应幼儿园的生活。选择那些穿起来难度不大的衣服。

· 帮助他练习自己穿上和脱下衣服。如果衣服上有拉链，可以在拉链上挂一个环，这样拉上拉下就要方便得多了。

· 比起用带扣的和系鞋带的鞋子，大多数宝宝都更偏爱尼龙粘扣的鞋，这对他们来说更简单易穿。

· 腰上有松紧带的裤子比拉链的裤子要更容易提上来和脱下去。教给宝宝如何坐下，把腿伸到裤腿里，再站起来，把裤子提上去。

· 对您的女儿来说，前面开口的衣服比后面开口的衣服要方便易穿。

· 那里有多少孩子？他们看上去快乐吗？他们是怎样被"管教"的？

· 幼儿园的设施水平如何？环境令人兴奋吗？

咨询一下您可不可以听一节课，切身体会一下感觉，并考虑您孩子的需要。如果您的宝宝外向好动，可能有充足户外活动场地的幼儿园适合他；如果宝宝害羞又谨慎，您就需要给他找一个小一些的、气氛温馨的幼儿园。

"在我们的村子里，所有的孩子都先上托儿所。Katrina喜欢去托儿所，但在这个年龄的孩子里，她算比较成熟的，我们希望在她4岁的时候能被当地小学办的幼儿园接纳。一个更系统的环境更适合她。"

Sally Hughes, Katrina（快3岁了）的母亲

下一步

宝宝开始了幼儿园的生活，对他和您都是一个很大的变化。您可能为自己"重获自由"感到格外的欣喜，也可能为宝宝开始他自己的生活感到失落。先做好心理上的准备会有所帮助。

新的生活习惯

宝宝去上幼儿园了，您的心情可能很复杂。

一方面，您为他迈出独立的一步感到骄傲，而且可能为自己因此而获得的自由兴奋；另一方面，您会担心他是否健康，是否快乐。突然之间，每天他都有一段时间消失在您的视野之外，您无法得知他在做什么。您希望他快乐而自信，但是您可能又会为他和老师之间的亲密关系而担心。

对宝宝产生保护心理是很正常的，但是不要因为您自己的恐惧阻挡他的脚步。对送宝宝去幼儿园的决定保持信心，有助于您平复自己的忧虑情绪。和幼儿园的老师谈谈您担心的问题，结识其他的家长和小朋友也会有帮助。尽量不要让宝宝感觉到您的担心，面对变化表现得轻松又自信也有助于宝宝以同样的态度面对它。

您自己的时间

一旦宝宝开始他的幼儿园生活，您就有了一些属于自己的时间。除非您有新生儿要照顾，否则没有宝宝在身边的时间可能感觉有点别扭。您可能怀念和他在一起的那些时光，同时为自己该做些什么感到不知所措。重获自由的您也可能会把每时每刻都排满了，生怕时间不够用。

请记住，每天几个小时的时间会很快地过去。在这么短的时间内安排进太多的内容会让您感到疲惫不堪。但是，无所事事也会让您觉得无聊。好好安排这段时间，在自己的事情和家务之间找到平衡点。如果您想不出该干什么，以下活动您也许可以考虑一下：

· **运动** 您可以参加一个健身班，去游泳，或和朋友一起在公园里跑一圈。运动是让您充满活力、精神抖擞的绝佳方式，如果您正计划再要一个宝宝，现在正是为再次怀孕锻炼身体的大好时机。

· **放松** 蜷在沙发上读一本好书，泡一个舒服的热水澡，在花园里享受日光浴——让自己得到充分的休息和放松，也有助于家庭生活更快乐平静地进行。

· **和朋友去喝咖啡** 和没有孩子的同事或朋友们聚会。暂时从为人父母的心情中走出来和身体上的放松休息一样重要。

· **上课** 无论是继续您的教育还是发展新的兴趣，这都能为您提供动力和社交的机会。

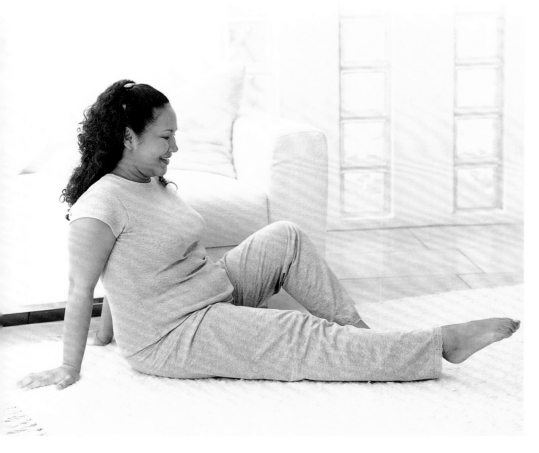

恢复体型
宝宝去幼儿园以后，好好享受您获得的自由时间。在家里和外出运动可以让您精力充沛。

在家

在刚开始的日子里，您的宝宝回家以后一定感觉很累，您可能发现他脾气暴躁，很难相处。挑战父母制定的规则是这个年龄的孩子的典型特征，疲倦会使他们更加充满反叛性，甚至会拒绝做您要他做的事。

如果您在白天很想念宝宝的话，他的眼泪和坏脾气会让您感到特别不安。但是请记住，正是因为他觉得和您在一起安全又快乐，才会有那样的举动。

· 当宝宝回家以后不要期望太多。和他安静地坐在一起，读个故事或看个录像，比带他去超市或会朋友要更轻松。

· 尽量避免冲突。虽然继续坚持安全规则很重要，但是试着不要说太多的"不"。换个方式，开个玩笑或用语气温柔的问句（例如，你能在我之前吃光你的豌豆吗？）让他按照您的要求去做。

· 给他足够的支持和安慰。让他知道，即使他控制不了自己的情绪，您也理解他的感受，这会让他最终学会控制自己的情绪。

同胞之争

如果您有了新生儿，家庭生活会增添一些麻烦。宝宝对他新的"竞争对手"不是表现出异乎寻常的爱就是极端的敌意，有的时候二者都有。宝宝觉得新生儿威胁了他的地位是很正常的事，您可以让宝宝事先有心理准备，大大地减轻他这种心理（见133页）。在婴儿降生一段时间，宝宝对他的新鲜感消失以后，您可以通过让宝宝有自己的空间和玩具来减轻他的竞争心理，把玩具放在婴儿所及的范围之外，保证宝宝"独有"。

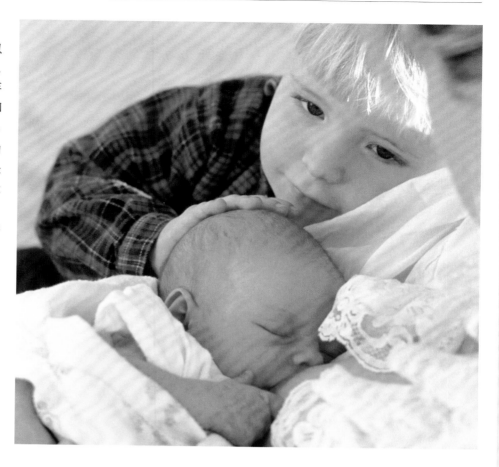

抽出时间和宝宝及小婴儿一起玩个他们都喜欢的游戏，比如藏猫猫、唱歌或者做各种动作，这有助于鼓励宝宝把小婴儿当成未来的玩伴。不要忘记每天抽出一些时间和宝宝独处，让他知道，对您来说，他依然重要。

兄弟情深

只要您付出时间和耐心，宝宝会学会爱护他的小弟弟或小妹妹。在不久的将来，他们会成为最好的玩伴。

"在我的小女儿们刚到2岁的时候，就停止了下午短睡的习惯。到下午茶的时间，她们通常又累又烦，到傍晚简直像一场噩梦！我也觉得很沮丧，以前她们睡觉时属于我自己的那几个小时再也没有了。现在，她们都去托儿所了，我们都比以前更开心。Martha 和Josie喜欢托儿所，而我终于有了自己的时间——这感觉真好！"

Caroline Watton, 双胞胎Martha和Josie (3岁大)的母亲

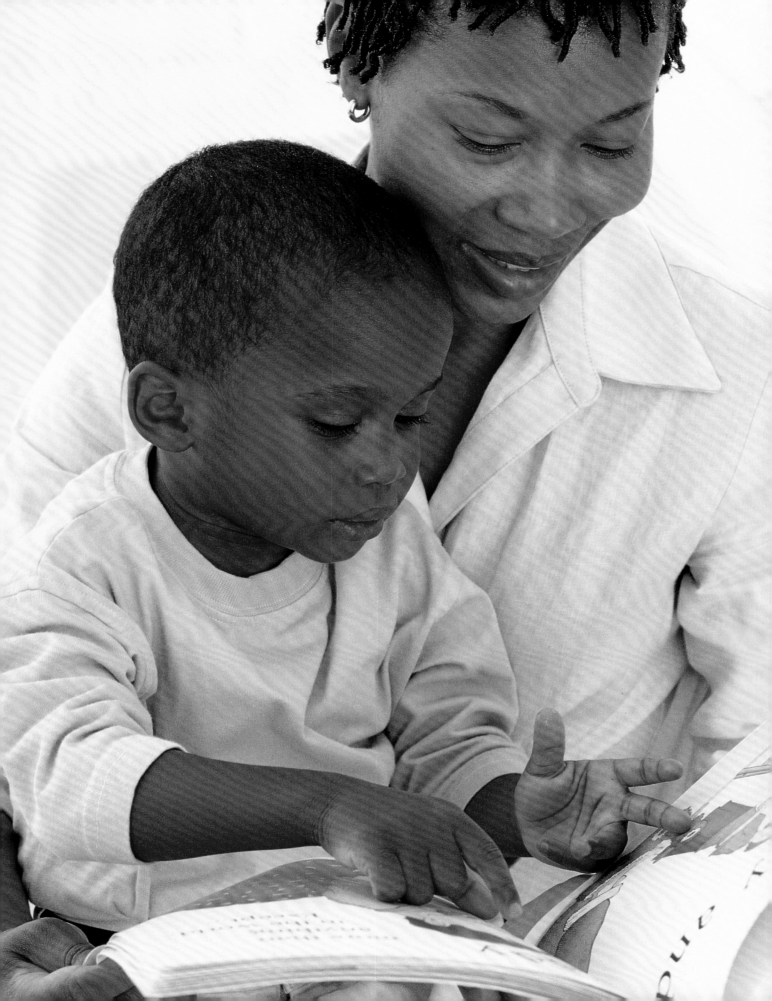

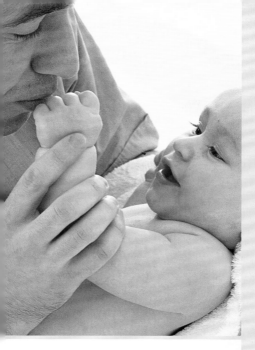

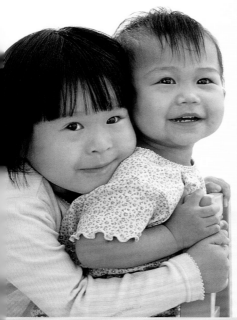

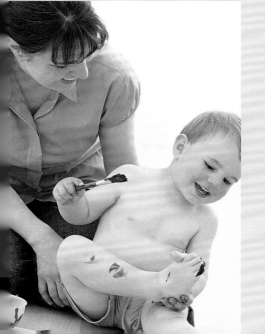

成长发育

　　作为父母，看着宝宝一点点成长，不断地学习，会从心里感到满足。从伸手去抓您的手指到爬着走再到学画画，宝宝的生理发育和社会、情感以及智力发展是密切相关的。以下部分为您介绍宝宝每个阶段的发育特征，并指导您为宝宝选择合适的玩具和游戏，让他度过充实快乐的每一天。您将了解到怎样让宝宝在享受快乐童年的同时，使他的潜能得到最好的发掘。

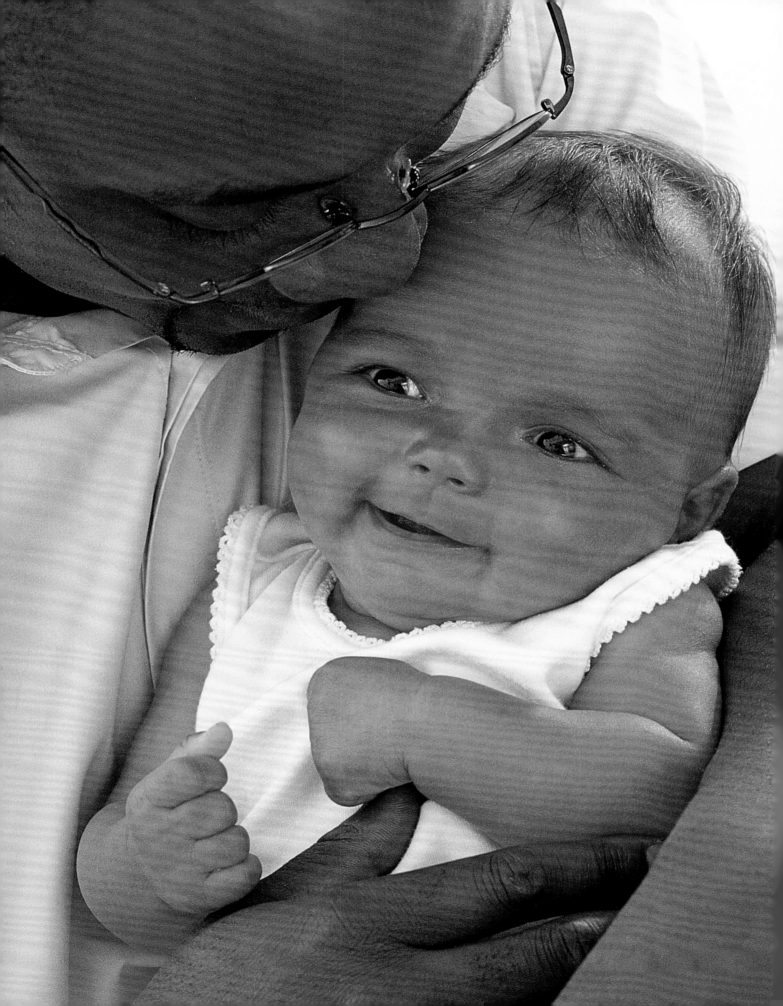

婴儿的发育
0～6个月

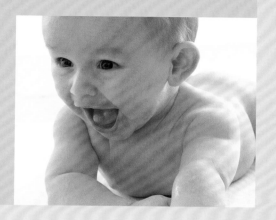

宝宝从出生的那一刻起，就开始以惊人的速度发育成长。同时，他成长路上的每一步、每一个里程碑，都和您的努力分不开——是您让他在浓浓的爱意中快乐安全地长大。

您的宝宝独一无二

在新生儿的成长过程中，您需要记住的最重要的一点是，每个宝宝的发育速度都是不同的。像所有其他的宝宝一样，您的宝宝最终一定会笑，会抬起头，会抓东西，但是，是按照他自己的步调。他不会因为书上说或者您觉得他应该做什么就做什么。对他来说，"恰当的时间"由他何时准备好而决定。

像本书这样的指南和图书只能为您提供呵护宝宝成长的一般指导。您不可能加快宝宝的发育进程，但您可以给宝宝足够的关爱。这恰恰是他所需要的，是他按照自己的速度成长的必需的条件。

宝宝的成长不是孤立于他周围的世界而进行的。只有置身于这个大世界里，他才能学习和进步。您、您的伴侣和其他家庭成员的陪伴，对他的成长和发展必不可少。

宝宝不仅通过模仿来学习，也需要周围人们的认可、爱和鼓励，这样才能最大程度地发挥他的潜能。因此，通过自然的举动——拥抱他，和他说话，在他哭的时候给他抚慰——您在给他安全感和信心，使他健康快乐地成长。

和宝宝一起成长

随着宝宝学会越来越多的本领，您作为父母的技巧与能力也不断地提高。到宝宝满4个月的时候，您很可能已经帮他养成了一套生活规律，每一天，您将以喂养宝宝开始，然后是让宝宝小睡，和宝宝在公园里散步或者到商场里转转，给宝宝洗澡，直到晚上哄他睡觉。这样有规律的生活可以给您安全感和信心，并为您和宝宝未来共同的家庭生活建立基础。

成长的过程

宝宝的成长并非一个直线性的过程，有时宝宝的成长似乎出现了退步现象。比如，他已经有好几个星期能安安稳稳地睡

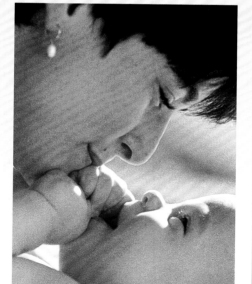

到天亮，却又突然开始毫无原因地每3个小时就醒来一次。这样的"退步"现象是完全正常的。事实上，这些迹象预示着宝宝就要迈出成长过程中的一大步了。一两个星期后，您就会发现，他对周围的人和事物的反应变得机敏多了，或者在白天睡觉的时间减少了。

在游戏中学习

对宝宝来说，和您一起玩耍的过程，也是学习和感知的过程。在每一次和宝宝玩耍和交流的过程中，您不仅是在逗他开心，更是在给他上有意义的一课，帮助他更好地了解他自己、您和这个世界。

比如在宝宝面前摇拨浪鼓可以帮他学会集中注意力，同时也让他认识到因果关系的概念，过不了一会儿，他就开始明白，是摇拨浪鼓的动作产生了声响。

在玩这些简单的游戏时，宝宝也在发展自己的幽默感，很快他就会让您知道，他觉得您的玩笑很有趣。

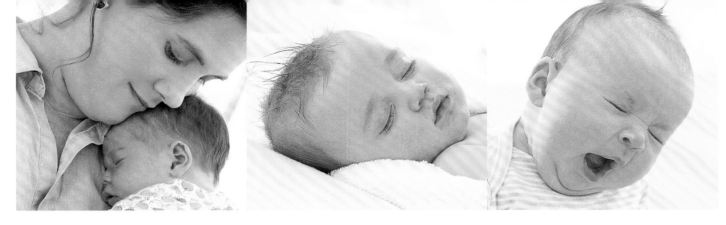

第一个 6 个月

　　每一次您把宝宝抱起来、和他玩耍、对他说话、给他唱歌、轻拥他、对他笑或抚慰他的时候，您都在帮助宝宝了解他的世界，并了解做人的感觉是什么样的。最重要的是，您在让宝宝知道有人爱他。

宝宝怎样学习

　　从您那里获得的安全感让宝宝信心百倍地探索他的世界。时间一天天地过去，宝宝会用他了不起的新本领一次又一次地让您惊喜和感动。

　　他将学会控制自己的身体，并且发现他对周围的环境也能产生影响（比如踢踢挂在架子上的玩具，让它们动起来）。他将给您真正兴奋的回应，表达自己的需要和愿望，而且知道怎样让您笑出来。宝宝也将熟悉声音、节奏和语调，而且乐于自己练习。他对周围的环境着迷，并且积极地参与身边的每一件事。

　　最棒的是，宝宝已经非常善于表达生活中真正的快乐，通过微笑、咯咯大笑和叽里咕噜地说话，他将学会让您也感受到这份快乐。

　　作为宝宝的"老师"，您并不需要不断地给他刺激或是用各种彩色玩具包围着他。在最初的几个月里，和宝宝玩耍意味着满足他最基本的需要：食物、温暖、安慰、爱抚和您的爱。

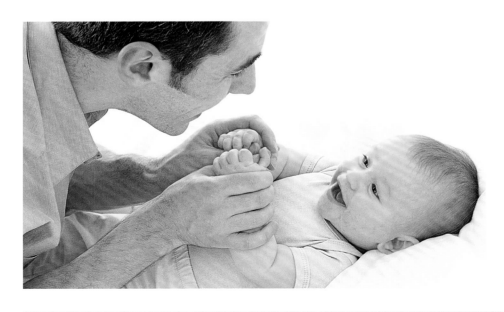

促进宝宝的发育

　　研究表明，父母们通常会很自然地知道怎样做。不过以下是一些建议，可以帮助您最大程度地利用他的意识，取得最好的发育效果：

· 促进宝宝的感官发育。在宝宝能够独立地四处走动之前，他依靠5种感觉来感受这个世界——视觉、触觉、味觉、听觉和嗅觉。

· 和宝宝面对面。宝宝非常需要目光的接触来学习怎样有效地交流，这样也会使他倍感安全。

· 让宝宝参与进来。经常指东西让他看，给他描述那个东西，并且不停地和他说话。这样做不但可以帮助宝宝学习语言，还激发了他的好奇心。

· 经常重复。婴儿通过重复来学习，重复还有助于宝宝认知能力的发展。

· 尊重宝宝的愿望。如果宝宝的情绪不对，就不要强迫他玩，要学会观察宝宝。

· 多用动作。无论您说着什么做着什么，都加上表演动作给宝宝讲一讲。宝宝对夸张的表达会做出更积极的反应。

· 让宝宝开心。和他玩新的游戏，给他唱新的歌，尽可能地给宝宝新鲜的感受，这样他就不会感到厌烦。

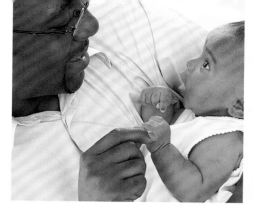
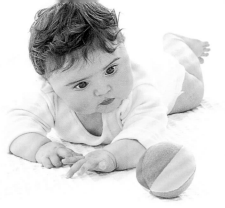
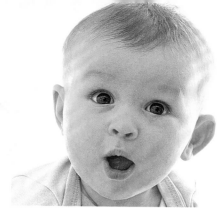

· 给宝宝以积极的回应。如果他哭了，就抱抱他，哄哄他；如果他笑了，就和他一起笑。让他知道，您了解他的感受。

· 告诉宝宝他有多棒。像成年人一样，婴儿喜欢得到鼓励，愿意听别人说他有多聪明。

宝宝的性情

很多因素对宝宝的性情和个性的形成都有作用。遗传、性别、社会环境、兄弟姐妹的多少都会产生影响。当然，这些因素中的大部分不是您能决定的，因此，现在您应当了解，您无法选择您的宝宝的个性。

但是在宝宝出生后的几个月乃至几年中，对宝宝影响最大的就是您和宝宝的关系。您也许不能选择您有一个什么样的宝宝，但是您和他相处以及对待他的方式能对他将来的个性发展起到不可思议的作用。

个性的发展

不管宝宝的个性如何，他都能从您的爱意和呵护中受益。注意理解他的暗示，尽可能地体贴爱护他，满足他的各种需要，在哭闹的时候给小宝宝关怀，您可以帮他建立起可贵的自尊自信。安全自信不但是他人生的一笔宝贵财富，而且对他的成长至关重要。

请记住，宝宝的个性在这个阶段还在发展之中，不要给他贴上任何的性格标签，这会影响到您对他的态度。没有人能预测宝宝最终将发展成什么样的性格，但毫无疑问的是，在发现宝宝个性发展的方方面面的过程中，您将得到无穷的乐趣。

0～6个月：宝宝的成长里程

以下是您的宝宝发育情况的大概指南。请记住，每个月的"正常情况"还有很灵活的变化范围。如果您有任何问题，请向医生咨询。

第1个月

· 可以辨认您的声音和气味。

· 俯卧的时候会试着抬头。

· 看到您伸出舌头，也会伸出舌头。

· 开始从胎儿的姿势舒展。

第2个月

· 能保持几秒钟的抬头姿势。

· 第一次笑。

· 对您做出叽里咕噜的回应。

· 一些先天反射会消失。

· 动作更加协调连贯。

· 知道您靠近他时表现得很兴奋。

· 能看到更远处的东西。

· 当您跟他说话时嘴一张一合地模仿您。

第3个月

· 对周围的人发生更浓厚的兴趣。

· 开始注意自己的手。

· 能够张开、握住自己的手，会玩自己的手指头。

· 能不用支撑保持几秒钟抬头姿势。

· 俯卧时能迅速地用手臂支撑自己起来。

· 能用手抓紧玩具。

· 用力地打玩具。

· 会伸手去够玩具。

· 试着发元音。

· 会咯咯地笑。

第4个月

· 对头的控制更加稳定。

· 用手去触摸感觉自己的脸和其他感兴趣的东西。

· 能发出可辨认的声音。

· 能记得一些事情,比如拨浪鼓能发出声响。

· 能一个个分辨出他亲近的人，对不同的嗓音有本能的反应。

· 性格很自然地外向,一点都不害羞或拘谨。

第5个月

· 抓住自己的脚趾头，并把它们放到自己嘴里。

· 当被抱起成直立姿势时，试着用腿支撑自己的重量。

· 可向某一方向翻滚。

· 不想进食时会把头转开。

· 会伸手够想要的玩具。

· 能短时间地集中注意力。

· 把什么东西都放到嘴里。

· 会举起手来让人抱抱。

· 什么事都想参与。

· 看到食物时会很兴奋。

第6个月

· 可稳稳地抬起头。

· 在被拉起呈坐姿时，头和身体成一线。

· 能抓东西。

· 喜欢靠坐。

· 开始吃吃地笑。

· 吐泡泡，发出"呸呸"的爆破音。

· 能变换语调来表达自己。

· 能发出声响或敲打物体来吸引您的注意，以开始和您的交流互动。

0~2个月

也许您觉得宝宝好像除了吃、睡和哭以外，其他什么事情都不干，可事实并不是这样的。从出生的那一刻起，宝宝就在以惊人的速度学习新的技能。到两个月大为止，他的个性就要显现出来了。

身体发育

在最初的几个星期里，您的小宝宝还会蜷曲着身体，双腿收向身体，小手紧握。

在出生之前，您的小宝宝就开始锻炼他的肌肉了，现在他活动的空间就更大了，当他清醒并保持机警的时候，会用力在空气中挥舞胳膊，或是精力旺盛地又蹬又踢，特别是在受到刺激或是烦躁不安和哭的时候。这些动作的发生没有规律，而且并不在宝宝有意识的控制之下，但这些动作可以增强他的肌肉，刺激他的神经系统，为将来有意识的尝试做准备。

在第2个月里，宝宝清醒的时间将变得更多。您可以试着将他放在悬挂着玩具的玩具架下，这样他就可以打那些玩具作为消遣了。在开始时，大多数时候他可能都打不着，这是因为，即使他手臂的动作变得更有目的性，但他的协调能力和判断距离的能力仍然需要进一步的发展。

请记住，在醒着的时候，宝宝喜欢父母在一起，因此尽量将宝宝每天"自娱自乐"的时间减到最少，他更愿意享受和您在一起的快乐。

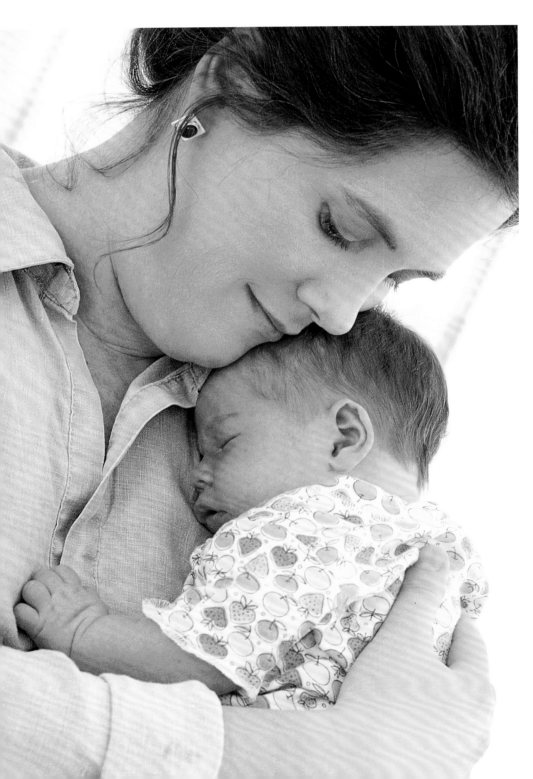

寻找安全感的鼻子

新生儿在出生后的几个小时后就能辨认妈妈独特的气味，而且迅速地把这种气味和妈妈温暖舒适的怀抱联系起来。

头的控制

在宝宝能够控制他的身体之前，需要先能在没有支撑的情况下抬起头。在他完全能够控制自己的头（大约在他4个月大左右）之前，在抱着他的时候，您一定要注意支撑他的头部。在接下来的几周内，宝宝的颈部和脊椎顶端的肌肉将会逐渐加强，使他能够自己将头抬起。到8周大的时候，他也许能够在俯卧时把头抬到与床面成45°的位置保持一两秒钟。

舒展身体

在出生后的几周内，您的宝宝将开始改变胎儿时期的习惯姿态，将身体舒展开来。他的膝盖和臀部将变得更加强壮，并不再像以前那样蜷曲。宝宝总是攥得紧紧的手指将一根一根地伸直，最后变成一双张开的小手，为抓握东西做好准备。

在这个阶段末期，如果您把一个拨浪鼓放在宝宝手里，他很可能会自然地把它攥在手心里，而且还能保持一会儿呢。

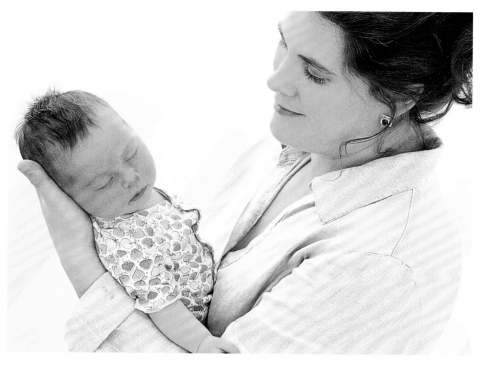

学习技能

您的宝宝每时每刻都在学习和成长，他学习的主要途径，就是和您在一起。在和您的接触中，宝宝有着不可思议的学习和接受能力：看看在听到您的声音时，他变得安静又专注，在您对他说话时，他着迷地看着您嘴唇的动作。仔细观察，您就会发现，当他知道您在附近的时候，就会兴奋地扭动身体。他从和您的关系中得到巨大的快乐，他的大脑也在接受刺激，这使他以后在向他爱的人做出回应时更轻松，也能感觉到更多的乐趣。

视力

宝宝的感官特别适合他接收生长发育所需要的信息。

在第一个月里，他的视觉将经历很多变化。刚出生后，宝宝只能看到物体的边缘，因为他的视觉中心还很模糊。他将乐于看到25~35厘米这个范围内的物体——正好是在您哺喂或抱着他时到您脸的距离。集中目光看您和其他家庭成员的脸对宝宝来说很重要。到1个月大的时候，他将可以把目光集中在90厘米的距离。

将您从别人那里学到的经验告许您的家人。让其他家庭成员也学会抱宝宝，给宝宝更多的回应的机会。

第一次微笑

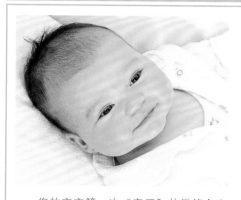

您的宝宝第一次"真正"的微笑会出现在出生后的第6周左右。您可以判断出他是在"真正"地微笑，因为在笑的同时，宝宝的眼睛里也充满了笑意，而且当您对他回以微笑时，宝宝会笑得更开心。虽然他在最初的几个星期也做过类似的"练习"，但您能从他的整张小脸特别是眼睛里知道，这一次，他是真的在笑。

这真的是宝宝成长过程中的一次飞跃。他对您笑得越多，您也会越想回应给他笑容，和他说话。他快乐的笑容会促进你们之间的交流，而这正是宝宝发展社会能力所需要的。

快乐的日子

一旦宝宝学会了笑，就不会停下来。开始时他会对见到的每一个人笑，特别是看着他、和他说话的人。但是几个星期后，您就会发现，他学会了有选择地对着人笑，他会很快学会分辨熟悉和陌生的脸，把最真诚的笑留给他最喜欢的人。

最重要的是，这个阶段是宝宝发育过程中特别美好的一个阶段。他的笑容告诉您，和您在一起，他很快乐！所以，也用您的笑容给他回应，让他知道，您也很快乐！

玩具箱

移动玩具

对新生儿来说，有着鲜艳颜色和对比鲜明的图案的移动玩具是最理想的选择。那种可以绕着宝宝转的音乐移动玩具也会让他觉得格外有趣，还有助于他发展眼睛"追踪"物体的能力。

请将移动玩具安全地悬挂在婴儿床的一侧，并挂得高一些，确保宝宝不会够到把它拽下来。在宝宝学会用手或膝盖将自己支撑起来或是到了5个月以后——不管这两个时间哪个先到——就把玩具摘下来。

镜子

选购一面专为挂在婴儿床或婴儿护栏里而设计的打不破的镜子，这样，在您不在身旁的时候，他就可以自娱自乐了。

书

让宝宝越早接触书越好。选择专为婴儿设计的硬纸板书，书里有清晰、醒目的人脸、婴儿、动物或图形的图画。这有助于宝宝熟悉日常生活中的面孔和物体。把宝宝抱在腿上，一边翻页，一边指着图画给他讲解。在刚开始的时候，他可能不愿意看太长

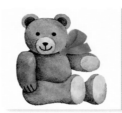

的时间，但是随着视力和大脑的发育，他会从这项活动中得到越来越多的乐趣。

拨浪鼓

宝宝很喜欢拿着拨浪鼓，听您帮他摇时发出的声响，虽然他自己还不大会摇。

宝宝玩具架

宝宝玩具架或摇篮玩具架（可悬挂在宝宝的小床或小车上）上挂着一串有趣的小玩意儿，会让宝宝觉得很有趣。选择一个挂着带响的、颜色鲜艳的玩具的玩具架，宝宝很喜欢吱吱、沙沙或是咔嗒咔嗒的声音。

和宝宝说话

即使是在这个阶段，您的宝宝也在不断地学习语言的声调和节奏。尽可能多地跟宝宝说话，试着使用夸张的语调。在这个阶段可以简化时态和单复数等语法。您在帮着宝宝打下对话的基础。很快，宝宝就能理解越来越复杂的语言，并且试着给您回应：在您对他说话的时候，他也许会发出一些模糊的声音，也许会动动他的小嘴。

细节的记忆

虽然宝宝的记忆在最初的几个星期里很短暂，但是他的记忆力在不断发展和成熟。想要促进他记忆力的发展，可以让他用多种感官去感受同一事物。比如，如果在宝宝看一件玩具的同时让他触摸它，那么宝宝记住这件玩具的可能性就会更大，因为他记忆中的细节不仅包括玩具的形状和颜色，还有它的轮廓和质地。

情感发育

您的宝宝其实是个情感丰富的小家伙。从生命的最初时刻起，他就对他所亲近的人的情绪和感觉很敏感。

比如，您也许会注意到，在您不安或担忧的时候，他也会变得烦躁不安；当您轻松的时候，他会比您更为平静舒畅。这种情绪上的敏感是新生儿的一个重要特征。

这种敏感在以后的发育阶段有助于宝宝调整自己的行为，并使他能够对周围的人们做出适当的反应。换言之，对他人情绪和情感的意识对宝宝而言社会性的发展至关重要。

您可能会觉得，尤其是在宝宝刚出生的那几天，很难确切地知道他的感受，或者他想要什么，需要什么。但是过一段时间后，随着你们关系的发展，您会更容易地了解他，您和宝宝共处的时光也将越来越亲密和快乐。

到宝宝两个月大的时候，将学会辨认您并对您做出反应。毫无疑问，这个阶段宝宝最令人可喜的反应，是在他6周左右露出的第一次真正的微笑。

安静的幸福时光

您将能够判断宝宝何时觉得快乐又满足，因为在这样的时候，他会安安静静地躺在那儿，专心致志地看着您的眼睛或是周围。在开始的时候，这种时刻持续的时间可能很短，因为宝宝的大部分时间都忙着吃和睡，不过如果真有这样的时候，那对您和宝宝而言可都是极大的享受呢。

安静满足的时光对宝宝非常重要，这样的时间给宝宝一个机会，让生理需要暂时让让位，大脑来优先发展。这意味着宝宝可以发挥一下他的好奇心，练习一下集中目光看物体，最重要的是，可以集中精神和您在一起。这使他觉得安全又快乐。这样的宝宝又安静又机敏的时间，是您和宝宝增进了解的特别时机。

知道宝宝满足又快乐会给您带来莫大的成就感——这表明您能满足他的需要。这可以增强您为人父母的信心，同时促进您和宝宝之间的亲密感情。

宝宝的哭

现在对宝宝来说，生理上的需要比什么都重要，他会随时表达他这方面的需要。他会用哭声来表达他的饥饿、疲倦或不适，或者让您知道，他觉得脆弱，需要您的拥抱。

您应当在宝宝哭闹时给他回应，让他得到最温暖的抚慰。足够的爱和关注可以教给宝宝如何积极地回应您，也可以让宝宝安全又自信地成长。

几周以后，虽然他仍然会像所有婴儿一样啼哭，但是他也将开始发掘其他方式来吸引您的注意，和您交流。您将发现，他会用整张脸的表情和肢体动作来得到他想要的回应。

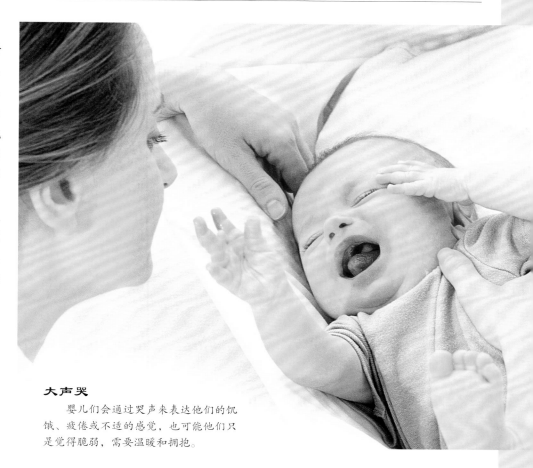

大声哭

婴儿们会通过哭声来表达他们的饥饿、疲倦或不适的感觉，也可能他们只是觉得脆弱，需要温暖和拥抱。

在游戏中学习

您仍然是宝宝最喜欢的"大玩具"。对他说话，轻轻摇晃他，给他唱歌，给他放音乐听，给他唱摇篮曲，或者绕着屋子和他跳舞——所有这一切都会给他带来愉悦和刺激，对宝宝的发育有积极的作用。

爱模仿的小家伙

试着在宝宝注视您的时候每隔20秒钟伸一下舌头，你会发现很快宝宝也冲着您伸出他的小粉舌头。不过一定要有耐心，在宝宝回应之前可能需要1～2分钟的时间。

光和影

宝宝的注意力容易被有着强烈光影对比的物体吸引，比如像您的脸、百叶窗或一张黑白照片。这是因为即使在视力还很弱的情况下，宝宝的目光也很容易被鲜明的对比吸引。

- 画一些黑白的图案和面孔贴在宝宝床边的墙上。
- 将宝宝的小床放在有着光影变化的窗边。

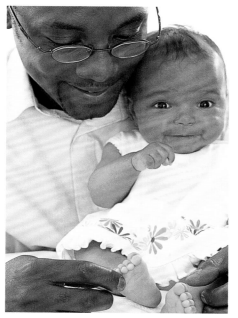

好玩的反应游戏

支撑着宝宝的头和身体，这位父亲在宝宝的脚趾上玩"这只小猪"的游戏。

感官刺激

- 让宝宝站在浴缸里，小心地把他在您的怀抱中支撑好，把水泼在他的小脚上。这样可以刺激宝宝的触觉，又不会让他感到不安全。
- 支撑他坐在车里，或是有弹性的座位上，给他一个宽阔的视野。在房间的不同地方对他说话，看看他怎样努力地寻找声音发出的地方。这样的游戏有助于宝宝视觉和听觉的协调。
- 和他玩"绕花园"和"这只小猪"的游戏，帮他放松手指和脚趾。在唱的时候帮他展开手指和脚趾，这可以增强宝宝对乐趣和互动的感受。
- 把一首儿歌反复唱几遍，看看宝宝要多久才学会加入结束时的搔痒动作。
- 如果您用柔软的或毛茸茸的东西搔他的手心或指尖，他也会非常喜欢这种感觉。试试看，看看宝宝有什么样的反应。

2～4个月

您的小宝宝现在已经能够更好地控制自己的动作。他会用咯咯的笑声和灿烂的笑容更加积极地与您交流。他将能稳稳地抬起头。而且，他又发现了一个带给他无穷快乐的事物：他的小手。

重要的里程碑

· 开始注意到并玩自己的手。
· 头的控制更加稳定。
· 能发出可辨认的声音。
· 能记住一些事情。
· 能辨认不同的人和他们的嗓音。

身体发育

随着宝宝能够更好地控制自己的身体，他开始懂得怎样用它去更多地了解这个世界。

宝宝的颈部肌肉现在已经很有力了，当他仰躺的时候，可以坚持把头抬起几秒钟。当您抓住他的手，拉他坐起来时，他的头不再向后仰，而是抬着。让宝宝坐在一个有弹性的椅子上，或是供宝宝游戏的软垫上，他可以稳稳地抬着头。让他俯卧，他就会开始做小小的俯卧撑，努力地用手和胳膊撑自己起来，同时转过头来好好看看周围。

在开始时，这种姿势他可能坚持不了多久，但是每做一次，他的肌肉就得到了一次锻炼。这使宝宝有更多的机会了解他周围的环境，他会对周围的世界产生越来越浓厚的好奇心。

准备好翻身

对颈部控制能力的增强，标志着宝宝又一段全新里程的开始。他日益增强的体力信心和用双手支撑自己起来的能力，都预示着在今后的3个月里，他自己和您会惊奇地发现，他会翻身了。主动翻身在宝宝3个月以后的任何时间都可能发生，但在少数情况下，会出人意料地发生得早一些。不要在无人照看的情况下把宝宝独自

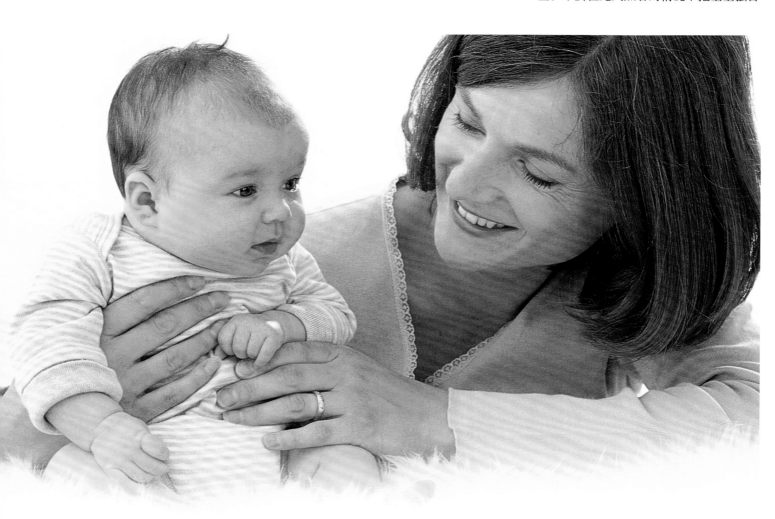

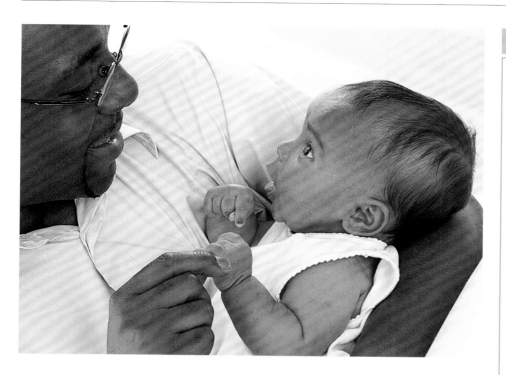

手的控制能力越来越强

您的宝宝对手的控制已经比以前熟练得多了，到现在为止，如果您给他一个拨浪鼓或其他玩具，他能把它紧紧抓住，只是他还不会放开。

· 他非常乐于发掘自己双手的功能。这双手，加上他的嘴，是他探索他的世界的工具。他会用手摸索和探究自己脸上的部分，比如鼻子和嘴巴。他也会用一只手玩另一只手。

· 他还是喜欢打他所及范围内的玩具，偶尔也能努力抓起一个。在这个时候，除了把它放进嘴里，用舌头和嘴来研究，他似乎不太知道该拿它怎么办。

· 他会为不同质地的物体的触觉而感到兴奋，比如一个柔软的易挤压的玩具，和一个冷冰冰的光滑的塑料玩具。

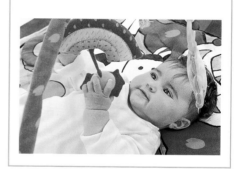

留在床上、换尿布的桌子上或任何高于地面的表面上，因为他可能会在这时第一次翻身，掉到地上。

令人着迷的手指

虽然宝宝的手一直都在那儿，但是宝宝刚刚注意到它们的存在。他的手变成了他无穷快乐的源泉，他会花很多时间静静地躺在那儿，全神贯注地研究他"新发现"的手指，看它们怎样协作配合。

他会很快学会将双手并到一起，玩他的手指。他会把手指放到嘴里吮得津津有味。他喜欢看自己的手握紧又张开，还会像拍手那样把手掌压在一起。

玩具箱

不同质感的玩具

现在您的宝宝已经能够抓握东西了，应当给宝宝大量不同质地的东西让他感受。

· 给他不同玩具去感受：光滑的塑料玩具，软而易挤压的玩具，拿在手里会变形的玩具，表面坑坑洼洼的玩具。在购买之前请检查它们是否安全。

· 让宝宝摸摸不同质地的材料：毛皮、丝、天鹅绒、水和温暖的皮肤。

· 宝宝的玩具架和游戏毯现在对他来说也会变得更有趣。让他躺在由不同质地的材

料缝合或粘贴而成的游戏毯上。

带响声的玩具

带响声的玩具，比如能吱吱响的鸭子现在对宝宝来说非常有趣。因为对宝宝来说玩具还太硬，所以还先需要您来帮他挤捏发出声音。宝宝觉得玩具发出的奇妙声音不可思议。而且，他将从中进一步了解因果关系。

皮球游戏

您的宝宝可能对移动的东西非常感兴趣，特别是如果他

能控制它们。让宝宝趴着，试着让一个色彩鲜艳的球在他面前滚过，穿越他的视线，距他身体约60厘米。起初，当球从一侧滚到另一侧时，宝宝会专心地看着，但是在下面的几次当中，他就会很快参与进来，试图伸手去抓那个球。

拨浪鼓和玩具架

他喜欢拿着拨浪鼓，也更有信心地伸手去拽玩具架上挂着的小玩具。

在游戏中学习

既然您的宝宝能够给您更多的回应和交流，和他一起玩耍也将变得更加有趣。宝宝仍然需要爱抚、鼓励和安全感，不过您可以用更加丰富而"刺激"的方式向他表达，比如颠颠小宝宝，以及边唱边游戏等。

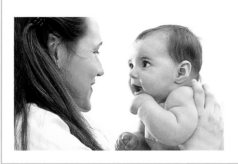

唱歌游戏

· 轻轻把宝宝放在您的膝盖上，给宝宝唱婴儿们最爱听的"马儿马儿"，并随着节拍颠颠他。

· 洗澡的时候给宝宝唱"洗澡歌"，玩宝宝手指时唱"数数歌"，睡觉时为他唱摇篮曲——宝宝会非常喜欢的。

· 唱歌时试着轻轻在宝宝的肚子或手上打节拍，这会让宝宝觉得更加快乐。

手指玩偶

有着特色鲜明的友好面孔的手指玩偶也会让宝宝着迷。动动您的手指，让小玩偶"活"起来，您还可以给木偶的动作配上歌曲或故事。

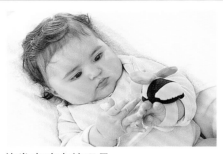

能发出响声的玩具

· 既然宝宝已经对自己的手产生了兴趣，他一定会喜欢能戴在手腕上的玩具，或是有小铃铛的尼龙搭扣腕带。他将发现只要摇一摇，玩具就会有声响。

· 您的宝宝将会喜欢拿着拨浪鼓，也喜欢摇摇它，听它发出的声响。

学习技能

您的宝宝已经是一个热爱思考的小家伙了。他为自己的身体着迷，而且开始知道，如果自己愿意，就可以使身体动起来。

这是宝宝理解因果关系这个概念的重要一步。他也开始把看和做联系到一起，这是手眼协调能力发育的第一步。

记忆力增强

现在，宝宝的记忆力已经发展到足够记住一些人和事的程度了。一项对这个阶段婴儿的研究表明，他们能很快地学会怎样去踢挂在小床上的移动玩具，让它动起来。当移动玩具被拿走一个星期然后又放回原位时，婴儿们仍然记得应该怎样去做。

视觉变清晰

和新生儿视线模糊的日子相比，宝宝的视觉现在已经变得清晰多了，而且现在他能够使用双眼聚焦看一个物体，无论它是在近处还是在房间的另一端。这意味着宝宝已经能更好地判断自己和物体间的距离，因此手眼协调能力也有所提高。

由于宝宝的视觉变得清晰，他可以把目光集中在纽扣大小的物体上。在几厘米的距离之内，宝宝的目光还可以追随移动的物体。当物体消失以后，您可以看到，宝宝还继续盯着他最后看见它的地方。

声音的组合

您的宝宝将开始对元音做出更多的尝试，他的词汇包括从简单的单音节的或短或长的尖叫，到"eh"、"oh"这样的长元音。他开始发现怎样通过嗓子、舌头和嘴的合作发出声音。

起初，这些叽叽咕咕和喉咙里的咯咯声是完全无意识地发出的，但是渐渐地您就会发现，当您和宝宝说话时，他会对着您发出这样的声音。他在享受和您交流的

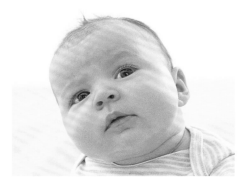

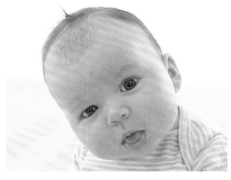

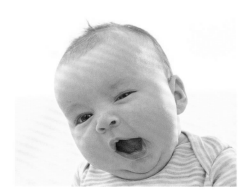

过程，也在欣赏他自己发出的声音。

情感发育

您的宝宝逐渐懂得，表现得友好会得到好的回报，因为您总是回应他以拥抱、爱和抚慰的声音。

明白了这一点，他的笑容会变得更多，因为他知道您将向他回以更多的笑容。当他知道您走近他的时候，也会用手舞足蹈来表示他的欢迎。

回应和认知

宝宝敏锐的记忆力带来的一个重要的进步，就是他对亲近的人有了详细的记忆，从而把他们作为不同的个体区别开来。这将开始对他对待您、您的伴侣、家人和任何与宝宝经常接触的人的方式产生影响。

比如，由于他能分辨出您，他对您的嗓音会有独特的反应。这与他对您伴侣嗓音的反应有很大的不同：也许您的声音会使他安静下来，而他爸爸的声音会让他兴奋。

巧妙地表达

现在，您的宝宝发出的各种小声音开始变得可以辨认了。他越来越善于表达自己，比如，他会向您努力发出"咕咕"的声音表示他的愉悦，他甚至会用高兴的尖叫或咯咯的傻笑来表达他的快乐。他也将渐渐发现，大声的尖叫会让您跑到他身边——又是关于因果关系的生动一课！

虽然您的宝宝不会重复任何话语，但他一直在听着您说话，并把您的话储存在大脑里准备以后使用。所以，您对宝宝说的话越多，就对他越有好处。

有安全感

在这个阶段，您的宝宝会很自然地性格外向，一点也不害羞或拘谨，他会用笑容感染每一个人。虽然他最喜欢的人是您，但他也乐于和每一个人"交谈"，比如其他的小宝宝、根本不认识的人，甚至是他自己的影像。宝宝在学着采取主动，这对他

培养自信很重要，如果您跟着他做，他会更加了解他正在发展的个性和他的乐趣。

到宝宝4个月大时，您可能已经决定让宝宝开始规律的生活，包括按时午睡、散步、进食、洗澡、上床睡觉等。这可以帮助他对每天的事情有所预料，而且让他明白他的生活是有规律的。这样他会在情感上备感安全，同时信心倍增。培养生活

规律也有助于让宝宝相信，即使在他看不到您的时候，您也在他的身边。

养成您的生活规律，经常带宝宝出去转转，这也可以给您的生活增添快乐。您会发现，这使您信心倍增，并让您感到能够从容应对您为人父母的新角色。

爱与笑容

现在，您的宝宝不但会在您笑的时候给您回应，如果您做了什么让他高兴的事，他也会咯咯地笑出声。

4～6个月

您的宝宝现在应该可以控制自己的动作，而且开始通过用四肢翻身来移动自己的身体。他对新的情况更加敏感，能够察觉出周围的气氛和人的情绪变化。

身体发育

宝宝对肌肉控制能力的增强以及对自己身体的进一步了解，意味着现在他的动作具有了目的性。

您会发现，他能更成功地够到他想要的东西，也更会在地板上给自己选择一个游戏的地方。

保持稳定

现在，当被直立抱着的时候，宝宝已经能稳稳地抬着头了。当您把他从床上拉起来让他坐着的时候，他的头也能同身体保持在同一直线上，而不再向后仰了。这对宝宝来说又是一个里程碑。虽然现在他自己还不能坐起来，可是如果您把他支撑起来让他坐着，他一定会格外高兴，因为这样他就可以看到周围都有什么事情发生，并参与进去了。宝宝洗澡的时候，您会发现，他站在水里的时候，特别喜欢踢浴缸的两侧，或是他脚趾所及范围内的一切表面。

有力的肌肉

您的宝宝喜欢任何给他机会用腿和脚去蹬去踢的活动，这有助于锻炼他的肌肉，为爬行做好准备。虽然他还站不了多长时间，但如果您抓住他的小手，他的身体可能会一颠一颠做出弹跳的动作。因为他的肌肉还不够强壮，协调能力也不足，还不能靠腿脚支撑自身的重量，因此，在这个

宝宝的爱

在6个月大的时候，宝宝将真正地展示他对您的爱：他会触摸您的脸，揪您的耳朵，还会张开双臂让您抱抱他。

过程中，请您别撒手。

宝宝对四肢的控制能力增强了，在他躺着的时候，可以轻易地从俯位翻身到仰位。这对宝宝来说是个重要的里程碑，因为他正在逐渐控制他的整个身体，并且为学会爬做好了准备。

视力发育

现在，宝宝的视力和手眼协调能力已经发展得几乎和您一样好了。他可以有目的地伸手去抓一个东西，再直接将它放到嘴里。他仍然最爱看各种各样的面孔，而且已经能够分辨不同的面部表情了。他可以区分出快乐

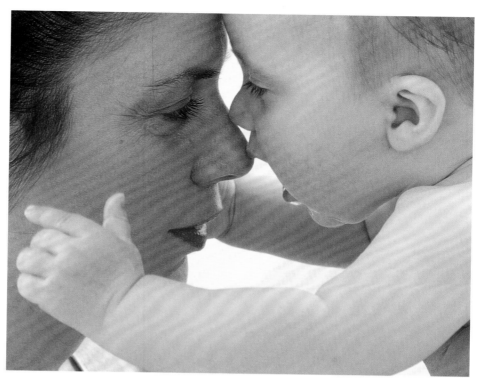

的脸和伤心的脸。

学习技能

宝宝非语言形式的交流技巧得到发展，逐渐学会用肢体语言来表达自己的意思。如果他想干点别的，就会把您推开；想玩什么玩具，就会伸手去够；不想要什么东西，就会把头转向一边让您知道。

学着说话

您的宝宝非常热衷于和您交流，还会努力用嘴发出各种声音。

他会练习使用他的小舌头，将它伸出嘴唇外"呸呸"爆气而发出不同的声音。仔细听听他发出的声音，您会发现他在越来越熟练地变换语调。这是因为宝宝发现人们在交流时使用不同的声音，所以希望这样能吸引您转过头来看看他。

他可能更多地使用"语言"来让您知道他的需要，发出咿咿呀呀的声音来告诉您："抱抱我！"或者"我想玩这个！"

协调能力

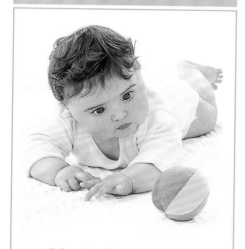

现在，宝宝的视觉已经可以判断出一个玩具和自己之间的距离，然后移动身体，用一只手或两只手去将它够到。

- 他可以弯曲手指，将一个玩具牢牢地抓住。如果拿到一个拨浪鼓，他现在应该知道怎么去玩了（这要归功于宝宝增强的记忆力）。

- 他自己的身体仍然对他具有很大的吸引力，心情好的时候，他会抓住自己的小脚，吮吸自己的脚趾头。

听您说话

虽然现在您大部分的话语宝宝都不理解，但他可以听出您的语气。宝宝对您语气的变化非常敏感。坚定的语气可以让他停下来，不过也可能把他吓哭。如果您过多地使用这种语气，可能会损害宝宝天生的好奇心和学习愿望。所以，把"不"这样的词语留到危险的时候再用吧。

通过观察您的表情，他将开始猜出您的话是什么意思。通过让他在您说话的时候看着您，您在不断地为他打下将来遣词造句的重要基础。

到6个月大的时候，宝宝对您的话的理解能力又加强了一点。听到您在谈话中提到他的名字，他就会把头转向您，他也能理解一些经常反复使用的词语，比如"妈妈"和"上床睡觉"等。

集中注意力

您的宝宝现在能够真正地集中注意力了，一些玩具、游戏和活动可以更长时间地吸引他的注意力。

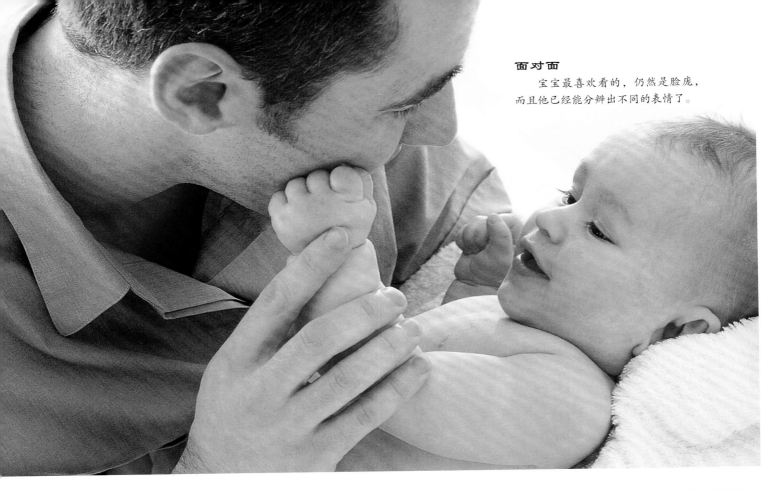

玩具箱

惊喜

宝宝喜欢带给他惊喜的游戏。一个从盒子里弹出来的玩偶，或是按某个部位就会发出声响的玩具现在让宝宝觉得非常有趣。鼓励宝宝也一起来玩，帮宝宝把玩偶压回盒子里，让它再弹出来，这样可以促使宝宝运用他的小手和视觉。

音乐和动作

您的宝宝喜欢容易玩的玩具。一个婴儿小铃鼓或是内装彩色豆豆的透明拨浪鼓将给他带来极大的乐趣，并让他看到自己影响其他事物的能力。让他来指挥自己小小的交响乐队吧。

它会吱吱叫

在宝宝的两只手里放上不同的玩具。确保宝宝用一只手就能挤压玩具使之发出声响。您会看到，宝宝在挤压的时候试图弄清声音到底是从哪只手发出的。

探索游戏毯

现在宝宝的游戏毯就能派上用场了。虽然宝宝还不会爬，但他已经能通过翻身或使用胳膊移动一点距离了。一块带有玩具的色彩鲜艳的活动毯，可以让宝宝兴趣十足地在上面探索不同的区域。

可以搂抱的玩具

宝宝现在喜欢有面孔的柔软玩具。鼓励宝宝温柔地对待他的玩具们——您可以抱着宝宝最喜欢的玩具熊对它说"啊"来示范给宝宝看（这样可以让宝宝了解社交的概念，并学会彬彬有礼和善意地对待他人）。很快，宝宝也会开始"照顾"他的玩具们。

请确保宝宝所有的玩具符合必需的安全标准（见262页）。

宝宝现在不只是拿着玩具，还会研究它，把它玩来玩去，还会把它放到嘴里尝一尝，感受一下。口腔是宝宝最敏感的部位，所以宝宝自然要把各种东西都放进嘴里来更好地了解它们。请时刻确保宝宝的可及范围内没有小的物件，以免宝宝把它们放到嘴里被卡住。

更广泛的理解能力

宝宝对周围发生的事情有了更强的理解能力，这意味着现在他可以更长时间地集中精力，无论是看着手里的玩具还是您。

在注意力变得分散，转入一项新的活动之前，宝宝能够在一段时间内专注于一件事了，比如听音乐，看着您，研究书上的图画，或用手把积木捧起来。想让宝宝注意力集中的时间变得更长，您可以逐步减少分散他注意力的事物，并且在他开始走神的时候，温柔地将他的注意力重新吸引到你们一起在做的事情上。

情感发育

到现在为止，您将充分了解宝宝的个性和他不断发展的特质。

虽然宝宝还是很喜欢被陌生人抱起来，但是他现在已经能区分出自己认识的和不认识的人了，并且对熟悉的面孔表现出明显的偏爱，特别是您的面孔，宝宝最喜欢！

他将在社交场合中得到很多乐趣，比如看着其他小朋友玩，在全家吃饭时坐在高脚凳上，被带到公园散步等。这些活动也有助于宝宝和他人展开交往，并在有新的情况发生时自如地应对。

参与家庭生活

让他参与到每一件事情中来。在他尝试新的东西时给他鼓励，在他做出交流的努力时，让他知道您看到了，无论是他发出咯咯的笑声还是举起一个玩具让您看。同时您也要鼓励他周围所有的人——宝宝的兄弟姐妹、朋友或是您的伴侣——也给宝宝同样的回应。他们将是宝宝无穷兴趣的源泉，宝宝从他们那得到的回应越多越好。

表达感情

由于宝宝的情感发育得更加成熟了，他在不同场合会表现出更丰富的情绪。他会颠来颠去告诉您他很兴奋；用咯咯的笑声说明他看到了喜欢的东西；对一种情形不知所措时，他就保持安静，怯生生地看着；要求未被满足时他就号啕大哭。

改变与成长

虽然基因对宝宝的个性有一定的决定作用，但宝宝自己也已经发展了很多他独有的性格特点，以及他的好恶。

很多您现在看到的性格特征不一定会

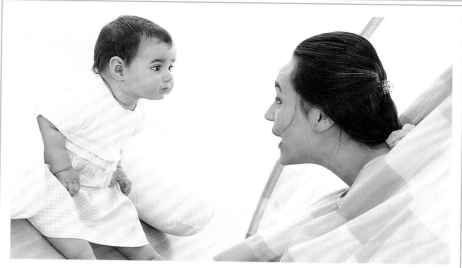

在游戏中学习

您的宝宝仍然喜欢跟着歌声做游戏，喜欢您上上下下颠他，还喜欢拍手游戏。因为他的身体变得强壮一些了，您可以增大动作上的趣味性。

藏和找

想帮助宝宝理解存在的概念，您可以把他的玩具熊藏在毯子底下。把毯子掀起来，看看宝宝在小熊突然出现时的表情。您也可以藏在窗帘后面，然后突然出来。您的宝宝会慢慢意识到，其实您一直在那里。

身体游戏

因为现在宝宝的上身已经非常有力，并且可以完全控制自己的头部，他很可能已经能从俯卧姿势翻身到仰卧姿势。试着和他在地板上玩游戏，让他展示自己的新本领，并帮他做得更熟练。

宝宝也喜欢被挠痒痒——试着对着宝宝的小肚子"呸呸"地吐气，看看他高兴的样子！

因果关系

现在宝宝能按动简单玩具上的按钮来制造一些"噪声"或弹出一个面孔，他为自己的本领感到非常得意。他也喜欢把堆砌好的塑料积木打倒，或是把不倒翁打倒又看着它自己起来。

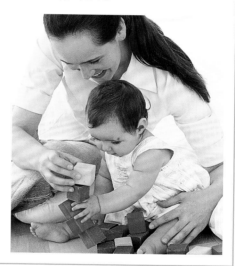

在宝宝的一生中延续。比如，也许他对每餐出现的固体食物很不耐烦，或者因为自己不能自由地移动去拿到他想要的东西而沮丧，但这并不意味着他会长成一个缺乏耐心和信心的孩子。

请您记住，宝宝还需要一段很长的时间才能够充分地理解、推理，并用语言有效地表达出他的想法和愿望。您的宝宝也

仍然需要安静的时光，有时甚至还需要独处。如果原本兴高采烈的游戏以宝宝的哇哇大哭收场，很可能他是需要休息了，给他时间，让他冷静下来，重新集中精神。

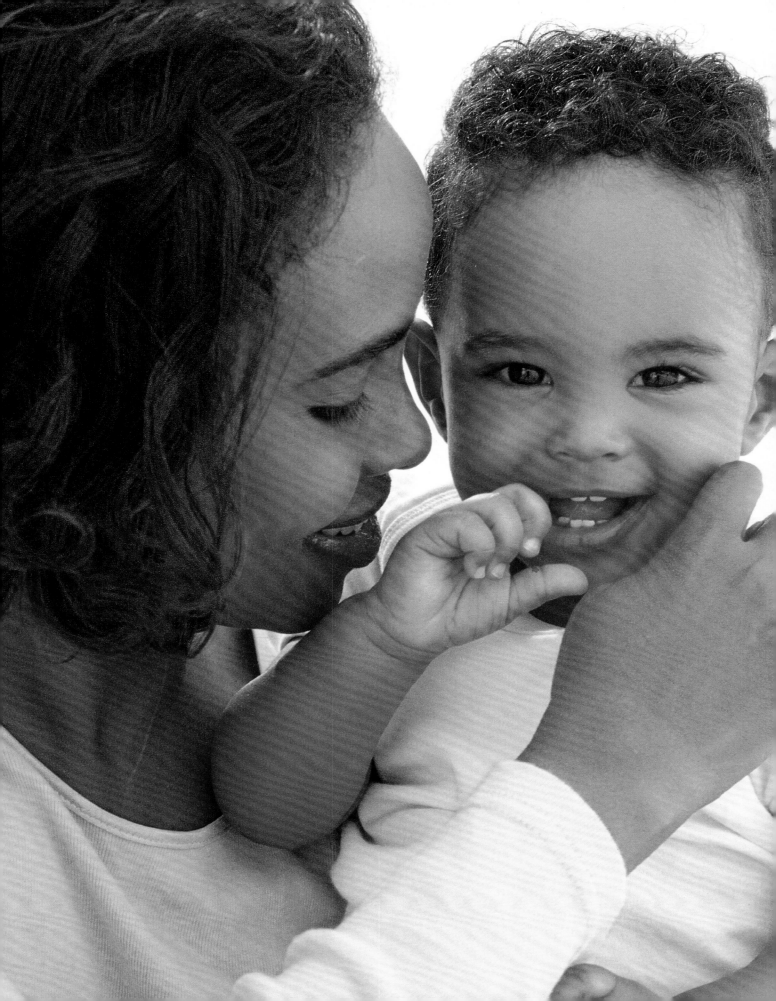

婴儿的发育
6～12个月

在第6～12个月中，您的宝宝将发展探索周围世界的新技能，表达他自己的意愿，并意识到自己的独立性。通过不断地给他鼓励，您也将给他需要的自信和自尊。

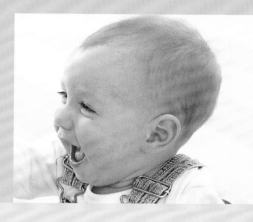

更宽广的世界

到达成长中的新的里程碑——学会如何坐、如何爬以及如何交流，等等——使您的宝宝得以真正地进入更为广阔的世界。他能看到自己最喜欢的玩具，并爬过去抓住它。他的哥哥或许会做个鬼脸逗他笑，而他或许会回应一个鬼脸给他！如果遇到另外一个宝宝，他可能会非常感兴趣地把手伸向他。

新的关系

您的宝宝将会对别人，特别是亲密的家庭成员，更加感兴趣，做出更多的反应。

出于一种本能的社会性，6个月或更大的宝宝能够和父母以外的人建立起亲密的关系，比如爷爷奶奶或者他的保姆。这是一个帮助您的宝宝和那些将对他的生活有重要意义的人建立起单独关系的好机会，因为在几个月后宝宝将出现"对陌生人的焦虑"（见8～9页），这会使宝宝不再那么容易结交新朋友。

家庭的一分子

在这6个月中，您的宝宝将开始真正享受和兄弟姐妹们在一起的乐趣，或者喜欢看比他大的婴儿和孩子在他的身边蹦蹦跳跳。当他开始可以自己移动并能做更多的事情时，就可以加入到很多活动中去了，比如和其他孩子一块儿唱歌，玩拍手的游戏，或在房间里相互追逐（当然是手脚并用了）。

大一些的孩子甚至可以充当您宝宝的老师。他喜欢模仿他们，或许还会很卖力的拿着书看或是学着他的哥哥姐姐一样发出咂舌的声音。

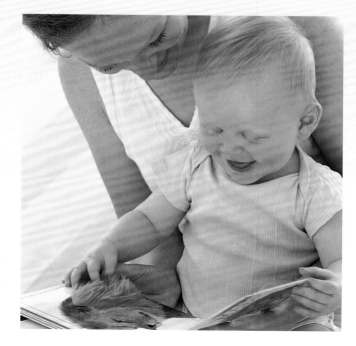

一起看书

随着宝宝集中注意力的能力增强，他将更加喜欢看书。您的宝宝喜欢和您一起看书，并将从这种亲近中受益。

交朋友

如果这是您的第一个宝宝，他与别的宝宝的结识或许就来源于您在怀孕时或是产后结下的友谊。在这6个月中，您的宝宝和您朋友的宝宝将会相互影响：一起咯咯地笑，摸摸对方，并彼此模仿。如果您的宝宝对别的宝宝不感兴趣，您也不必担心，一些宝宝喜欢交朋友，而另一些宝宝则不喜欢。

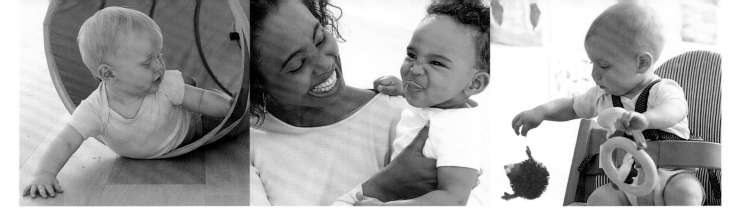

第二个 6 个月

　　您的宝宝所掌握的身体和思维的技能简直令人惊异，特别是想起他刚刚开始步入人生的时候——一个对自己和周围的世界几乎没有意识的小家伙。那么这些令人难以置信的变化是如何发生的呢？

宝宝如何学习

　　基因对于宝宝持续的发展会起到一定的作用，但是宝宝的进步主要还是取决于您对宝宝的刺激和您花的心思。从宝宝一出生，他就开始从周围的世界，特别是从和他亲近的人那里，获取信息。您是宝宝的第一个老师。

　　但您的作用并不像听上去那么神奇，因为宝宝最平常的学习方式是通过玩耍：如果宝宝摇动一个拨浪鼓，发现它能发出奇妙的声音，那么他就会知道这其中有一种因果关系；当他试着爬过您用软垫堆起来的小山时，他在学习怎样保持平衡并协调四肢；听您唱儿歌的时候，他就已经开始理解语言和情感。

鼓励您的宝宝

　　您的宝宝为什么会有动力呢？首先，这当然是出于一种去发现和学习的本能。但是您的鼓励和支持也是无比重要的。比如，当您的宝宝学会在一位朋友离开的时候挥手再见，您的高兴和表扬将让宝宝很有成就感，让他相信学习是一件很快乐的事。

　　提前了解宝宝的需要是激励宝宝发挥积极性的关键。当宝宝准备做出新的尝试的时候，您是能察觉到的。了解宝宝成长的历程和大致的时间表能帮助您为每一阶

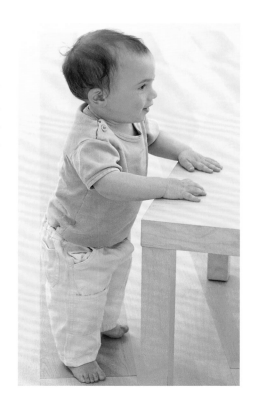

段做好准备，并且准备好合适的游戏和活动来让他舒展四肢，满足宝宝的需要。实际上，让宝宝的生长环境充满乐趣和启发是您能为他做的最有价值的事情之一。

　　和宝宝一起游戏让你们变得更加亲密，同时又能帮助宝宝建立起自尊和安全感，证明您是无条件地爱着他本人，而不是因为他能做什么。

个性特征

　　即使您的宝宝在早期还没有表现出明显的性格特征，他的个性还是有所显露的。正如他的性格特征将影响您对待他的方式那样，您对他的反应也将影响他的个性。

　　尽管您或许并没有意识，但是您呵护宝宝和回应宝宝的方式都受到了宝宝性别的影响。

　　如果您给一群1岁的男孩女孩穿上一样的衣服，让他们一起待在一个房间里，您会发现很难分辨哪个是男孩哪个是女

站起来

　　在以后的6个月中，您的宝宝将学会自己起来，并自己站立，但是可能他必须要借助家具或您的支撑。

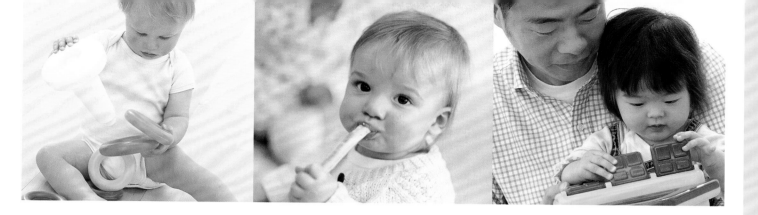

孩。在这个阶段，男孩女孩技能方面的发展几乎没有什么差别。但是基于传统思维方式，一些父母倾向于将男孩和女孩区别对待，鼓励他们玩不同的玩具和游戏。如果让他们自己选择的话，男孩女孩都会对所有的玩具感兴趣，而且如果您允许宝宝男孩女孩的玩具都玩，他将从中受益。无

论您的宝宝是男孩还是女孩，您作为家长把他作为一个"人"，给他爱和信任才是最重要的，这让他建立自尊。

不过男孩和女孩本来就不同，比如，女孩子通常更内向，不如男孩子那么好冒险；而男孩子通常比女孩子更好动，更富有探索精神。成年人对待孩子的方式也将

进一步加深这种性别差异。根据您的宝宝调整您的行为，比如鼓励您的男孩温和的一面，激励您的女孩的独立意识，这将帮助您的宝宝摆脱关于性别的俗套的模式，从而形成自己独特的性格特征。

6 ~ 12月：宝宝的成长里程

在未来的几个月里，您的宝宝将会掌握很多新的本领，达到很多新的里程碑。但是您要记住，尽管每一个宝宝都会达到这些里程碑，但时间却会各不相同。毕竟每一个宝宝的成长发育都是不同的。

如果您对宝宝的发育有任何担心，请向医生咨询一下。

动作

到宝宝12个月大的时候，他很可能：

- 不需要支撑地坐起来。
- 开始爬行。
- 自己扶着东西站起来。
- 到处"转转"，抓着家具不放手。
- 在没有支撑的情况下站上那么一小会儿。
- 自己走上两三步。

手和手指

到宝宝12个月大的时候，他很可能：

- 把两块物体撞击在一起。
- 用手而不是用嘴来探究新的物体。
- 自己用手指取食喂自己吃。
- 试着一次用手拿一个以上的物体。

- 把物体放到容器里，再把它们拿出来。
- 想放开时就能把手里的东西放开。
- 用手指指东西。
- 会用钳形控制（即用食指和大拇指拿起小个物件）。

社交和情感

到宝宝12个月大的时候，他很有可能：

- 当您离开他的时候哭起来。
- 当陌生人直接靠近他时紧紧地抱着您。
- 喜欢模仿别人。

语言

到宝宝12个月大的时候，他很有可能：

- 咿呀学语，甚至能说出两三个可辨认的词语。
- 能理解很多词语，并开始模仿各种声音。
- 当您跟他说话的时候认真地听。
- 对简单的指令做出反应。
- 能听懂他的名字和其他熟悉的词语，比如"再见"。
- 懂得使用肢体语言，比如用摇头表示"不"。
- 试着模仿大人说话。

智力

到宝宝12个月大的时候，他很有可能：

- 理解"不"的含义。
- 理解简单的问题，比如："你的鞋呢？"并指一指作为回答。
- 有无穷的好奇心。
- 能轻松地找到藏起来的东西。
- 用不同的方式去了解物体的性质（比如撞击、扔、松手让它掉下等）。
- 懂得因果关系（比如他摇拨浪鼓时会发出声音）。
- 开始明白东西的用途（比如杯子是用来喝水的，梳子是梳头发的，电话是要听的，等等）。
- 知道一些物体在他看不到的时候也存在。

有一些宝宝甚至会堆积木了，或者会说"妈妈"和"爸爸"了。这些变化不仅是一种成绩，更重要的是它们表明您宝宝的身心都在健康地成长。

6～8个月

现在，宝宝生命中的第一年已经过半，他开始对周围的世界表现出更为浓厚的兴趣。能够坐起来，使宝宝对周围的环境有了一个全新的视野。

重要的里程碑

- 能不必人扶着自己坐起来。
- 能用手指自己抓饭吃。
- 对周围陌生的人或事物很好奇，很急切。
- 语言理解力增强。
- 能听出自己的名字，开始会叫"妈妈"、"爸爸"了。

身体发育

前几个月里不断的锻炼，使宝宝的肌肉、平衡能力和控制能力都有了发展。

这时的宝宝已经能够轻易地滚来滚去了，他一会儿仰面朝天，一会儿又翻转过来。他也能较长时间地坐着，或者身体向前倾斜也不会倒下来。但宝宝现在还不能朝两边扭动，也不会扭转他的腰，而且在他去够他的玩具时也经常会摔倒。

够玩具

一旦您的宝宝不用扶着自己就能坐着，他会开始伸手去够身边好玩的玩具。

站起来

您的宝宝变得越来越强壮，他很喜欢热身运动，然后展示本领。很快，宝宝就觉得只是坐着不够"刺激"了。宝宝总是要寻求新的挑战：他会开始热衷于站起来的练习。他可能先扶着自己小床的栏杆，用力把自己拽起来。刚开始的时候，宝宝可能会倒下来，或许会站在那儿求救，因为他还没有掌握好平衡和配合，不懂得怎样让自己慢慢地蹲下来。

当您帮助宝宝的时候，扶着他的身体让他放松，这样他就可以慢慢地过渡到坐姿。这些练习都对以后的重要的里程碑——爬行，站立和走路——很有好处。

爬呀爬

到8个月大的时候，宝宝可能开始试着爬行了。要学会爬行，您的宝宝必须有足够的力量用四肢支撑起自己，然后发现弯曲膝盖自己能够前进。刚开始的时候，

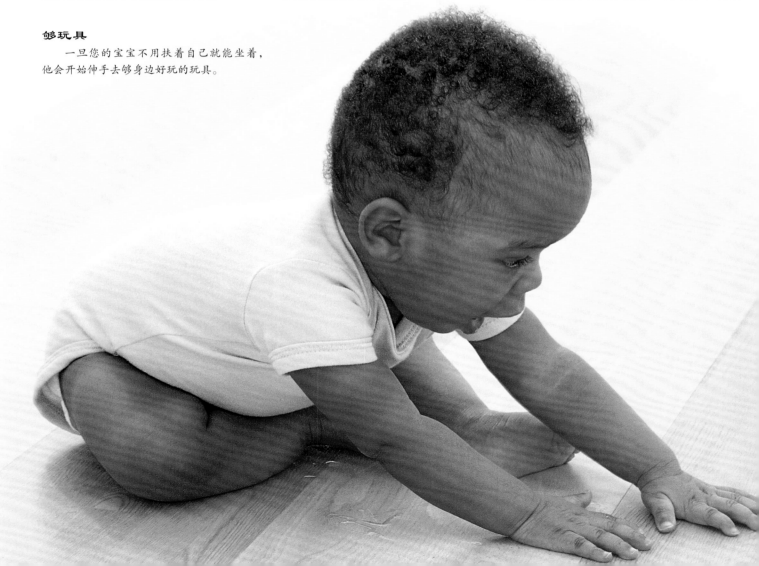

宝宝总是后退着爬，但过1周左右，他就会往前爬了。

很多婴儿要到8～10个月大的时候才开始学着爬，一些还要再迟儿周。还有一些婴儿根本不去学爬，直接从靠挪动屁股移动的阶段进入走路的阶段。

玩玩具

一旦宝宝学会坐直了，而且不再需要用手来支撑自己，就会努力地去抓周围一切让他兴奋的东西。请确保宝宝的身边总有一些玩具、安全的家庭用品或婴儿图书之类的东西，这样他就能保持兴趣盎然。但是不要期望过高，宝宝集中注意力的能力还在发展之中，甚至连他从没见过的东西也只能吸引他几分钟的注意力。

手眼协调

随着抓取能力的加强，宝宝现在能够更牢也更稳地把东西抓住，翻过来好好地看一看，然后把它们放到嘴里，或是从一只手换到另一只手里，甚至用力地撞击两件物品。

随着宝宝眼手协调能力的提高，他会一看到勺子就把它攥在小手里，并且很可能还没送到嘴里就翻了个儿。您可以给宝宝一个带两个把儿的杯子喝水。过不了多久，宝宝就知道自己用它喝水了。您也可以给宝宝一些能用手指抓取的食物吃，比如一片面包或米糕。开始他会用他的小手抓住食物，费劲地用他的整个手掌将食物塞到嘴里。到了一定的时候，宝宝就会用他的食指和大拇指拿住食物和其他东西了。当宝宝在用手指抓取食物时千万不要离开宝宝，以防宝宝噎着。

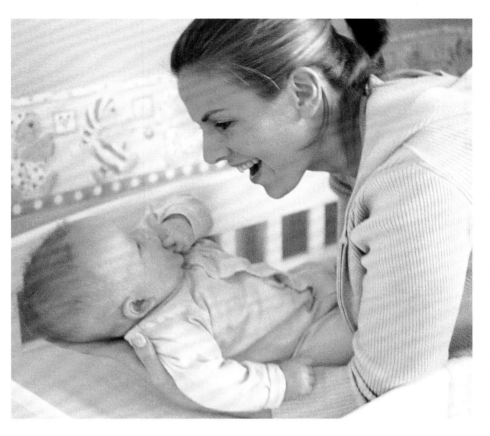

学会直坐

得益于前6个月里的扭动、转动、踢腿和伸展运动，此时宝宝已经能够自己坐起来了，而且最少几分钟，甚至更长的时间。直坐使宝宝更易于看到他周围的世界，看到家人走来走去，以及伸手去够玩具玩——当然他还只能坚持一小会儿。

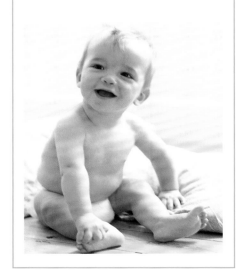

学习技能

现在宝宝对自己的日常生活规律已经非常熟悉了，他还能够记得已经发生过的事情。并且开始辨认不同的声音和物体。

宝宝现在开始懂得物体的存在了。在这之前，如果一个东西不见了，宝宝就会认为它已经不存在了。在这个阶段，他将意识到，一样东西不见了并不能说明它就不存在了。把宝宝的一件玩具藏在毛巾下面并露出一个角来，您就能证实这一点。宝宝很可能会把毛巾揭开找他的玩具。到第8个月的月末为止，即使您把玩具完全藏起来宝宝也会去寻找它的。

手势和表情

您会发现，您宝宝理解语言的能力比他的语言能力发展得快。宝宝能听出自己的名字，并会在听到您叫他的时候转过头去。他也会对熟悉的物体和人的名字做出

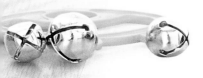

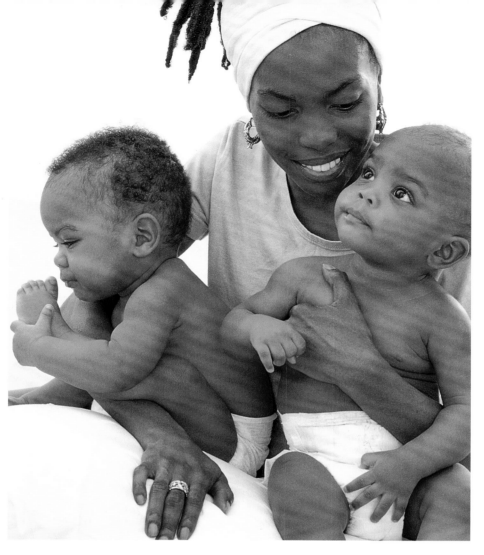

反应，比如他会在您提到他最喜欢的玩具时，看它一眼，或者在您叫他姐姐的名字时看着他的姐姐。

最初的交谈

尽管真正学会说话还需要一定的时间，但这个时候宝宝已经有很多的方式让您明白他的想法了。比如，手势现在就是宝宝词汇表的一部分——他想要什么东西，就会把小手一张一合；不喜欢正在做的事情，就会摇头或是把您推开；当您说"再见"时，他会挥挥手。认真观察宝宝的脸，宝宝的面部表情也可以表达丰富的情感。

比较声音

连接宝宝的耳朵和大脑神经的"功能建设"——使宝宝能给声音定位——在第8个月左右完成。现在，他就能将自己的声音和您的声音进行比较了，而且在接下来的几个月里，宝宝会越来越多地试图模仿您的发音。

发现新地带

一旦您的宝宝能够按一定的方向前进，就会探究每一个地方，比如柜橱、抽屉、垃圾筐等。他有一种强烈的好奇心，想去更多地了解每个物体的形状、大小和质地。这个好吃吗？那个好玩吗？尽管宝宝的手此时已经有很大的作用，但他还是喜欢把东西放进嘴里，因此您还是要采取防范措施（见262~265页）。

宝宝对事物的了解一天天加深了。他开始明白事物之间的关联，比如小盒子为什么能够放到一个大盒子里去。更重要的是他正在懂得，有些东西即使他看不到了也还是存在的。

玩具箱

小汽车和小卡车

随着宝宝可以越来越熟练地不需支撑地坐着，他开始喜欢推着小汽车和其他带轮子的玩具在地上走。给宝宝买一些容易控制并且色彩鲜艳的汽车玩具，并且要放在嘴里也不会有安全问题的。

手指玩偶

可以玩一些符合安全标准、柔软的、有简单脸谱的玩偶。由于您的宝宝现在还不能自己拿着这些玩偶，所以玩偶的大小应该和您手指的大小一致。

童谣磁带

如果宝宝喜欢听您唱熟悉的曲调，您可以把几首歌录在磁带上，或者在宝宝安静的时候给他放童谣磁带听。鼓励其他家庭成员也来录歌和故事给宝宝听。

洗澡时的玩具

有趣的浴缸玩具现在真正派上用场了。一些可以贴在浴缸的侧面或瓷砖墙上，其他的可以浮在水面上或可以舀水玩。即使是一个简单的可以浮在水面上的球或鸭子也会让宝宝觉得乐趣无穷。可以在洗澡时看的书也是一个好选择。

吱吱响的玩具和音乐玩具

宝宝喜欢玩具发出的"吱吱"声，而且他们喜欢反复地听一小段曲调。给宝宝买一些容易拿和玩的玩具。

塑料套杯

买一些不同大小、色彩鲜亮、对比鲜明、能套到一块的塑料杯。

情感发育

您的宝宝充满爱意，他会在得到鼓励的时候亲吻您，伸出他的小手让您抱他，还会爱抚他的玩具。

您会发现宝宝变得更加活跃了，会转头倾听周围的说话声。他也愿意加入谈话，不仅用咿咿呀呀的声音，还用丰富的手势和表情给您回应。看看他照镜子时的表现。他不知道他看到的那个婴儿就是他自己，但对"他"很感兴趣。他会发出"咯咯"的笑声，希望得到回应。

宝宝爱您

现在您仍然是宝宝最喜欢的"玩具"。当宝宝的玩具掉了的时候，他是不是会呼唤您过去给他帮忙？或许他想要的并不是玩具，而是想有机会跟您一块儿笑一笑。

您的宝宝喜欢跟您在一起，这就表明他已经和您建立起了一种深厚真挚的依恋之情。到这个阶段末的时候，您会发现，如果您从宝宝的视野中消失，他的下嘴唇会微微地颤动，因为他担心您会永远离开他。如果您在宝宝的眼泪爆发之前回到他的身边，他会高兴得蹦起来。

自我意识

宝宝对您的依恋越来越深，在一定程度上是由于他意识到自己和您是两个不同的个体。这是宝宝成长过程中迈出的重大的一步。在未来的几个月里宝宝再和您分开时会表现得更为焦虑，哪怕是一刻也不行。这很让人担心，但是又很正常，而且经常会持续到整个学步时期结束。用您的爱和关注抚慰他，他最终会意识到，爸爸妈妈总是要回到他身边的。

同时他还将开始和他生活中其他重要的人建立起一种依赖关系，比如和他的兄弟姐妹、奶奶和保姆。鼓励这些关系的发展有助于帮助宝宝适应您不在时其他家人的呵护。

害怕陌生人

在这一分钟还活泼自信的宝宝，很可

在游戏中学习

您的宝宝表现出与日俱增的好奇心和了解每一件物品的强烈愿望。教宝宝一些可以让他忙一阵子的活动，或者帮他学会如何爬向他感兴趣的玩具。

· 现在，宝宝很喜欢能弹出来的玩具——在按下或转动某个按钮的时候突然弹出来的那种小玩具。教宝宝怎样把它们按回去，从而锻炼他手和胳膊的力量及协调能力。

· 为了满足宝宝的好奇心，您可以在一个盒子里装满有趣又安全的家庭用品给他玩。这样宝宝就有机会自己去探索了，同时他也可以更好地了解不同物品的形状、大小和质地。如果他对这些东西厌倦了，您可以做一些小小的改变，比如在碗里放上一个球，再次激发宝宝对碗的好奇心。

· 给宝宝一些不同颜色、不同形状、不同

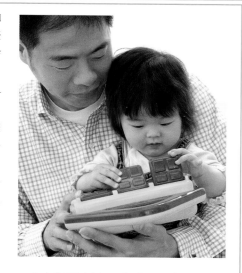

大小的塑料套杯，帮助宝宝认识事物之间的联系。宝宝把这些杯子一个个按顺序套在一起或许需要几个月的时间，但是宝宝很乐于尝试。当宝宝想换一种玩法的时候，您可以把这些杯子垒起来，让宝宝把它们打倒，这也是宝宝喜爱的游戏之一。

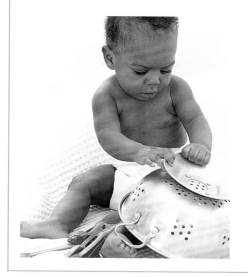

· 有很多鼓励宝宝爬行的方法：在可能的时候多把宝宝放在地上，让他有足够的机会爬，或是把宝宝喜欢的玩具放在他刚好够不着的地方，鼓励他试着爬过去抓住它。保护好宝宝的膝盖，让宝宝爬起来不会觉得疼或不舒服。

· 宝宝越早开始读书越好。给他选择一些可以抓咬的柔软的书。对于一些特别的书，您可以在需要时取出来给他念，平时安全地放好。

能在下一分钟却变得胆小羞怯。当他见到自己不太熟悉的人时，可能会把小脑袋藏在您的肩膀下，紧紧地拽着您，甚至哭起来。在陌生人靠近时，感到焦虑不安是宝宝早期情感历程中的重要一步。出现"陌生人焦虑感"是很正常的，而且这种焦虑可能会持续两年甚至更长的时间。

请不要强迫宝宝表现得友好，或是告诉他这样做是愚蠢的，这只会损伤宝宝的自信心。相反地，您应当在他有勇气对他人回以微笑时，好好地表扬他。请陌生人和宝宝接触时态度温柔一些也是一个好办法。

8～10个月

宝宝的个性开始真正地展现出来了。随着身体技能的不断加强，他会变得更加自信。当他有什么要求的时候，会让您知道他有自己的想法。

重要的里程碑

- 会用食指和大拇指握紧小个物件，会用手指将小物件拿起。
- 会挪动位置或爬行。
- 有了幽默感。
- 能够理解很多词语，并开始模仿不同的声音。

身体发育

在这个阶段，您的宝宝已经能够独立地坐一会儿了，而且身体前倾够玩具的时候也不会翻倒了。但是别指望他能这样玩很长时间，努力保持平衡对宝宝而言是很累的，因此大概10分钟左右宝宝就要换一种姿势了。

一旦您的宝宝学会了自己移动——不论是爬着走还是拖着脚走——他移动的速度很快就能大大提高了。一会儿看得到他，一会儿又看不到他，将变成您新的麻烦，因此您要时刻注意宝宝，确保他的安全。

如果您的宝宝现在已经会爬了，他会开始尝试爬楼梯这样更富有挑战性的活动。虽然爬楼梯有助于宝宝学会判断高度和深度，并能锻炼宝宝的平衡能力，但是出于安全考虑，您最好装上楼梯安全门，以免宝宝在没有您扶着的时候去爬楼梯（见262页）。往上爬比往下爬要容易一些，宝宝往往需要一些时间才能学会如何安全地往下爬。

四处走走

好动的宝宝现在可能会试着扶着家具走上几步。如果您的宝宝越来越有信心，他很快就能学会依靠家具保持平衡而走遍一个房间（见262页，"安全"）。这样的"巡游"是宝宝学会独立行走之前所需的最后一项技能。

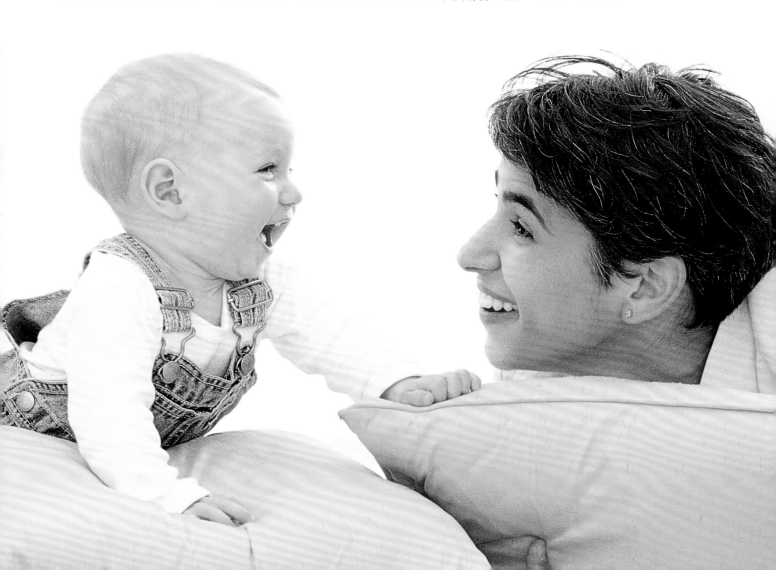

手的控制

随着宝宝不再把东西放到嘴里，而是用手来了解它们，他的小手会变得越来越灵巧，控制得也越来越好了。您或许会发现宝宝用手在翻书页，尽管往往一翻就是好儿页。而且他还能够用手指准确无误地把小块的食物送到自己嘴里，这样吃饭时就不再那么一团糟了。宝宝还会两手各拿一件东西，让它们相碰。

指指看

如果您的宝宝开始用手去指东西了，那么他又达到了成长过程中一个重要的里程碑。控制食指是掌握钳握本领——用食指和大拇指捏紧东西——的第一步，并能帮助宝宝和您交流，因为他能够指出他想要的东西了。和宝宝一块看书，一边说出书上东西的名字一边指着它们，鼓励宝宝也这样做。让宝宝练习捡起葡萄干和甜玉米粒这样的小东西。

滚球游戏

从出生开始，宝宝的视觉技能就一直

注意力

您的宝宝对周围环境的感知能力发展很快，他现在开始注意并对3米远的人或物感兴趣。此时他视线所及的长度在增加，他会专心致志于他所玩的游戏，即使你把什么东西从他身边拿走，你会发现这也越来越难分散他的注意力。

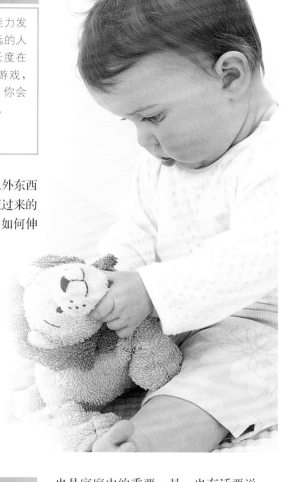

在发展，现在他已经能够判断1米以外东西的大小了，比如，他知道从1米外滚过来的球看起来会越来越大。看看宝宝是如何伸出胳膊去抓球的，让宝宝把球滚回去。可能一开始宝宝挥了一下胳膊却没有效果，但是最后他一定能把球向您的方向滚回去。

学习技能

现在，您的宝宝开始更多地表达自己了，让您意识到他也是家庭中的重要一员，也有话要说。

到第9个月末的时候，宝宝就能听出大约20个熟悉的字眼了，比如"杯子"和"玩具熊"等。在您唱他最喜欢的歌时，他会在适当的地方笑起来；在您问他杯子在哪儿的时候，他会开始寻找；他还会把一些行为和相应的词语联系起来，比如说"再见"和挥手。

进行对话

您的宝宝喜欢和人交流，特别喜欢像吃饭这样的聚会，他会努力地加入谈话。很明显，他"咿咿呀呀"的能力一直在发展，而且还可能增加了新的词汇，比如"爸爸"和"妈妈"。他"咿咿呀呀"的语调升降开始和大人说话的语调变得相似了。尽管总的说来还是听不出宝宝在说什

玩具箱

触摸式图书

一套多样的活动图书能给宝宝一个全新的视角去看世界。选一些结实的、颜色鲜亮的图书给宝宝，上面带有清晰的图案和不同质地的材料做成的不同形状。

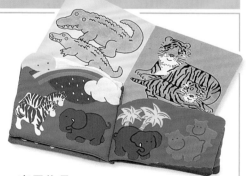

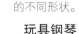
玩具钢琴

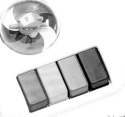
如果宝宝有带有按键的玩具，您可以鼓励他把按键按下，再让它起来。玩具钢琴和木琴也是宝宝的好玩具。现在，宝宝会喜欢听到自己随意弄出来的声音，这对他听力的发展也有促进作用。

家用物品

最简单的东西也能让宝宝开心。当您在厨房忙的时候，可以给宝宝玩一些简单安全的厨具，他会非常喜欢。让他玩一些没有用过的东西，比如炖锅、塑料碗或木勺。

宝宝也可能会喜欢从橱柜箱里拿出一个橘子，然后再把它扔回去，或是把干衣服从塑料衣篮里面拿出来，把他的玩具或布娃娃放进去。

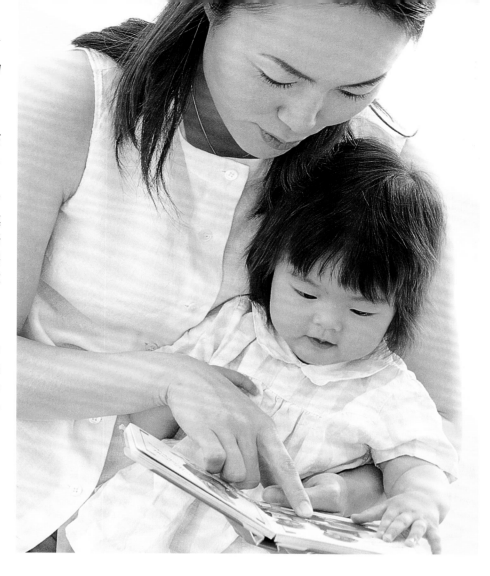

么，但是您的倾听和回应却很重要，因为这将鼓励宝宝不断地尝试。

真正的词句

看到他说"爸爸"或"妈妈"时您高兴的样子，宝宝会明白这些声音的意义，并用它们来引起您的注意。

如果您说出具体的词语，比如"猫"或"洗澡"，一段时间后宝宝可能会开始模仿您，重复地发出这些声音。完整的词语要到几个月以后宝宝才能说出，但是只要您反复地发音，他会很快学会对您说出这些词。

理解语言

宝宝理解语言的能力还是比说话能力发展得快。同时宝宝还会用手势和声音来引起您的注意，比如向您挥手或者拉您的衣服。如果您不明白他的意思，宝宝还会重复他的动作。

在游戏中学习

在这个阶段，宝宝开始展示他解决问题的本领了——只要在他遇到困难的时候，您坚持不帮他。一些日常的挑战有助于宝宝学会自己解决问题。

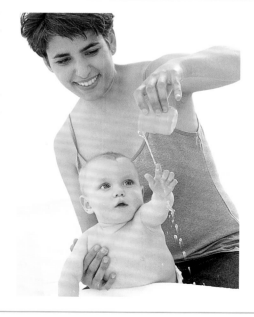

- 用一块活动板来满足您宝宝的探险和解决问题的欲望。选一块带有拨号盘的板子，拨动号码发出吱吱的声音，然后摁住让吱吱声停止。首先让宝宝知道这是怎么玩的，然后让宝宝自己去尝试。一开始宝宝可能只能完成类似把手指放进拨号盘里的简单的动作，但是在以后的几个月里，他会逐步学会其他动作。

- 在这个阶段，玩躲猫猫和捉迷藏的游戏可以让宝宝懂得"物体的存在"，而且这一游戏能有很多变化：用毛巾遮住您的头让宝宝把毛巾揭开，然后让宝宝试一试；躲在门后只露出一只手或者脚趾头，然后跳出来给宝宝一个小小的惊喜。

- 在盆里装满水，用不同的勺子、杯子和其他容器教宝宝把它们盛满水然后倒掉。这种盛满又倒掉的游戏有助于您的宝宝练习手的运动，使它们更加灵活，也有利于发展宝宝的手眼协调能力。水的游戏也很适合在洗澡的时候玩。

- 如果宝宝喜欢把一个容器里的东西移到另一个容器里，您可以给宝宝准备一个"惊喜箱"，里面装满各种安全有趣的东西，让宝宝去拿，去探知，去放进拿出。为了让游戏更有趣，您可以把其中一些用纸包起来——他会乐于打开看看里面到底是什么。

情绪发育

您的宝宝有他自己的喜好，是个独一无二的小人儿。他会在您拿走他玩具的时候表示反对，或提出来想再玩一次同样的游戏。

随着宝宝自我意识的增长，他会变得更加武断，把任何日常活动都变成意志的较量！您会发现，当他不愿意被放到小童车里的时候，会把背拱起来，或在您喂他不想吃的东西时摇头。

这些行为是很令人沮丧的，但是别忘了，小家伙的注意力很容易被分散。他的记忆是短暂的，一件有趣的玩具或是一个突然的想法都会再次吸引宝宝的注意力。比如说如果您的宝宝不喜欢穿衣服，您可以给他唱一首好玩的歌让他忘记为什么自己要捣蛋，或是换一个角度，把宝宝的注意力引导在"他能做什么"上，而不说他"不能做什么"。

宝宝的幽默感

宝宝最初的笑声往往是由运动游戏引起的，比如说您将宝宝放在膝盖上颠一颠，或者把他高高举在空中。后来主要是由一些视觉玩笑引起，比如您使劲甩您的头发，或者把他的肚兜放在头上当帽子。现在宝宝更好动了，他会做一些您不喜欢的事情来逗您。比如说把头伸到您不让他伸出的门外，然后回头看您是否在看着他，或者按下电视机的电源开关把它关掉。

产生恐惧

另一方面，宝宝在这个时候也会对一些从不害怕的东西产生恐惧，比如开始害怕吸尘器的声音。如果宝宝对什么东西十分害怕，您不要紧张，应抚慰您的宝宝，让他知道他不会受到伤害的。这可以加深宝宝对自己和他人的信任。

慢慢地让宝宝熟悉他害怕的东西有助于他克服对这个东西的恐惧，比如在关掉吸尘器后，让宝宝把它好好看个遍。一步步地来，到时候宝宝自然会克服他的恐惧心理。

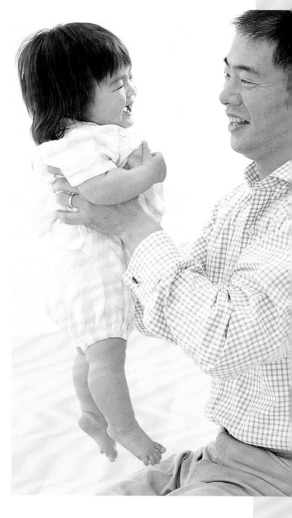

一起笑

随着宝宝幽默感的增强，他会喜欢逗逗您，当您在膝盖上颠他或把他高高举起时，能听到他开心的笑声。

千万不要让宝宝一个人玩纸，因为他可能把纸放进嘴里噎着。

- 倾听不同的声音有利于宝宝听力的提高，并最终促进语言的发展。如果您用木琴或玩具钢琴弹一首宝宝熟悉的曲子，会极大地激发宝宝的兴趣，促使他自己弹出更多美妙的声音。

- 您的宝宝现在更多地注意到动物的声音，因此现在是给他唱一些动物歌曲的时候了。和宝宝一起看动物图书，并给他模仿各种动物的叫声。一旦宝宝学会了模仿多种动物的叫声，他会受到鼓励，去模仿其他的声音。

- 这个阶段的宝宝对空间特别感兴趣，他们喜欢爬到沙发或椅子后面。您的宝宝可能

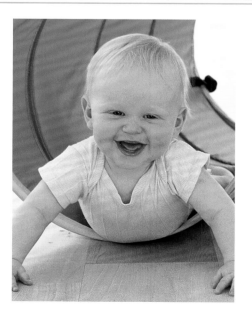

会喜欢爬过玩具隧道。在隧道里把球滚给宝宝，让宝宝看是怎么玩的。随着宝宝越来越有信心，他会喜欢穿过隧道，或是躲在里面不让您发现。

- 每天带宝宝到公园或附近的操场上去转转是你们共处的好机会。您把四周的事物指给宝宝看也能帮助宝宝形成空间感，开发他的视觉本领。

- 满足宝宝用手去探索的欲望，并促进他触觉的发展。您可以给宝宝一些专门触摸的活动图书，上面有各种质地的图画和形状。

10～12个月

在您的小宝宝1周岁的生日快要来临的时候，回顾一下过去的日子，您必将为他这一年来发生的变化而感到惊讶。现在他已经拥有了自己独特的个性，有着丰富的情感，和对自己在家庭中的地位的强烈意识。

重要的里程碑

- 可以不需支撑站立，甚至自己走上几步。
- 能够自己用手指取食。
- 试着模仿说出词语。
- 能轻易找到藏起来的东西。
- 能理解简单的问题。

身体发育

在这个阶段，宝宝们身体的发育状况差别很大。有些宝宝已经爬了几周了，而有些宝宝才刚刚开始。

宝宝的平衡能力大大地提高了。在坐着的时候，他能够向一边倾斜而不会翻倒，还能够转向身后去拿东西。

最初的几步

到这个阶段末期，您的宝宝可能要迈出最初的几步了——这真是一个令人激动的进步！如果您的宝宝在扶着家具转的时候已经练就了很好的平衡能力，他就会偶尔放开手，只有在摇晃的时候才会抓住"扶手"。确保您已采取措施，如果宝宝摔倒也能保证他的安全（请参见262页）。

一开始宝宝或许只走两三步就摔倒了；鼓励宝宝继续下去，这样很快他就能自己走更多的步子了。把家具稍稍搬远一些也会增加宝宝的信心。但是要让宝宝按照自己的步调来——有些宝宝可能到十三四个月大时才开始走路，有些宝宝则要到18个月大的时候。只要他的发育状况正常，即使您的宝宝进展很慢，也不用着急。如果您有担心，请和医生谈谈。

自己吃东西

这时您的宝宝已经能够很好地控制手的动作了，他能够准确地用手做每一件事情，能够轻易地用手拿食物喂自己吃。勺子的使用不但需要肌肉的控制，还需要良好的手眼协调能力，不容易掌握。现在宝宝能够转动他的小手了，因此能够更准确

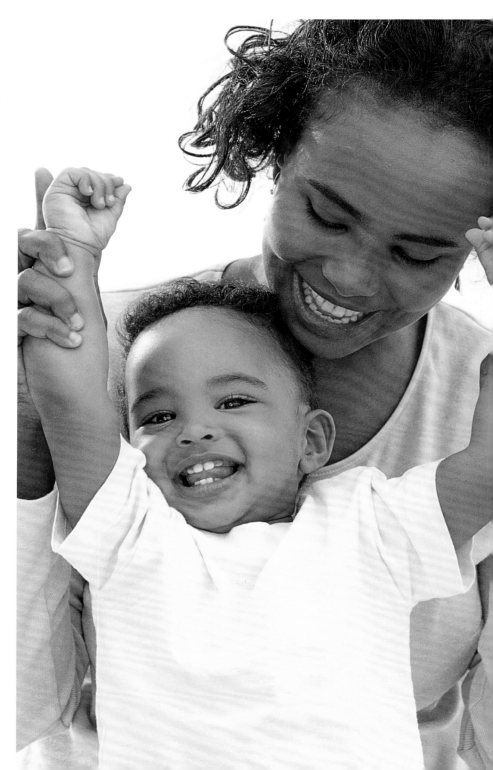

地把食物放进自己的嘴里，但是仍然有可能是一团糟。

鼓励您的宝宝自己喂自己是很有必要的，因为他有时候不想让别人喂他，而且他也不应该完全靠您喂他。但是另一方面，您也不能完全让宝宝自己来。尽管宝宝每次开始吃饭时总是很有热情的，但过不了多久他就烦了，这时就需要您喂宝宝吃东西，让宝宝不会饿着。

抛投

探知不同的物体仍然是宝宝最喜欢的活动，但是这个时候宝宝已经不再把东

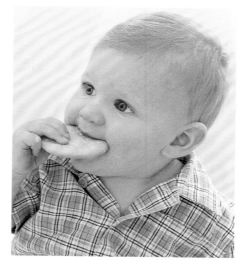

放到自己嘴里去了。对他来说，一件东西拿在手里的感觉变得更重要，他会越来越多地用他的小手去了解事物。他会试着一次拿起不止一件东西，比如两块积木。开始时这对他可能有一定的难度，他往往会掉一块，甚至两块全掉。学会将手里的东西松开以后，宝宝会有意地将东西扔出去，并将这当成一项游戏。

学习技能

您和宝宝已经能够很好地交流了，他对世界的理解也正飞速地发展。

您的宝宝可能还是不太会说话，但是他对语言和交流的理解却在大踏步地发展。他已经能够听懂简单的问题。比如说"你的杯子在哪儿呀？"并且对此做出回答，要么用手指着杯子，要么看着杯子的方向。如果您问他一个简单的问题，比如"你想喝水吗？"他可能会笑着朝杯子移动。

如果您的宝宝有哥哥姐姐，他们也会很有成就感，因为，他们也能理解宝宝要表达的意思了。

一些宝宝到1周岁的时候就已经能够说出两三个词了，但是可能只有您和其他家庭成员才能听懂。宝宝还需要用几周时间，来学会说出更多更清楚的字或词，这很正常。

理解概念

随着宝宝智力的发展，您会发现他对自己周围的世界更加了解了。现在，如果他在书上看到小狗的图片，他或许会想起他爷爷的小狗或者他在公园里见到的小狗，并开始意识到，虽然他看到的这些小狗长得都不一样，但是它们都是小狗。

他现在也有了反义词的概念。在您的解释下，他会明白干和湿、冷和热、大和小、进来和出去这些概念之间的区别。

把物体和事件联系起来

您宝宝的因果关系概念现在已经非常清晰了。他确切地知道敲敲他的小鼓会发生什么事情（小鼓会出声），如果他的积木掉了又会发生什么（很有可能您会帮他捡起来）。

宝宝还开始把物体和它们的用途联系起来。比如他会拿起玩具电话放到耳边听，就好像您接听真的电话一样，或者拿起浴室里的法兰绒毛巾给自己洗脸。这是非常重要的一步，因为，这种理解将帮助他把自己说的事物和他想说的联系起来。

注意力和记忆力

您可能注意到，宝宝已经能够听完一些简短的故事了。这是因为您的宝宝已经能够听懂您的话，而且他集中注意力的时间也更长了。

此时宝宝的记忆力和过去的经历，都会很大地影响他的行为举止，您会发现宝宝喜欢给日常生活制造混乱。比如说他会在您想让他洗澡或想给他穿上外套时爬走，因为，他知道接下来会发生什么。他可以好好地跟您恶作剧了，您要面对一系列的麻烦了。

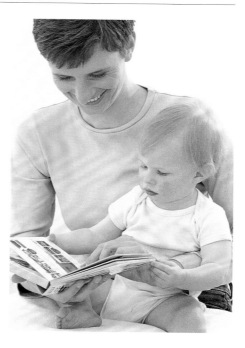

我爱读书

随着宝宝注意力集中的时间越来越长，他能完整地听完一个故事了。宝宝现在对读书的喜爱将持续一生。

情感发育

您的宝宝非常愿意参与家务劳动，喜欢和其他宝宝在一起，而且可能更依赖可以给他带来安慰的东西。

这个时候的宝宝喜欢看到和他一般大的宝宝，特别是当您邀请的朋友也带来了他们的宝宝时，您的宝宝就会十分兴奋。通过观察，宝宝能学到很多东西。轻松地和同伴在一起，宝宝也迈出了学着交朋友的第一步。

现在是加入一个亲子组织的好时机了，特别是如果在家里您的宝宝没有哥哥姐姐。他仍然愿意和您亲热地在一起，但是他对观察和模仿周围其他宝宝更感兴趣。然而在这个时期，别指望他能积极地融入其中，在和其他宝宝一起玩的时候，您的宝宝仍会认为以他为中心。他会很自然地认定每个玩具都是给他的。在一年或更长的时间内，他还不能理解共享的意义。

亲密的亲子关系

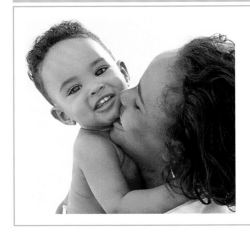

模仿和帮忙

现在，宝宝已经比以前更加了解周围的世界了，他很想参与周围发生的每一件事。他会帮您加速事情的进程，比如说您在给他穿衣服的时候，他会乖乖地把胳膊放进袖子里，或者拿来他的袜子，让您给他穿上。记住要时时告诉宝宝您在干什么，和为什么要这么做。给宝宝尝试的机会，但不能期望他总会做对，比如很多宝宝就曾用牙刷梳头。

您的宝宝非常爱您，会用拥抱和亲吻来表达对您的爱意。他也可能会显得很"自我"，认为自己应该优先受到您的关注。这个时期，宝宝的独立意识也在发展，对外界事物探索的渴望，使他不再安分地待在您的怀抱里。

拥抱和亲吻

您的宝宝会非常喜欢您对他表达的关注和爱意，但他也可能会很快就挣脱您的怀抱，去玩他的游戏了。

带来安慰的东西

在这个时候，很多宝宝都开始依赖一件特别的东西，比如一张毯子或一个柔软的玩具，无论走到哪里都要带着。这就是我们说的"过渡物品"，它们在您宝宝的生活中有着特殊的意义，当宝宝疲劳时帮助他入睡，当宝宝不高兴时让他得到慰藉，特别是当您不在他身边给他安慰的时候。那些还在经历分离焦虑的宝宝更是这样。

宝宝对安慰品的依赖可能还会继续一段时间。只有当他找到其他消除不安情绪的办法时，才能逐步摆脱对安慰品的依赖。如果您担心卫生问题，您最好准备两个一模一样的用具，这样在一个要清洗时有个替换。

社交技能

尽管这一阶段，宝宝并不明白他怎样才能有好的举止以及为什么要有好的举止，但是他很乐于模仿您和他的哥哥姐姐们。学习您的举止有助于宝宝长大后和别人相处。在学会说话之前，宝宝就能学会挥手告别这样的社交礼节。如果他听到您使用礼貌用语，会更可能在学会说话以后使用这些语言。

玩具箱

分类箱

分类箱要耐用，并装有很多简单易辨认的形状。要确保这些东西足够大，以免宝宝把它们放进自己嘴里。

儿歌

当宝宝熟悉了儿歌的旋律和歌词以后，儿歌书和歌曲会给他带来巨大的快乐。

拖拉的玩具

如果您的宝宝十分好动，他很有可能会喜欢一个带有轮子的，可以拉着跟他走的玩具。这种玩具通常有动物形状的，也有火车形状的。为了安全起见，请不要让玩具上的拉绳长于20厘米。

柔软的玩具

柔软的玩具将受到宝宝的珍爱。给宝宝选一些有生动表情的、能吸引他注意力的布娃娃。

玩具电话

宝宝很喜欢那些模仿真东西的玩具，比如玩具电话，尤其是会发声的那种。给您的宝宝选购一个既安全又质量好的玩具电话，这样就能用很长时间了。

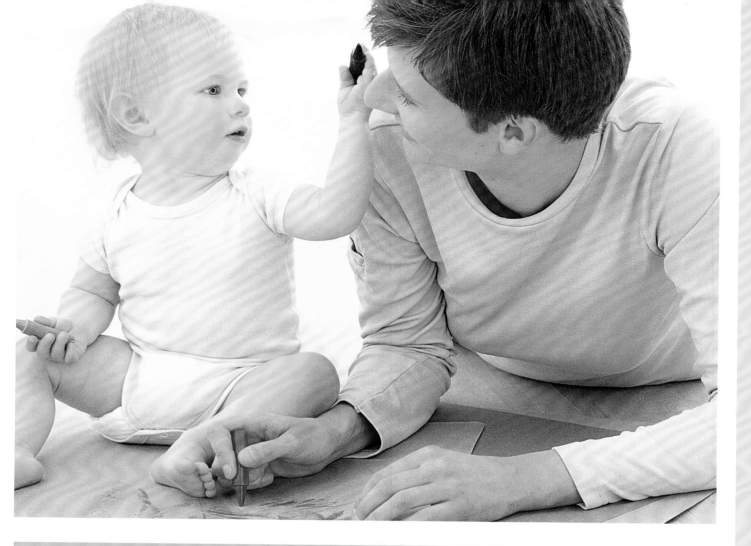

在游戏中学习

　　您可以通过熟悉的歌谣和书本，来帮助宝宝扩大知识面，尤其是知道更多物体的名字。试着鼓励宝宝和您分享他最喜欢的玩具，通过和宝宝一块玩拍手游戏，培养他的协调能力和节奏感。

- 当宝宝学会翻书的时候，要保证有足够多的书让宝宝看，特别是硬纸板书。试着每天固定一个时间，和宝宝一起享受读书的安静时光，让读书成为宝宝生活中的一部分。

- 您的宝宝此时应该能在拍手的时候把小手展平了。让宝宝坐在您的大腿上或是面朝您坐在地上，这样宝宝就能加入到您的拍手游戏和歌曲中来。将语言、手势和音乐结合起来，能够促进宝宝学会说话，并且也能让宝宝有机会和您一块儿玩，模仿您。

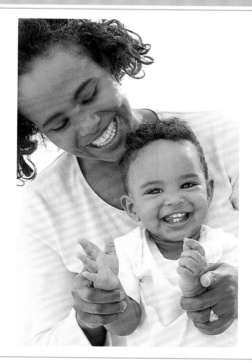

- 和宝宝玩给予和索取的游戏。您可以给宝宝一件新东西，在宝宝看完以后要他还给您。宝宝很可能会这样做，如果宝宝把它还给您了，您就表扬他的"慷慨"；如果宝宝没有还给您，您可以下次再试一试。

- 像玩具熊、布娃娃和小丑这样的柔软的玩具，将在未来几年里，给宝宝带来快乐。用它们帮助宝宝学习社交礼仪，鼓励宝宝亲吻他心爱的玩具，和玩具道晚安，或在外出的时候和玩具说再见。

- 您的宝宝很喜欢反反复复地听歌或是看书。这种重复有助于宝宝说出它最初的单字，也能增强他的记忆力。

- 如果您的宝宝开始走路了，您就可以给他买一个推着走的小推车了。一开始他可能需要您的帮助，但很快他就会高兴地推着小车走了。

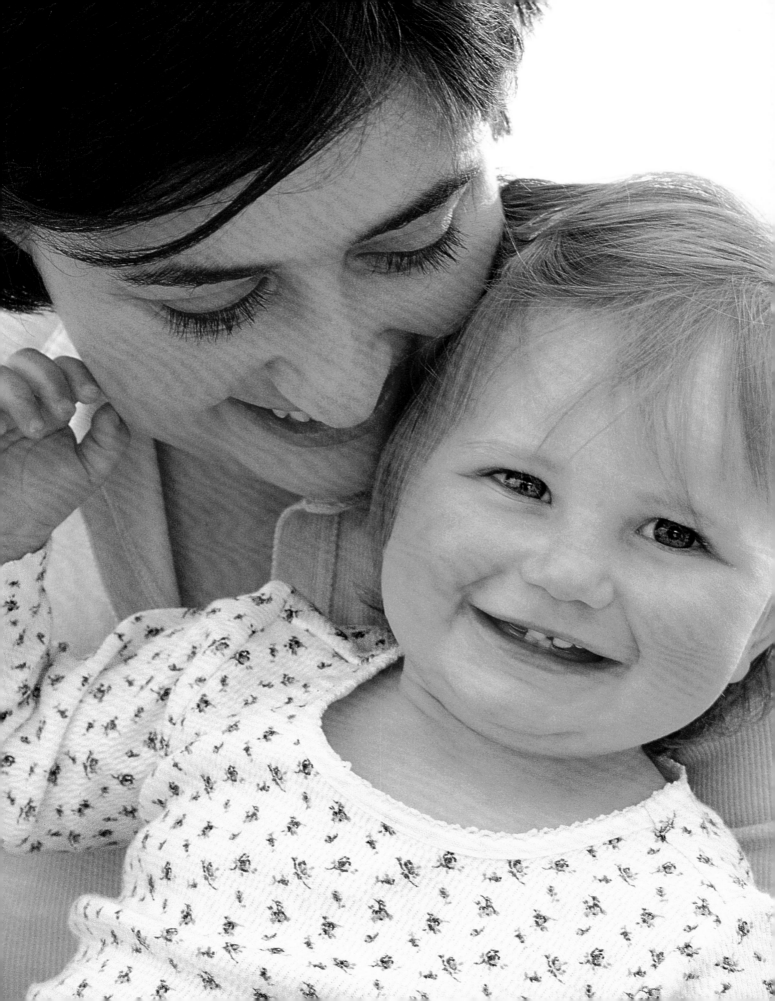

幼儿的发育
12～24个月

如果说在宝宝出生后的第一年里，您一直在了解他身体和情感的发育，那么现在的重点需要转移了。在这第二年里，您需要做的，是帮助您的小宝宝成长为一个自力更生的独立的人，在您的引领下，走向这个世界。

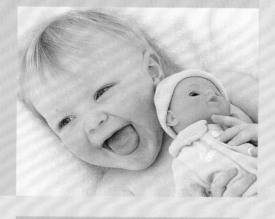

全新的世界

宝宝仍然需要您的积极鼓励，来拓展自身的能力，并认识周围的环境，他也仍将需要您作为安全的情感港湾。因为不论他看起来多么的独立，都需要您的关爱和抚慰。

在成长的过程中，宝宝的身体变化是巨大的。一旦您的宝宝学会走路，他的视野将变得开阔。学会说话，使他的世界以一种全新的、令人兴奋的方式呈现给您，同时也将整个世界展现到了他的面前。宝宝将不断地尝试他能力之外的事情，这往往使他极为沮丧。了解宝宝自身和您所设定的限度，对您和宝宝而言，都是新的挑战。在您的耐心教导和鼓励下，宝宝能够学会遵守基本的安全准则，并学会如何迎合您的期望。

不要太累

这个年龄的宝宝不会限制自己的活动，他往往不停地直接从一项活动转入另一项活动中去，并且对每项活动都投入全力。宝宝需要您来为他调整步调，让他们能够充分享受活动的乐趣，而又不会搞得筋疲力尽。有时这种疲惫是从沮丧到脾气爆发的导火线。

调整节奏

宝宝现在依旧需要大量的休息，大多

安全的环境

当宝宝还是婴儿时，他用双手来探索事物，现在也还是这样，只不过这种探索，不再仅限于给他的玩具。他可以在家中四处活动，无论是小狗的饭碗还是CD机，每样东西都值得他研究一番。他又怎能区分哪些按钮可按？哪些按钮不可按呢？没有您的帮助是不可能完成的。因此，把那些可能伤害到他或可能会被他弄坏的东西移得远点（见"安全"，262页），把宝宝的注意力，转移到那些既可以满足他天生的好奇心，又可以享受探索的乐趣的活动中去。

数的宝宝，需要在白天睡上至少一觉。休息得好的宝宝，往往比那些疲惫的宝宝过得更好。如果您的宝宝晚上睡得不好，不要尝试为了让他在晚上睡个整觉，而让他在白天不停地活动。宝宝越疲劳，就越不容易轻松地进入良好的睡眠状态。

最后，对于您和您的宝宝而言，这将是美妙而又令人兴奋的一年，充满了全新的体验。了解宝宝的需要和动力，会让您有机会使他展现最棒的一面。

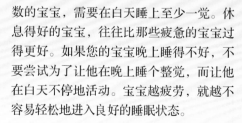

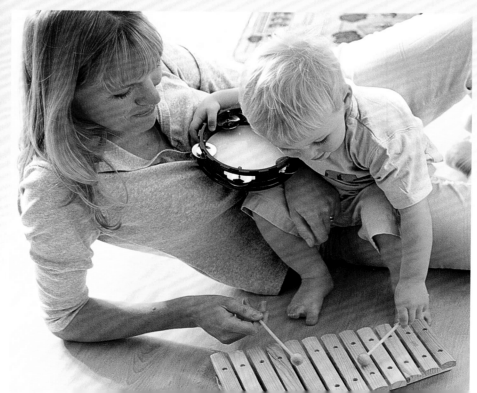

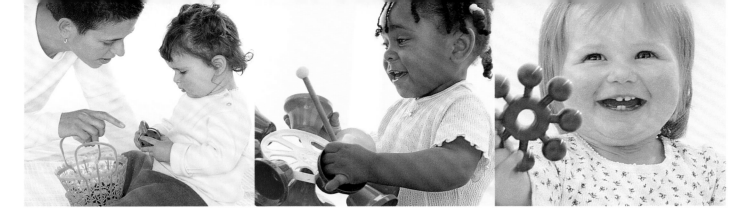

第二年

到宝宝2岁这一年的开始，他已经为发展新的技能奠定了基础。他已经从一个依赖您来满足他各种需求的小婴儿，成长为一个个牲鲜明的独立个体了。

宝宝如何学习

最初，宝宝的各种技能只是为了最基本的生存。现在，这些能力将使他在您的帮助下探索和扩展他的世界。

在第二年里，宝宝运用他所有的感官来感受和了解世界。通过活动，他的身体技能得到了很大的增长。而在身体技能的发展和练习中，他的活动能力也变得更强了。作为结果，宝宝对世界新的认识，也增强了他的认知和学习能力。当宝宝运用这些技能同他人接触时，情感发育也不断进展，变得更具社会性。

活动能力增强

宝宝的移动能力，在这一阶段得到了很大的发展。他将通过新发展的能力，从A点移到B点，探索更远的地方。开始的时候，这一过程可能通过爬行来完成，随后，也可以在学习直立行走的过程中完成，这会使宝宝移动的距离更远，并将他的双手解放出来。一旦宝宝学会了走路，他将在不断的练习中，变得越来越熟练。对宝宝来说，熟练掌握一种技能的过程，就是不断重复、不断练习的过程。

当宝宝能够更加熟练地四处走动的时候，他就能够从整体的角度看待事物，进一步拓展空间感。比如说，如果不能绕着椅子走，就很难想象它的全貌。同样，如果玩具滚到了椅子后面，宝宝找到它，就会知道消失在视野中的事物，并不是真的消失了。这是心理学家称为"物体恒存性"概念的认知过程，意思是即便您看不到一个物体后，它还是会继续存在。

交流技能

宝宝的理解能力，在他学会说话之前很久，就开始发展了。只有当宝宝理解了一个词语的意思以后，才有可能用它来表达，这就是向宝宝重复词语很重要的原因。当您做某件事情的时候，不断地和宝宝说话，告诉他您正在做什么。最终，您能通过宝宝对您所说的话的反应，看出他已经理解了这些简单的词汇。比如，在他还不会说"鞋子"的时候，如果您让他找他的"鞋子"，他就会帮您去寻找。

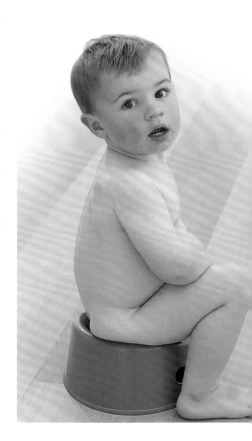

准备用便盆

宝宝成长过程中的另一个里程碑，就是开始使用便盆，这可能在他18个月大以后的某个时间发生。

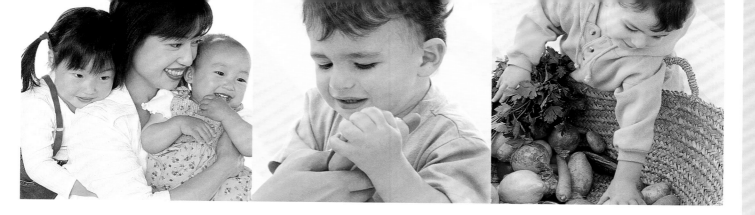

个性

宝宝发育的速度，在一定程度上取决于宝宝发展各种能力的机会，同样也取决于孩子的秉性和意愿。

一些宝宝喜欢坐在那里，在一段时间内专注于一件事情，被某样静止的事物吸引；而另一些宝宝则非常活跃，乐于起来四处走动。一些宝宝愿意爬到他们想去的地方而不愿走路；而另一些宝宝，在经过一段短暂的用屁股挪动的时期后，就快速进入了走路的时期，跳过了爬行的阶段。

喧闹的孩子

一些孩子比其他孩子要更好动一些。男孩们往往一刻也不安宁，对相对安静的活动（比如玩积木或玩具动物），注意力集中的时间也要比女孩短一些。

如果您的宝宝（无论是男孩还是女孩）情绪变得躁动或是沮丧，您可以带他做一会儿运动，比如让他推着小车绕着积木走走，或是在花园里玩追逐游戏。一旦他发泄完精力，就会高高兴兴地坐下来，接着玩他的蜡笔或玩具汽车了。

1～2岁：宝宝的成长里程

在接下来的12个月里，宝宝的成长历程中的里程碑，是他发育的重要参考指标。虽然宝宝会按照自己的步调来发展，但在这一年里，宝宝还是有很多进步值得您去期待。

运动

· 学会独立行走。

· 能走路、停止、转弯。

· 可能学会跑，但是在绕过拐角时还不太会减速。

· 能蹲下捡东西，再站起来。

· 能在走路时手里拿着东西，可能会两只手一手拿一个东西。

· 能安全地爬到椅子上。

手和手指

· 能用勺子喂自己吃饭。

· 告别特制的杯子，开始使用普通的杯子。

· 学会松开手放下东西。

· 学会扔东西，即使不成直线。

· 会用手指指他想要的东西。

· 趋向于平均地使用两只手。

· 试着拿两件东西，一手一件。

· 会转动手腕拧东西。

社交和情感

· 能快乐地离开您更长的时间。

· 同其他孩子玩耍。

· 喜欢看其他孩子在做什么，并模仿他们。

· 对玩具、宠物和其他孩子做出表达喜爱的举动。

· 注意您开心和沮丧的表情，虽然他还无法理解。

· 对父母、保姆和其他家庭成员依恋更深。

· 开始思考他的感受和别人的感受。

· 能够知道什么能让您高兴、什么能让您不高兴。

· 能帮您做一些简单的事情。

语言

· 喜欢说他看到的和学到的东西。

· 逐渐会说从单个字到两个字的词汇。

· 词汇量扩展，最多可达200个词。

· 用语言回答您的问题。

· 看见日常物品时喜欢叫出它们的名称。

智力

· 能记住经常发生的简单事情。

· 能把真的事物和图画对应起来。

· 懂得了区分什么是真的，什么不是，比如能够区别真的汽车和玩具汽车。

· 想象力更加丰富，喜欢玩装扮模仿的游戏。

· 无论是和您一起还是自己看书，他都喜欢。

· 开始理解"拥有"的概念。

· 在第二年末，开始对使用便盆的训练产生兴趣。

12 ~ 16个月

现在您的宝宝同世界接触的能力正逐渐显露出来。在他充分享受新发展的能力，给他带来的活动自由的同时，他将把握住每一个机会去探索，并发展认知的技能。

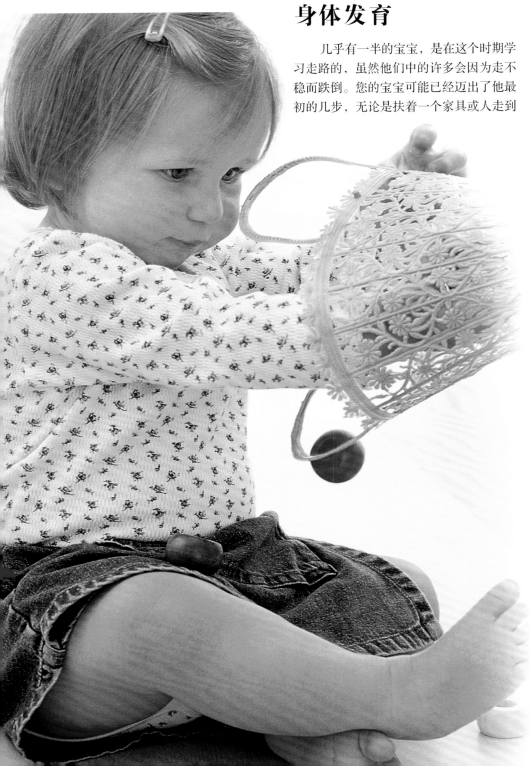

身体发育

几乎有一半的宝宝，是在这个时期学习走路的，虽然他们中的许多会因为走不稳而跌倒。您的宝宝可能已经迈出了他最初的几步，无论是扶着一个家具或人走到他们的另一边，还是自己开步走。宝宝在出生后10~18个月，学会走路都是正常的。

给宝宝多提供一些锻炼腿部肌肉的机会，来为走路做准备。当他迈出尝试性的步子时，会练习着把身体的重量放在脚上，您可以握住他的手作为支持。从身体的比例上来看，宝宝的头比较大和重。只有当他们的腿部力量加强了，平衡感才会加强。

当宝宝开始走路时，他所要做的是把两脚分开，脚趾向外，给自己一个尽可能宽的基础来保持平衡。在他自己走起来的时候，会两臂张开，保持平衡。慢慢地，在他觉得要失去平衡的时候，就会有意识地坐下，而不是跌倒了。

细微运动的技能

宝宝的细微运动技能（比如细微的手的动作）也是通过练习，和手眼协调能力一并提高的。学着把东西放开，是宝宝的一个重大进步，也为宝宝学会许多新的技能提供了可能。

以前，如果您给宝宝一样东西，他往往会抓住它，紧紧握在手里，直到不小心掉了或被拿走为止。这是因为他具有与生俱来的握住东西的反射能力。最初这种反射作用很强烈，随后逐渐减弱，在出生3个月后消失。现在，宝宝会伸出手放在某个东西上，有意识地抓起它，把它拿到另一个地方，再把它放下。

宝宝手的动作也正变得更加复杂。他开始转动手腕，以便把东西更准确地放到他想要放的地方去。这一动作最初是在宝宝骨骼的发育过程中偶然发生的，在第一年内，宝宝的骨骼在不断地发育，使他能够更好地控制自己，同时宝宝的动作也变得越来越熟练和灵活。宝宝所有扔扔捡捡的动作（有时可能会让您气恼），是必需要练习的一部分。

指和捡

宝宝的手指现在能够做出捡东西的准确姿势——他在预先做出他想做的事情。他也会把胳膊伸向他想要的东西，向您表达他的愿望。

起初，宝宝在想要什么东西的时候，就会用手指、手和整个胳膊指向那个东西。但是慢慢地，他就会学会只用手指来向您表达他的愿望了。

左手还是右手？

您的宝宝一开始可能平均地使用双手。一些宝宝在玩耍、进餐或用杯子喝水时，已经表现出他使用左手或右手的偏好了，但大多数孩子在3岁以前，不会只频繁地使用一只手。

宝宝喜欢用哪只手是由遗传所决定的，如果他的父母都不是左撇子，那有98%的可能性他也不是；当父母中的一人是左撇子，那孩子就有17%的可能是左撇子；当父母都是左撇子时，这种可能性就上升到50%。不要去有意地改变宝宝用手的习惯，他将会用自己觉得用起来最自然的那只手。

学习技能

当宝宝接受的刺激与他消化这些新的经验的时间，达到很好的平衡时，他的认知能力就开始飞速地发展了。

学走路

宝宝学走路时，光着脚会更有利一些。宝宝的脚底可以充分地感受脚下的平面——无论是光滑柔软的还是粗糙坚硬的。要给宝宝穿鞋底非常柔软的鞋子，同时还要让他有充分的机会安全地光脚走路。只有正确地测量宝宝脚的长度和宽度，才能为他选择舒适的鞋子。宝宝只有出门时，才需要穿普通鞋底的鞋子。您可能会发现宝宝刚穿上鞋走路时，需要适应一下（见125页）。

宝宝集中注意力的时间正在变长，如果不是因为累了、渴了或饿了而注意力分散，他可以更久地专注于某项活动，这是由于通过重复的活动，宝宝的记忆力得到了提高。因此，当您提议看书、散步或洗澡时，他已经能预知其中的乐趣了。在一项活动中，如果他的注意力被别的事物吸引而停下来，过一会儿他还会回到刚才的进度，把它继续做完。

通过日常的生活规律，宝宝逐渐能够知道接下来将会发生的事情，这种预知也将扩展到其他的事情上。

触觉

我们生来就有被抚摸的需要，但触觉的发展也依赖于触摸和感受的经验。我们区分不同质地的材料的能力，来源于我们触摸它们的经验。触摸一件物体看看感觉如何，这为宝宝提供了一个以不同方式来用手的机会：不是去操纵那个物体，而是

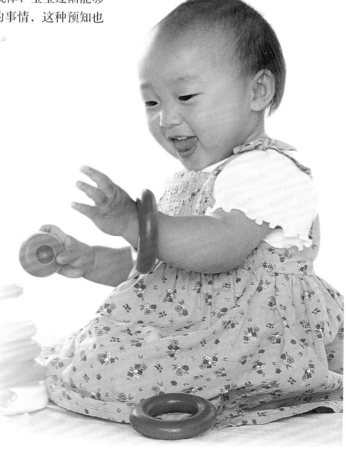

灵巧的小手

这个宝宝正在快乐地运用他刚发展的技能：把玩具拿起来，放在他想要放的地方。

去了解它。他能通过触摸不同材料和质地（例如水和纺织品），来学会探索和试验。

语言能力

宝宝最初的话语，证明了他认知能力的发育，也标志着一个美妙的新阶段的开始，从此他的交流方式扩展到了一个新的领域——语言能力。宝宝们是通过听大人说话来学习说话的，因此请尽量多和宝宝说话。

这一阶段，您的宝宝可能已经开始试着说出一些词语。孩子们的差别是巨大的，有些宝宝可能会沉默儿个月，然后突然说出三个词的句子；有些宝宝会不断努力地说出单个的词语——无论发音多么不准确——直至别人明白他的意思。通常，宝宝都会以一个词作为开始，例如"狗"或"爸爸"，但他会用这一个词称呼所有的动物或人。

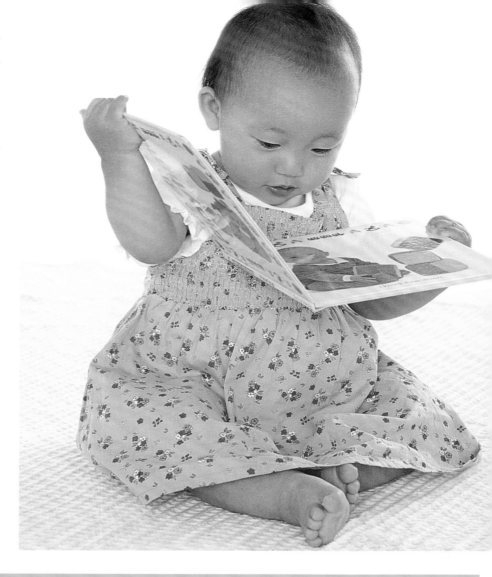

玩具箱

堆叠玩具

堆叠玩具可以让宝宝了解物体的不同大小，以及它们如何结合在一起。玩堆叠玩具，比如积木，需要用手的捡和放的动作。给宝宝演示一下如何把两块积木堆在一起，一个放在另一个上面，他会试着模仿您。开始的时候他可能只能堆两个，但是玩着玩着他会很快地进步，能毫无困难地一次堆三块或四块。

不倒翁

这类玩具在锻炼宝宝的手眼协调能力的同时，也会帮助他了解因果关系：我做了这件事（把它推倒），然后另一件事发生了（它又站起来）。这种玩具能够吸引宝宝的注意力，因为他了解到一件事情会引发另一件事情。但他还不能确定是否每次都会这样，让他看看是怎么回事，然后让他自己去做，是用整只手还是用一个手指把它推倒更容易呢？

推着走的玩具

能推着走的玩具，可以让宝宝单独推着走，也可以在想象的表演游戏里发挥作用。比如，宝宝可以把它最喜欢的娃娃放在小推车里，然后推着它"散散步"。

- 玩具运货小推车也很有趣，宝宝可以用它来把东西运送到别处。玩具吸尘器也是个好玩具，宝宝可以在大人使用真吸尘器时，在旁边玩他的玩具吸尘器。

- 一些玩具在被推动时会有音乐响起，而有些玩具小车上会坐着一只玩具小狗（在充分发挥想象力的同时可以享受柔软玩具的乐趣）。

- 有些玩具小推车需要积木拼装而成。这种组装和拆卸会给宝宝带来更多的快乐。

不同质感的玩具

让宝宝去感受不同质感的物品——鸡蛋盒、积木、闪光纸、有皱褶的纺织品、柔软的玩具。您在旁边照看的时候，让他探索它们的不同特性。

在游戏中学习

当宝宝出生后第一次享受洗澡的乐趣时，就开始玩水了。玩水能带给他很大的乐趣，并且对宝宝各方面的发育都有促进作用，是值得发掘的游戏。仅仅是把水从一个塑料杯，倒到另一个塑料杯，就能帮助宝宝提高手眼的协调能力。

浴缸和脸盆中的游戏

给宝宝提供一些不同大小的塑料容器。一套带有小茶壶的茶具，也可以给宝宝带来莫大的乐趣。在他试着从壶嘴倒水时，手眼的协调能力，受到了进一步的挑战。在不怕溅湿的地方玩耍或者帮宝宝把溅出来的水擦干净，都可以鼓励宝宝的信心。

- 许多洗澡玩具都可以舀水玩，还有一些带水龙头的玩具，则可以把水龙头打开让水流出来或关上。

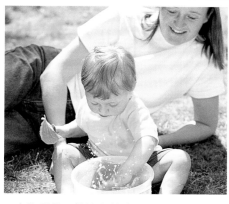

- 在您看护下的嬉水游戏，让孩子认识到不同重量的概念——盛满水的杯子比没水的杯子重。这种游戏还能帮他了解到水的其他性质，比如，水总是往低处而不是往高处流的。这样，宝宝就开始懂得雨为什么从天上掉下来，河流为什么不向山上流。

宝宝也可以通过玩水，来了解浮在水面的东西（比如树叶或木制的糖果棒）和那些会下沉的东西（比如小鹅卵石等）。但是请记住不要让宝宝一个人玩可能会噎到他的东西。

在水池中嬉水

除了在浴缸中嬉水以外，宝宝还可以去儿童嬉水池里玩耍。在儿童嬉水池中，宝宝将学到如何与其他孩子一起分享空间，他也可以感受到被淋湿的滋味，还能参加到热闹的集体活动中去。在嬉水中建立起来的自信，会为宝宝最终学习游泳做铺垫。

不要把宝宝单独留在水边或水中，哪怕一刻也不行。这里水的概念包括从一桶水、浴缸、儿童嬉水池、鱼塘到湖和海。

情感发育

每个宝宝都是有着独特个性的个体。在这个阶段，保证宝宝所有的生理需求得到满足，这对他的情感发育有好处。

当宝宝累了、烦了、饿了的时候，就很难集中精力学走路，或和陌生人相处。只要宝宝精力充沛，就尽可能帮他安排新的活动和体验，并确保你们俩都从中得到乐趣。

到现在，宝宝已经与父母中的一方或某个看护者，或者其他关系密切的家庭成员建立了亲密的关系。如果是父母中的一方和保姆共同照料的话，通常宝宝会对一两个人，产生一种特殊的亲密的依恋。在这种安全的情感环境中，宝宝才能继续发育和成长。

柔软玩具的作用

宝宝对他心爱的玩具，会形成一种依恋感，它可以帮助一些宝宝，从父母的陪伴过渡到快乐独处的阶段。许多幼儿都觉得睡觉时，有熟悉的玩具在身边会踏实一些。

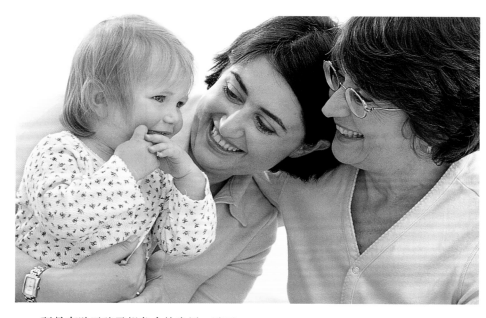

玩具有助于孩子想象力的发展，孩子赋予玩具性格，同它一起表演快乐或悲伤。孩子也会利用他们的玩具来表达情感，通过宝宝心爱的玩具同他谈谈情感可以帮他学会关爱他人：它看起来不高兴吗？为什么不高兴？我们怎样才能让它高兴呢？

16～20个月

好奇是宝宝的天性，他将学会自己获得重要的发现。要保证宝宝有充分的时间和空间，来发展独立探索的能力。

身体发育

由于宝宝走路越来越稳，并且解放出了双手，现在他能够在走路时，捡起一个小东西并把它拿在手里了。

这往往需要自由的双手，所以宝宝的平衡能力，必须要提高到不需要用胳膊来平衡的程度。能够走路和稳定地站立，会使宝宝能够拿到以前够不到的东西：千万别低估宝宝够东西的能力，最好把物品放在足够远的地方，确保不会有危险发生。宝宝很可能会抓起一杯放在桌边的热咖啡。

细微动作

由于宝宝细微运动技能的提高，他能够更容易地用拇指和食指抓住一个小东西。这使宝宝能够完成一些更精细的动作，比如拉开或拉上衣服的拉链等。但是最初宝宝要付出努力，并且集中注意力才能成功，有些这个年龄段的孩子，可能无法完成。

宝宝以前进行的锻炼细微运动技能的活动，比如按动按钮和旋转开关和手柄，现在将显示效果，使他能够更容易地做好将积木放入相应形状的洞中这样的游戏。在游戏中，宝宝动作的准确性逐渐有了很大的提高，能够独立地完成用杯子喝水这样的事情也证明了这些技能的提高。

户外活动

尽情地活动身体，有助于宝宝发展平衡能力、协调性和力量。此类活动大部分需要在户外进行。要注意宝宝在室外应该穿合适的衣服——那些弄脏弄皱都没关系的衣服，那些当宝宝在您的帮助下，滑滑梯时不会被钩住的衣服。

不是每个孩子都敢去荡秋千和滑滑梯的。您的宝宝也许就需要一些鼓励。如果宝宝看到其他的孩子，在秋千和滑梯上玩得很开心，也会受到鼓励想去试试的。此外，和其他的孩子一同游戏，也会使宝宝学会遵守次序轮流来玩。

户外活动还可以包括一些简单的球类游戏。选择一个中等大小的球——比足球略小但要轻很多，这样在您用力扔的时候

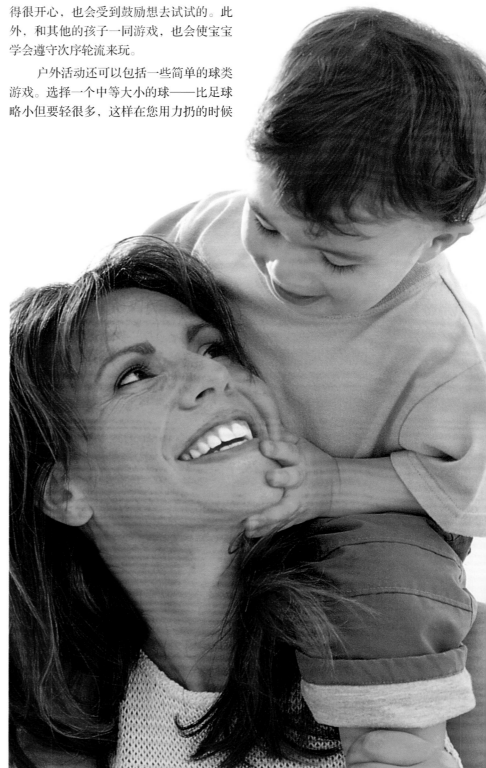

不会砸到宝宝，而且他也可以用双手拿球。起初宝宝手眼协调性还很差，基本没法抓住运动着的球。宝宝要做到这些需要大量的练习。但现在就开始让他接触这种游戏，会让宝宝受益匪浅。

学习跑步

宝宝现在可能走得快多了，甚至还能稳稳地跑儿步了。但是这个阶段，孩子们的能力和愿望差别很大。如果宝宝在游戏中，被追逐或是特别兴奋，就会加快速度。由于经常练习，他腿上的肌肉群已经变得更为强壮，这使宝宝在起步或是停步时都更加稳健。

总体来说，他对自己动作的控制已经大大增强了，甚至可以倒退或是侧步走。随着平衡性和腿部力量的增强，宝宝也能做出踢的动作了。一开始他短时间单腿站立可能还会摇摇晃晃，需要通过练习才能够变得熟练，从而做出踢腿的动作。一开始宝宝动作的准确性可能很差，实际上他只是踩在球的上面而不是踢它。他还没有完成任务呢！

扔球

一旦您的宝宝学会将手里的东西放开，随之而来的挑战就是投掷。虽然刚开始宝宝扔东西可能没有半点准头，但通过不断地练习，宝宝的技术肯定会大有长进。

要让宝宝扔纸团或是柔软的泡沫球这样的东西。不要让宝宝够到较重的物体。

学习技能

现在，宝宝的理解力已经发展到可以执行"给我一个杯子"这样简单命令的水平了。但是再复杂的要求就可能让他迷茫了。

如果您让他放下他的书，再把他的鞋拿过来，最后再把门关上，这就会让他不知所措了，因为，这需要他按顺序记住一连串的事情。但是如果您每次让宝宝做一件事，这三件事他一定都能顺利完成。

语言发展

宝宝现在也许还只能一次说一个词语，但他会用不同的语调表达不同的意思。"大大"可以是"过来"的意思，但当宝宝抱着玩具说"大大"的时候，可能就是"帮帮我"的意思。而当宝宝指着杯子说"大大"的时候，就会是"我要喝水"的意思。宝宝很快就能说两个词的句子了，因此您会听到诸如"大大，这儿。""大大，好吗？""大大，喝。"这样的句子。这时您就应该接着他的话头问他"你要喝水吗？"通过这样的方式，您让他知道您已经明白了他的要求，同时也让他知道了正确的表达方式。

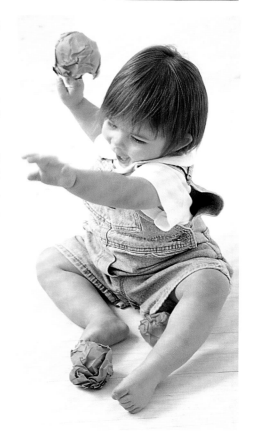

词汇量扩大

到这段时期末，宝宝的词汇量将达到50～200个。记忆力的发展和语言能力的提高是紧密相关的，因此，您会发现随着语言能力的提高，他对世界的认识产生了极大的飞跃。

宝宝的语言现在也变得复杂了。以前他只会叫出一些物体的名字，比如狗啊、车啊、鞋啊之类，或者至多加一个形容词，比如一辆红色的公共汽车。而现在，他能够使用一些抽象的概念了。他可能已经开始明白"拥有"的概念，比如"我的小汽车"。

手工

宝宝们喜欢玩简单的积木——比如那些组合或拆开比较容易的积木，因为他的手还很小，而且太高的难度，会让他的小脑瓜转不过来。开始的时候，宝宝可能只是对那些积木的不同形状感兴趣，还会花时间去研究一块积木和另一块积木怎么连接起来。如果他正在长牙的时期，还可能会去咬积木。但是，很快他就会用不同的积木，搭出越来越复杂的形状。这种玩具很合算，因为它能玩好长时间，而且无论男孩女孩，都会在搭积木的过程中得到乐趣，增长本领，一直到他们2周岁以后。

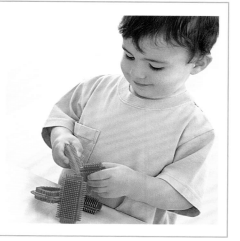

玩具箱

搭积木

能够相互拼接的积木使拼搭变为可能。这需要更强的协调性，因为拼接对动作的准确性要求更高，也需要更大的力气。但当积木最终拼搭在一起的时候，成就感也是巨大的。

无论对于男孩还是对于女孩，拼搭组合积木都是极好的游戏。在您的帮助下，宝宝很快就能发挥想象，搭造出房屋或车库来，或是按照积木的颜色进行自由组合。

捏黏土

彩色的、可随意揉捏、无毒害的柔软面团，能让您的宝宝充分发挥想象力，玩得不亦乐乎。在餐桌上清理出一块地方来，教您的宝宝用手指，把面团揉成香肠的形状。他也可以用儿童擀面杖和塑料蛋糕模子，将面团做成扁平的形状。

玩沙子

沙子有许多可供探索的有趣性质：它会从指尖或是玩具中漏下来；它是颗粒状的，还会粘在手上；把许多沙子放到一个大容器里，这个容器就会变得很重；把沙子弄湿，它们就会粘在一起，形成一个新的形状。如果您家有花园，建议您给宝宝弄个沙坑。沙子一定要细而且干净。玩沙子的时候，您需要准备一些塑料容器、小铲子和其他的塑料玩具。

学会承担责任

每次游戏结束以后，都要鼓励宝宝把玩具放回原处。对于这个年龄段的宝宝来说，这也是游戏中十分重要的一部分。如果您一开始就这样要求宝宝，您也给他灌输了珍惜物品和用完物品后放回原处的意识。

我们会把这个过程称为"收拾"，并且认为宝宝会对此感到不耐烦。但千万别那么想，宝宝是不会厌烦的！也别对宝宝说"来帮帮我"这样的话。把东西收拾好本身就是一个游戏，只要您让这个过程变得足够有趣，宝宝是很乐意做这样的事的。您可以对他说："这儿有一块红的，你能找到那块绿的吗？""好……把它放到盒子里去！现在该我了。"这样做能让宝宝珍惜并且爱护他的东西。

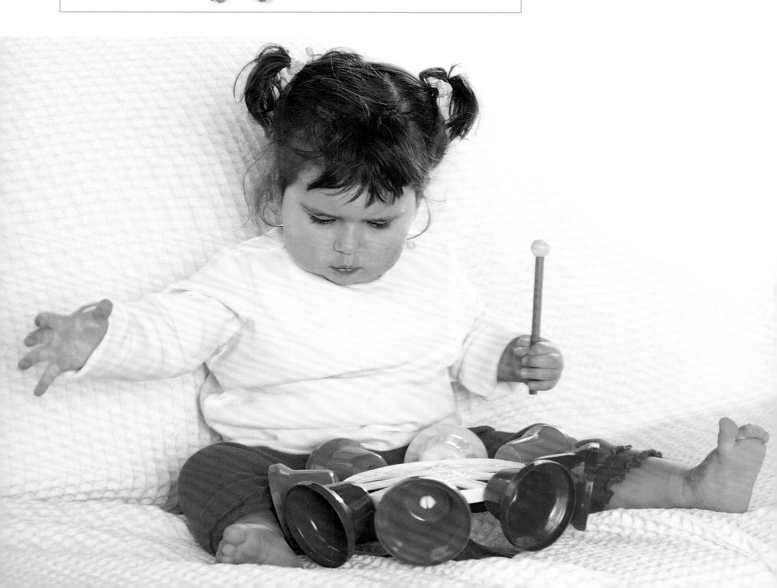

在游戏中学

第一次画下一道永恒的印记，哪怕这只是白纸上的一条紫痕，都会让人激动万分。因为这证明了宝宝能够完成一件事情。如果这幅"画"再加上其他的颜色，并且得到了表扬，还像一幅真正的画一样挂在了墙上，那宝宝肯定会非常高兴的。

纸和蜡笔

最初的涂鸦非常重要，因为它们是创造力的早期表现。给宝宝足够的纸——不必是新的，广告传单的背面也可以——和几支容易抓的彩色粗蜡笔，并把这些蜡笔放到一个方便宝宝取放的罐子里。您要和宝宝讲清楚，只能在纸上写画，如果您的宝宝，是一个有强烈的好奇心和表达欲望的孩子，他一开始的时候很有可能会在其他的表面上乱画。因此，您一定要跟他明确地讲好，怎样是可以的，怎样则是不行的。

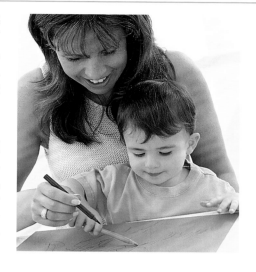

· 别去管宝宝现在用哪只手画画。他可能先会平均地使用两只手，直到3岁左右才表现出越来越明显的倾向。

· 宝宝最初的涂鸦让他认识到自己的能力，而且使用蜡笔还可以慢慢地锻炼宝宝控制手部动作的能力。选择粗一些的蜡笔，以便宝宝在涂画时使用自己的握笔方式。

· 宝宝起初画起画来一定是动作很大，一下覆盖纸上的大部分面积，渐渐地，随着他细微运动能力的提高——也是他学习写字必需的能力——他的动作就会变小了。

· 用蜡笔（应无毒害）涂画，能帮助宝宝训练手部灵活屈伸的能力。完成涂画的动作，需要宝宝具备眼手协调性和良好的肌肉控制能力。鼓励您的宝宝从他自己的涂画中获得乐趣，这样他就愿意画出更多的涂鸦作品了。

读书时间

到现在为止，您的宝宝也许已经拥有很多您为他精挑细选的图书了，和宝宝一起去当地的图书馆选书和借书，也是你们两人的好活动。给宝宝一个他自己可以取放的单独的书架或是书盒来放他的图书。要是您和宝宝一起外出的话，记得在您包里放上一本他最喜欢的书。在等车之类活动的时候，这会让您的宝宝有事可干。

每天至少有一次坐下来给宝宝读故事。这种安静专注的活动，会让你们一起拥有一段平静而又快乐的时光，要是您有几个年龄不同的孩子，您可以给他们一起读故事，您可以让他们每人都选一个故事，然后依次讲给他们听，这么做可以让宝宝学会遵守秩序，并且培养他们的耐心。

大声地读故事可以发展宝宝的想象力，并让他在享受乐趣的同时，学会集中注意力听您的声音。您可以和宝宝边读边讲。在读的同时问他一些有关书中图片的问题。

情感

您会发现，宝宝现在知道怎样让您高兴，还会试着做出不同的举动，看您的反应如何。这表明宝宝更加了解他能怎样地影响他人和世界，也知道如何来吸引您的注意力了。对于您来说，最好的办法是忽略那些让您不快的行为，这样宝宝就不会发现这些行为能吸引您的注意力。在这个阶段，宝宝会试图让您高兴。所以当他做出让您高兴的行为时，一定要给他特别的回应，比如："谢谢你让小朋友一起玩你的玩具拖拉机"或者"你做得真好！把所有的玩具都放回箱子里了"。

更为独立

您会发现宝宝很乐意您离开他的群体，而只是在需要您的时候，才会偶尔看一看您在不在身边。然而，有时在一个陌生的环境中，宝宝的依赖性会暂时变强。当宝宝需要适应新的情况的时候，您会发现宝宝有一段时间非常依赖您，这是很正常的。给宝宝他需要的安全感，但不要过头，这种依赖只是暂时的，它终将过去。

和小朋友一起玩

虽然宝宝可能开始懂得某件东西是属于他的，但在这个阶段，要是把这个东西从他身边拿走，他可能不会生气，除非他对某个玩具产生了一种情感上的依恋。一般情况下，他会再拿另一个玩具继续他的游戏。他与其他孩子之间的交往也是有限的。虽然他喜欢和同龄的孩子在一起玩，但他们总是各顾各地玩，而不是一起玩。

这个阶段的宝宝，会对其他任何年龄的孩子微笑，他也喜欢观察其他孩子的一举一动，并模仿他们，尤其是那些比他大的孩子。

20～24个月

您的宝宝已经变得越来越独立，但是他仍然需要您无条件的爱和理解。他永远都需要！要满足宝宝情感上的需要，您就要留意他的情绪波动，并随时给他需要的支持。

身体发育

一年以前，宝宝还不会走路，可现在他已经会走、会跑又会踢了，他在第二年里掌握的身体技能可真不少。

宝宝现在可能会经常在低矮的家具上，或小梯子上爬上爬下。如果您仔细观察宝宝，您会发现他通常很小心，会先环顾四周，判断一下距离，先伸一条腿，踩到地面，然后才是另一条腿。要是您家有楼梯的话，教宝宝手脚并用地倒着下楼梯，这样比正着走要安全多了。如果您和他一起下楼梯，可以让他扶着您的手慢慢走下来。

有些宝宝会试着蹦蹦跳跳，但事实上他们的脚根本就没离开过地面。宝宝的肌肉在不停地得到锻炼，协调性也不断提高。通过练习，宝宝应该能够完成踢球这样的动作。

由于他的臀部和膝关节越来越有力且灵活，宝宝现在已经能很熟练地蹲下来捡东西再站起来。但他跑起步来可能还是有点僵硬。由于他还缺乏足够的力量和协调性，他跑步拐弯的时候，还得放慢速度。

使用双手

现在宝宝手里拿着一个东西走路，已经是"家常便饭"了——只要东西不太大。他也许会试着两只手都拿着东西。他的细微运动技能已经得到很大的提高，这样他不但能够更有效地使用双手，而且还能更好地使用工具——从用塑料小铲子挖一个沙坑，在纸上乱涂乱画和打打小鼓之类。

学习技能

在认识不断增多的基础上，宝宝继续扩展他对世界的了解。比如：

· 他会知道玩具车开起来是"呜呜"的，而塑料奶牛是"哞哞"叫的。

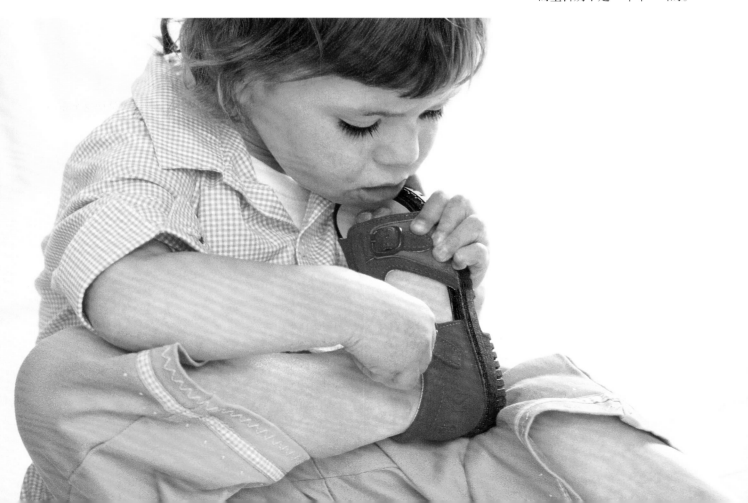

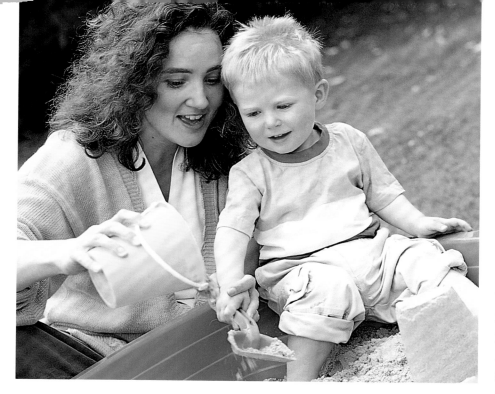

玩沙子

这个宝宝正和妈妈在沙坑里高兴地玩沙子。妈妈在和宝宝玩的同时，也可以保证他的安全。

极大地促进他认知能力的提高。如果您鼓励宝宝与您交流，他会不断地努力下去。此外，在重复宝宝说的话的基础上，增加一些您的话，这也对宝宝有很大的好处。比如，当他指着玩具车说"车"时，您就可以说："是的，这是你的车，这是你的蓝色的车，把玩具熊放到你蓝色的车里面好吗？"这样做不仅回答了宝宝的话，而且也给他灌输了更多的相关信息。此外，这样做也能帮助宝宝进行更为深入的思考，从而促进宝宝想象力的发展。下一次，当他再玩小汽车和玩具熊的时候，他就会记得您说过的话。例如，宝宝会一边把玩具熊放进小汽车，一边说："玩具熊到里面。"然后是"玩具熊到车里面"或是"玩具熊到蓝色车里面"这一类的话。

· 您的宝宝知道玩具锤子是用来敲打的，并且能够正确地使用它，而不是拿其他玩具敲来敲去。

· 他能够把玩具车和家里的车，书里的奶牛和田野里的奶牛联系起来。他知道玩具车与真正的车有相似的特点，但它们是不同的，因为一种是真的，另一种却是假的。

宝宝会不停地谈论，他看到的和学到的东西。而您的回应和问题将使他的知识得到巩固。随着他语言能力和记忆力的增强，这种交流将给他带来莫大的进步。

语言和记忆

语言与记忆密不可分。知道了一个东西的名称，就会比只记抽象的名词要容易许多。要多和宝宝说话，因为，这样可以

模仿游戏

鼓励宝宝玩"过家家"这类想象的游戏，可以促进他想象力的发展。这类游戏通常从模仿开始，比如当您和宝宝玩藏猫

玩具箱

拼板

拼板游戏是拼接图形游戏的发展和延伸，同时也是一种最简单的拼图游戏。这个游戏是训练如何正确地辨认和拼接不同的形状。在游戏进行之前，您将这个游戏的玩法告诉宝宝，并演示给他看。

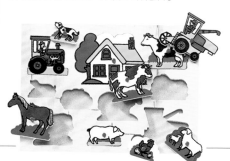

· 将拼板都倒出来，选出一块，教给宝宝如何看它。

· 和宝宝一起找到和这块拼板相应的图形位置。

· 先将拼板放在图形位置的旁边，让宝宝看看它们是如何一致的，然后再将拼板放到它的位置上。

· 在拼图过程中，要注意宝宝的反应。有的宝宝希望帮助，而有的宝宝则喜欢自己动手。

蜡笔和纸

早就接触过蜡笔和纸的宝宝，现在已经喜欢经常在纸上涂画了。

· 刚开始，宝宝的动作会非常笨拙。但是经过不断地试验各种颜色和图形，他会知道怎样做到更好的控制。

· 要让宝宝使用安全无害的蜡笔和细绒笔。和他聊聊他选用的颜色，鼓励他讲讲他画的是什么意思。

· 别想当然地以为，您能看明白宝宝画的是什么，让宝宝自己告诉您吧。

好玩的手指画

您的宝宝可以不用画笔来使用各种颜料画画——只要用他的小手和小脚就可以。您需要浓的、无毒害的三种原色的水彩颜料——红、黄和蓝。

用手指画画

用手指画画很有趣，因为这样很"刺激"，也很有手感，让宝宝对自己的作品有最直接的体验。

您可能需要多准备几张纸让宝宝试验不同的效果。

手掌画

与用手指画画相比，用手掌画画稍有些不同，并且可能需要大人帮宝宝在手掌上涂上颜料，每次一只，全部涂满，然后再把手掌轻轻压在纸上。刚开始的时候，宝宝肯定会把一切都弄得一团糟，但是这项活动也是您和宝宝一起探讨指纹和个性的好机会。

脚印

如果您不想让宝宝把颜料踩得到处都是，就得帮助宝宝用脚印画画，因为宝宝一只脚很难保持平衡。脚印画是宝宝成长的珍贵记录。您也可以比较宝宝手掌和脚印的大小，告诉他哪个更大一些。

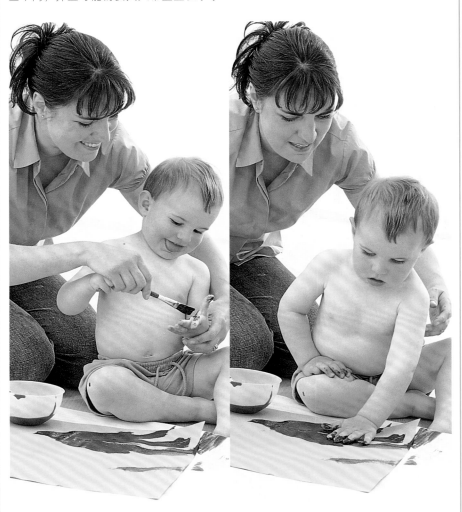

用手画画

这个宝宝的妈妈，帮宝宝在他左手的手掌上涂上深蓝色的颜料。当手上涂满了颜料时，宝宝把手指张开，小手按在纸上，这样就印成了一个小手印。妈妈就这样帮宝宝制作他的手印，宝宝非常喜欢这个游戏。

猫的时候，您把脸遮住又突然露出，假装自己走开了，您的宝宝会模仿您。这种模仿会扩展到别的活动中。

他会用一个玩具茶壶，假装往茶杯里倒茶，或是用玩具奶罐倒牛奶。然后他会放一些糖搅一搅。他能记住事情的顺序，并且在他的游戏里进行模仿。在做这类模仿游戏的时候，他开始明白真实和虚构之间的区别。

了解大自然

户外活动是宝宝了解大自然的好机会。在室内很难感受到天气如何，而在室外就能感受到风，能够看到风吹动树叶。在乡间或公园里散步，让宝宝有机会看看树叶和其他的植物、动物，还有大一些的孩子在骑自行车、踏板车和玩滑板。

给宝宝讲讲树上的树叶、四季的更替，

在游戏中学习

无论是男孩还是女孩，玩具汽车、火车、玩具熊、洋娃娃和其他样子的娃娃都能让宝宝发挥他们的想象力。这些玩具也帮助宝宝创造他自己的故事和情节，他可以和它们一起"表演"他想象中的场景。

玩洋娃娃

当宝宝玩洋娃娃和其他玩具形象的时候，您会注意到他完全沉浸于游戏之中，自言自语地讲着游戏中发生了什么。

- 男孩们在玩娃娃和其他玩具小人儿的时候，往往说得要少一些，因为他们的游戏往往动作更多。
- 男孩和女孩都会模仿现实生活中他们所见到的情景。这个阶段的宝宝，很可能根据自己的经验模仿父母照顾宝宝。
- 宝宝可能会假装喂她的洋娃娃，让洋娃娃睡觉，或是给洋娃娃洗澡。
- 照顾生病的洋娃娃——假装给它喂药，在它膝盖上贴一块膏药，或者在手臂上扎绷带。这是很好的游戏。
- 玩具不用太复杂。一个旧鞋盒和一块毛

还有气温的变化是如何影响万物生长的。尽量说得简单一些，但要指出您所说的东西，并且告诉宝宝它们的名字。这样做有助于宝宝观察能力的提高，也有助于扩大他的词汇量。同样，您也可以给宝宝指着看小池塘中光线的反射，观察天空中云朵的形状。

阅读

到现在为止，给宝宝读书应当已经成为您的生活习惯了。虽然与宝宝一起读书也很好，但您也可以鼓励他自己读书。在宝宝等您来替他脱衣服睡觉的时候，您可以建议他看一会儿书。您也可以让他在白天安静的时候看看书。

情感发育

要让宝宝学会替他人着想，需要一段较长的时间，但是随着宝宝越来越具有自我意识——先是身体上，然后是情感上——他就会逐渐关爱他人。他首先会关心他最亲密的人，这就是为什么您能从你们的相处中感受到这一点，因为您仍然是他最依赖的人，但是宝宝对其他人不一定会有这样的态度。

家庭成员的亲密无间，会形成一种安全感，让宝宝考虑其他人的感受。比如，当您告诉宝宝他的哥哥或姐姐心情不好的时候，他会跑过去通过拥抱和亲吻来表达他的同情。

当宝宝的经历丰富了起来并且可以说出这些经历以后，他就会开始更多地考虑自己和别人的感受。这首先就表现在他会表达自己的情感了——喜怒哀乐——不过他的表达方式，有时候可能会过分激烈，甚至以发脾气的方式来表现。

控制感情

宝宝的感情现在可以用很多方式来表达了。学会控制自己的感情，特别是在一个集体中，这是他拥有社交能力的第一步。由于还无法控制自己的感情，您的宝宝会对其他的孩子有一些不应该的举动。您可能想帮助宝宝解决问题。但事实上，只有和其他孩子待在一起，他才有机会练习控制自己的感情。

请记住，宝宝在饿了、累了或烦了的时候，更有可能做出不适当的举动来。

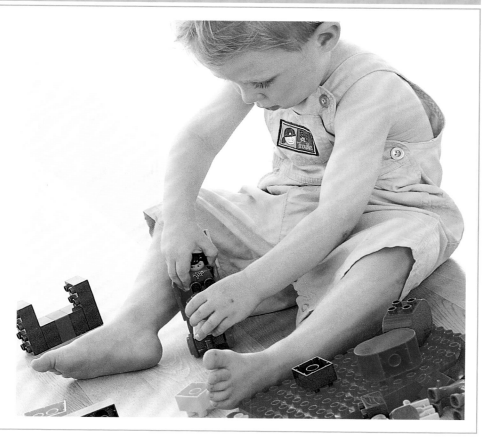

巾，就是可以供玩具熊休息的很好的床和毯子。

- 有时候宝宝会用洋娃娃表演自己的经历，这有助于他们理解日常生活中的事情。

玩汽车

男孩和女孩都喜欢玩玩具汽车和火车。

- 在这个阶段，宝宝们还是喜欢各玩各的，虽然他们之间开始会有一些交往。让他们一起玩一套汽车也许不大可能，但如果他们每人都有自己的玩具汽车，就可能高兴地一起玩了。
- 找机会表扬和肯定宝宝和大家一起玩的行为，并在可能的冲突发生之前进行阻止。孩子们需要的是指导，而不是裁判。

做汽车

这个宝宝在用塑料积木做汽车。他可以让这辆小汽车，在他的想象王国里任意驰骋。

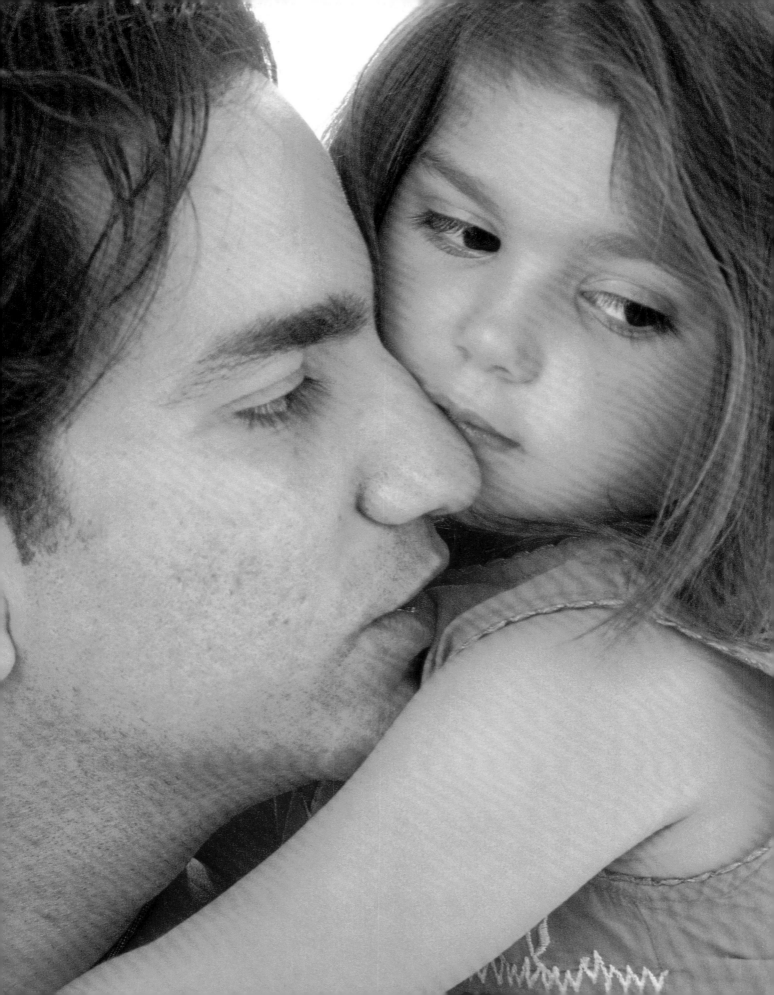

幼儿的发育
24 ~ 36个月

在宝宝生命中的第三年里，他将继续全面发展，变成一个动作灵活，语言表达能力强，有着丰富情感的小人儿。他也将感受到这个广阔世界是多么奇妙，不过有时也会让他感到受挫。

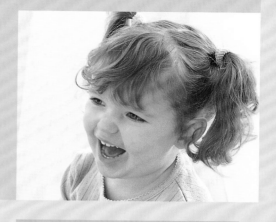

独立意识增强

在这段时期里，您的宝宝会从一个几乎完全以自我为中心、局限于自己的视野里的宝宝，成长为一个对他周围的人和事更敏感的人。在这段时期里，宝宝的独立意识日益增强，所以也需要您对这种现象因势利导，因为他实际的能力还很有限，而由于这两者的不协调，他也会时常需要您的帮助。

越来越亲近

这段时期也是您和宝宝增进感情的好时期。共处的时光，为您的宝宝提供了各种各样有趣的学习机会——无论你们是在逛公园还是在读书，或者是去商店。您的宝宝也会以自然流露的亲情让您感到高兴，用他亲密的拥抱、无法抗拒的微笑或者富有感染力的笑声来征服您，而您也会用同样真挚的感情去回应宝宝。

强调积极方面

在这个阶段，宝宝最喜欢的消遣似乎是说"不"，这有可能是因为这是他从周围的成年人口中听到的最多的字！

· 减少对宝宝说"不"的次数可能会有帮助，用幽默的方式改变一下您的回答，或者给他简单的选择："你是想穿上衣服还是想戴上帽子呢？"

· 用热情的赞扬来巩固宝宝正确的行为。

这个阶段宝宝的特点

对于蹒跚学步的宝宝来说，至关重要的是，不能把他的家族遗传特征，或潜在性格特征与他这个阶段富于挑战的特质混淆。固执或是喜欢争论，对于这个年龄的宝宝来说是很典型的行为，但宝宝在以后的人生里，并不一定就会形成这种性格。即便如此，对于您来说，与一个拒绝您给他穿鞋，甚至您的每个要求的2岁宝宝共同生活，有时也是很有挑战性的。不过这很可能只是发育过程中的一个阶段，终将过去。

· 要记住，宝宝说"不"是他自我意识增强的反应，这是积极的，也是很重要的，这是他了解独立的意义的方式。

您的宝宝需要您的指导、安抚和无条件的爱。这不是一件容易的事，而且有时甚至连我们也会被这个两岁的小家伙，搞得晕头转向！所以您得记住你们两个哪个才是成年人，与宝宝共度的这段从蹒跚学步的幼儿，到学龄前儿童的时光中，您要保持心态的平衡。

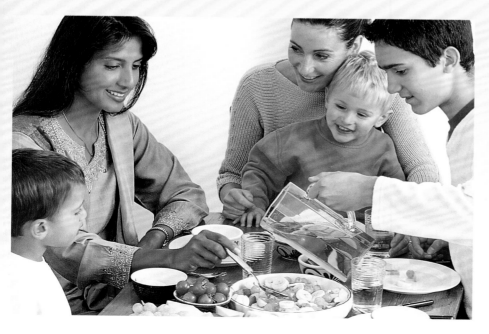

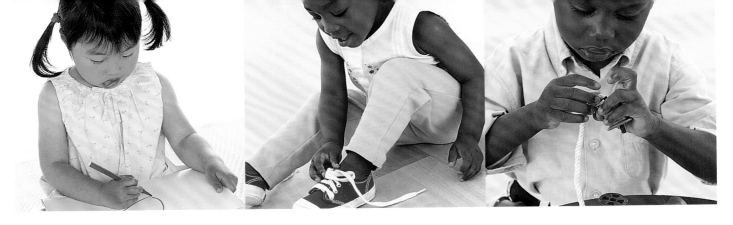

第三年

　　在第三年，您能发现宝宝的最大变化就是，他对周围世界及自己与周围世界和其他人的关系的理解能力，有了很大的提高。

宝宝如何学习

　　在这一年里，宝宝的语言能力会有巨大的进步，为他展开一个全新的交流的世界。

　　您可能发现宝宝对您做的事情越来越感兴趣。让宝宝尽可能多地参与到日常活动中，他不但可以享受和您共处的时光，还能学到很多新的技能。

　　在和宝宝一起做事的时候，和他说说话。比如给他描述一下不同的物体、颜色和形状，这样有助于他词汇量的扩大和语言能力的提高。语言表达能力的获得，标志着宝宝生活中一个全新阶段的开始。

对付宝宝的坏脾气

　　这个阶段的孩子们，在累了或不情愿地结束一件事的时候，还很难控制自己的情绪。比如，在你们要外出的时候，宝宝会耍赖或发脾气，不愿结束他正玩得高兴的游戏。他需要更强的记忆力才能理解，这次停止游戏，下次还有机会再玩。让宝宝明白这一点，并给他理解的时间。

拼图
　　细微运动技能的发展，是宝宝能够独自进行更多游戏的关键。

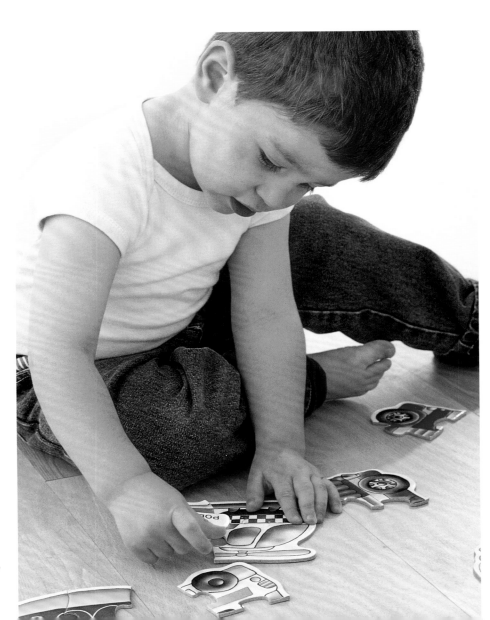

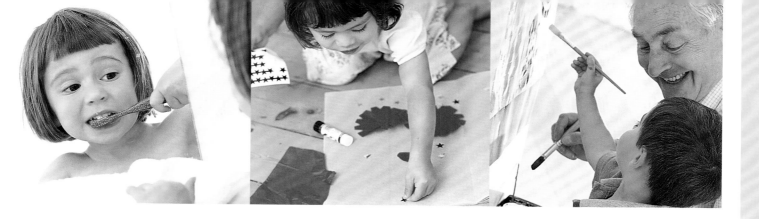

获得社交技能

宝宝们尊重他人的意识，大多是通过具体事例和观察他人学到的。如果宝宝受到平等体贴的对待，又一次次地看到，在自己的大家庭里和更广的社会范围内，人们都以这种方式互相对待，他就会逐渐理解关心他人的意义了。

同样，虽然这个阶段宝宝的典型性格是以自我为中心，有很强的占有欲，但是对于您来说，鼓励宝宝与其他小朋友打成一片，以促进他社交技能的发展，还是很重要的。比如，如果您的宝宝和一个稍大一点儿的、已经懂得关心和分享的孩子一起玩，那他就会以这个比他大一点儿的孩子为榜样，向他学习。

细微运动的技能

宝宝手的动作正在变得越来越准确：翻书时一次翻一页，以正确的姿势握笔，用一只手使用杯子，这些都是在这个阶段灵活性提高的表现。在他的成长中有一点对这个阶段是很有益处的，那就是他能在更长的时间内，专注于一种活动的能力。反过来，这也使他能集中注意力，发展更大的创造性，比如开始利用他的想象和观察画画或者玩拼图游戏。

2～3岁：宝宝的成长里程

宝宝的整体发育在2～3岁之间会稍稍放慢速度，在这一年中，宝宝发育最显著的变化是身体的比例。随着四肢变长，肌肉因为经常使用而变得强壮，他的体态变得更挺拔了，腹部也变平了。

动作

宝宝身体技能的增加，反过来又使他的动作变得更加协调和平衡。比如现在他可以快步走路，或是在走路的时候手里抱着一个玩具。

到这一年的年底，您可以期待您的宝宝能够做到：

· 交替使用双脚上台阶。
· 弯腰捡玩具而不摔倒。
· 单脚跳，跨步跳。
· 骑脚踏车。

手和手指

到这一年的年底，您可以期待您的宝宝能够做到：

· 在纸上用蜡笔照着样子画一个圆圈。
· 翻书时一次翻一页。
· 转动手腕然后打开瓶盖。

社交和情感

随着"自我"、"拥有"等概念在宝宝头脑中的发展，他会变得不愿与人分享了——无论是分享您的还是他的东西。

随着宝宝的社会经验越来越丰富，他会开始期待一些活动，也会对某些活动表示喜欢，或开始认得出一些宝宝和大人。他的情感范围仍然很宽——从纯粹的快乐到因沮丧而引起的愤怒。

到这一年的年底，您可以期待您的宝宝能够做到：

· 您不在身边的时间他也能快乐地度过。
· 对您和其他亲近的家庭成员表达亲情。
· 对其他的宝宝表示出兴趣。

智力和语言

到了这个时候，宝宝的身体发育和他从中得到的经验，给他这样一种印象：在他的世界里发生的事情，都是他做了一些事情的后果。这种以自我为中心的世界观，使这个年龄的宝宝往往按照句子的字面意义去理解，他很难区分想象和现实。举个例子，如果您说"如果再吃得多一点儿，你就要爆炸了！"他很可能会当真。

想象游戏也变得很重要，因为您的宝宝要把一些事表演出来，才能理解和找到合理解释，然后才能把真实和想象分开。

到这一年的年底，您可以期待您的宝宝能够做到：

· 听得懂含有两个部分的指示。
· 说出含有四个或五个词语的句子。
· 让家人以外的人也能理解他的话。
· 玩一些想象游戏。
· 把实物和书中的图画对应起来。
· 根据颜色给玩具分组。
· 懂得"2"的概念。

全都理解

在这一年中，您偶尔会带宝宝出去旅游，您的挑战就是通过给宝宝机会和带宝宝一起活动，来帮助他理解所有的经历，当然是在您的指导下。

24～28个月

宝宝两岁了。这一年他的独立意识日益增强，从自己的发现中获得的乐趣也越来越多，使得宝宝的表现变得越来越令人兴奋。您仍然可以期待他向您表达自己的情感——他将用眼泪和微笑尽情地表达自我。

重要的里程碑

- 随着平衡感和协调能力的增强，能够单脚跳、跨步跳和双脚跳。
- 能理解"上"和"下"、"进"和"出"这样的概念。
- 变得更社会化，开始学会替他人着想。

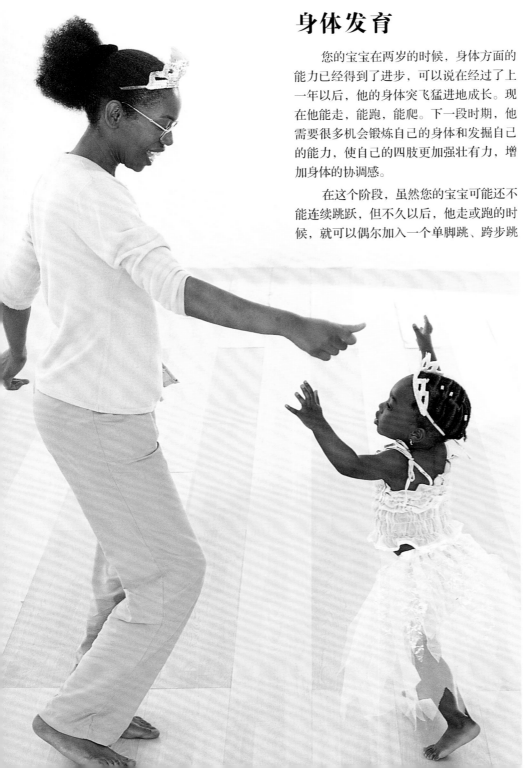

身体发育

您的宝宝在两岁的时候，身体方面的能力已经得到了进步，可以说在经过了上一年以后，他的身体突飞猛进地成长。现在他能走，能跑，能爬。下一段时期，他需要很多机会锻炼自己的身体和发掘自己的能力，使自己的四肢更加强壮有力，增加身体的协调感。

在这个阶段，虽然您的宝宝可能还不能连续跳跃，但不久以后，他走或跑的时候，就可以偶尔加入一个单脚跳、跨步跳或是双脚跳了。开始时宝宝要做这些动作得使出很大力气，但经过练习后就会变得容易一些了。

细微运动的技能

在宝宝整体运动技能——比如走路和跑步提高的同时，他的细微运动技能也在大幅度提高，使他能够以特定的一些方式使用双手完成任务。

在出生的时候，您宝宝的手腕和手掌，只由3块骨头组成，而成年人的手腕和手掌，则是由28块骨头组成的。直到宝宝手上的软骨硬化为骨头，大脑对起到支撑作用的肌肉的影响能力才会成熟。在这个时候，使用工具（对于您的宝宝来说，这通常是玩具）变得更容易了，无论是用一根小木棍敲鼓，用蜡笔画画，还是用勺吃东西。

熟能生巧

当宝宝还是小婴儿的时候，他从挥手去打一件东西开始，然后可以用他整个的拳头握住这个东西，现在他可以"优雅"地用拇指和食指，拿起一件很小的东西。不仅如此，他拿起东西，转动手腕以及再小心地把东西放下的能力，都是他身体方面成长的大成就。

比如说，开始的时候，宝宝要把一块积木放在另一块积木上，并使之处于平衡状态，都要付出巨大的努力。通过不断的练习，现在他已经能够轻易地完成这样的任务了，而且现在他可能要试着把尽可能多的积木垒上去，直到它们倒塌，或者故意地把它们推倒！这样他用手拾起东西的能力，就锻炼得非常熟练。现在他能够更准确地完成这个动作，可以更熟练地判断出在哪儿加积木可以保持平衡。

在公园里玩

在公园里玩耍也能增加宝宝的细微运动技能，但是他仍然需要您密切的监督，因为充沛的精力和对自己能力的估计不足，有时会给他带来意想不到的困难。

学习技能

随着语言能力的发展，您的宝宝在这一年，可能会有很大的进步，这也是因为他开始用身体探索外界的方式来收集和传递信息。

身体探索的方式当然仍在继续，不过现在应该把宝宝的语言和身体的技能结合

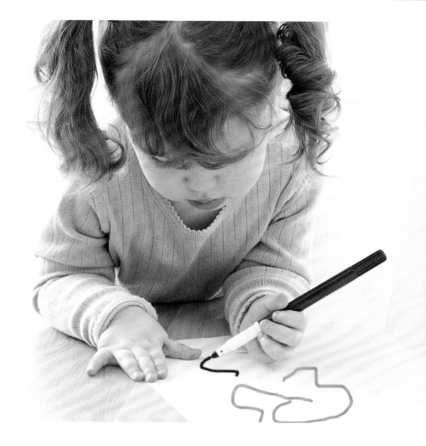

喜欢重复

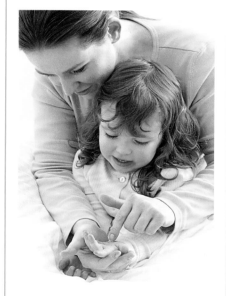

您可能会发现您的宝宝，一次又一次地要求看同一本故事书。这个年龄的宝宝喜欢重复，而且如果您讲的与故事书上写的不完全一样，他还会表示反对。他们也可能会记住或认出单个的词，当他们再次看到这个词，在别的印刷品上出现的时候会加以注意。您还可能发现，他们也喜欢唱同样旋律的歌以及玩同样的拍手游戏。

在一起了，比如说"当我这样做，它就发生了"，这非常有助于他认知能力的发展。

不断发展的记忆力和语言技能，使宝宝在大脑中形成事情是怎么发生的印象，从而帮他理解其他的一些概念。

对宝宝来说，像"上"和"下"、"内"和"外"这样的概念是很抽象的。通过具体的事例给宝宝解释，比如，"上楼梯"、"下楼梯"、"在门里"、"在门外"，这可以让他更好地理解。跟他谈论怎么走进你们的房子，或是让他看看您怎样把一个套杯放进另一个套杯里面，或是您怎样把钱包放在手提包里面。

在看着宝宝玩耍，跟他说话或解释一些事情的时候，您会发现宝宝的理解能力有了发展。例如，如果他看到您把他的玩具熊放进盒子里，然后问他："玩具熊在哪儿啊？"他很快就能理解某种东西在盒子里是什么意思。要这样一直做给他看，并且给他解释，这样他就能逐渐开始更多地了解他周围的世界了。

更加专注

如果您打断宝宝的活动，或者问他问题，您就能看到这个年龄的宝宝的记忆力已经有多好。他可以把注意力集中到您身上，然后再回到他做的那件事情上去。这是因为他现在不仅能记住他正在做的事，还能记住他做到哪个阶段了。这种能力的发展，就是心理学家们所说的"选择性（或集中性）注意力"——一种忽略外界的刺激、只专注于一件事的能力。

读书的好处

如果您说要给宝宝讲一个故事，他对这个故事的记忆和他知道将从中得到的乐趣，就会使他乐于集中一段时间的注意力。

以后，这种对书和其中乐趣的了解，会让他学会自己看书。自己看书可以使宝宝的注意力更加集中，并且集中的时间更长，同时也可以扩大他的词汇量。

在过去的两年中，您可能已经收集了大量的儿童故事书，从婴儿时期宝宝，最爱的硬板书和图画书，到复杂一些的故事

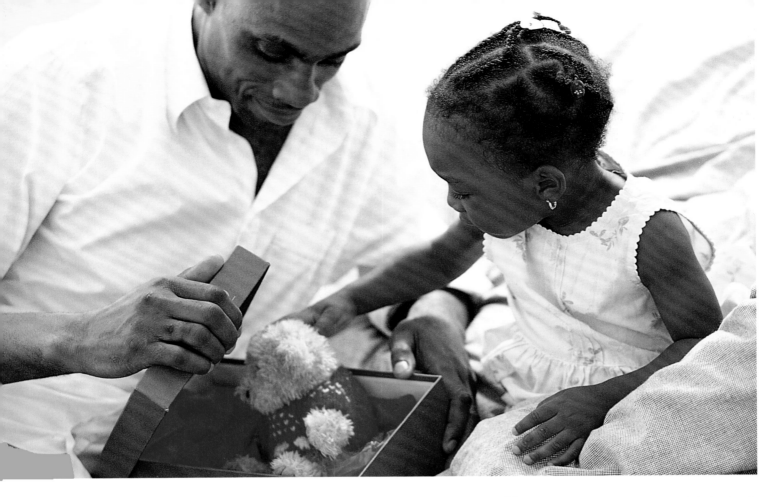

玩具箱

游戏画片

挑一叠宝宝容易拿的游戏画片，上面有简单的图画。开始时只用几张就够了，随着他慢慢长大，能够记住的画片也会逐渐增多。

录音机

一些儿童专用的录音机，可以录下宝宝自己说话或唱歌的声音，有些录音机还配有双耳式耳机，宝宝可以戴着它静静地听自己喜欢的磁带。

书

虽然您的宝宝可能喜欢一遍又一遍地读相同的故事，但是您也要偶尔买一些新书，让他看看不同的图画，接触一下新的故事情节，这样他才能保持新鲜感。

剪贴簿的材料

挑选一把钝角的、宝宝一只手就可以开合的剪刀和水质的胶水。这种胶水有黏度，但如果粘在手上或衣服上很容易清洗。

画画的工具

挑选特别为幼儿设计的、容易从衣服上清洗干净的颜料。浓浓的、可以用手指作画的明亮颜色是最佳选择。如果您买画笔，要挑那些容易握住的大一点儿的画笔。

脚踏车

无论是在室内还是在室外，脚踏车都很适用。在教宝宝怎样踏脚镫前，先让他习惯用双腿带动小车前进，并学会掌握车把。

书。所有的这些都为您的宝宝提供了一条进入想象世界的独特途径。在这个世界中，宝宝可以了解到新的概念、因果关系、情感和事实。

这是宝宝学习读书的开始，所以您一定要培养宝宝对书和故事的天然的好奇心。

情感发育

两岁的宝宝在情感上可能仍然显得很自私。这是我们大人对他的行为做出的解释和理解。宝宝总倾向于把自己的需要放在第一位，您需要帮助他学会为他人着想。

鼓励宝宝与他人一起分享，也是在帮他学会为他人着想，这有助于促进他的社交技能，主要途径是模仿。如果别人尊重他，爱他，他也会学着以同样的方式对待别人。但是，如果您过多地考虑别人的感受，却忽略了宝宝，这会影响他的自尊。别人和他一样重要，但不会比他更重要。

这个年龄的宝宝往往想让您高兴，您可以充分地利用这一点，通过与您的相处，他将学会把关心扩展到他周围的人。在这方面的努力也能帮助他渐渐地懂得：如果某件事物对他来说是好的，那么对别人来说可能也是好的。

表达情感

这个年龄的宝宝完全能够自然而真实地表达自己的感情，尤其是当别人也把同样的感情倾注在他身上的时候。如果他觉得自己的感情被人接受，有人珍惜，就会更容易接受和珍惜别人的情感。

在处理宝宝的情绪问题时，请注意您的语言。如果他不想排队玩玩具，这并不是他淘气，他需要的只是您温柔的提醒，向他解释整个过程是怎样进行的，或是在与别的小朋友一起进行的游戏中，他的角色是什么。如果一开始他没有理解，您可以和他一起等，或是建议他站在您的身旁和您一起玩，直到他懂得了遵守秩序和排队等候是良好的习惯。

从绝对的快乐到挫折的愤怒，两岁的宝宝的情感就是如此丰富。能够自由表达感情，被认为是一种健康的能力，但宝宝需要学会控制自己的情绪，并且知道哪些情感是适当的。这需要实践，也需要您的帮助。

控制情绪

有时候宝宝可能控制不了他的情绪，因此会突然爆发，乱发脾气。这就需要您特殊的处理技巧。记住哪些因素可能引发这样的极端情绪也有帮助，比如，一些宝宝在累了饿了的时候就会情绪失控。

在宝宝大发脾气的时候，您应当记住，他也能表达出积极的感情。因此，找一种他喜欢的活动和他一起玩，让他表现出快乐的一面，这样能够增加他的自尊，也使您更加快乐。

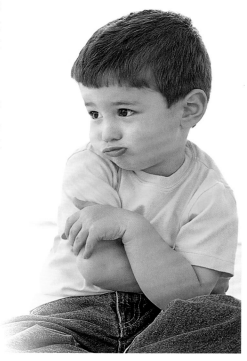

在游戏中学习

让宝宝有充足的机会去了解自己身体的潜能，这有助于他身体的成长，并增强自信。还要用磁带和图片游戏来帮助他发展记忆技巧。

- 带有秋千和滑梯的室外活动场所很好，因为那里往往有其他的小朋友一起玩，这也有助于宝宝懂得轮流的概念。

- 柔软的橡皮泥本身就很有趣，在宝宝还不会发挥想象把它捏成某种东西之前，仅是用手指把它挤来挤去就很好玩。把橡皮泥揉成各种扁平的形状，用切饼刀在上面刻各种印迹，或者甚至只是印上手印，都能使宝宝发掘这种游戏无穷的玩法和乐趣。

- 匹配图形或画片是一种非常重要的观察技巧，也为宝宝将来学习数学打下基础。以前您可能给过宝宝一个不同形状的分类箱，然后是稍为复杂的拼图，他要把一块某种形状的拼板挑出来，放到板上相应的位置。现在这种技巧可以发展为一个简单的游戏，即挑出相似点和不同点。这又会有助于增强宝宝交流思想、观察心得和感觉的语言技巧。

- 专为宝宝的手指使用方便而设计的录音机，为宝宝听他喜欢的音乐和故事提供了方便。他可以听录有音乐和故事的磁带，如果有他熟悉的故事，他还可以一边看书一边听磁带，这使您的宝宝掌握更多的口语词汇。学会专心地倾听对他会有很大的好处，尤其是在他上幼儿园以后。确保录音机的声音不要太大，以免伤害宝宝的耳朵。

28～32个月

您是宝宝最早的老师，你们共度的时光无比宝贵。即使在繁忙的日子里也要抽出时间和宝宝在一起，把全部的爱和关注都给宝宝，你们都会感受到亲情的欢乐。

重要的里程碑

· 能拿一支铅笔，会翻书页，会解衣服上的纽扣。

· 词汇量达到200～300个。

· 有强烈的好奇心，有问不完的问题，喜欢问"为什么"。

· 和家庭以外的人建立感情。

身体发育

您的宝宝需要大量的运动以消耗在他这个年龄的宝宝所拥有的旺盛精力。

各种形式的运动有助于发展他的空间感，而且，通过伸展身体，宝宝的平衡感和协调感也得到了提高。充足的运动量不但可以让宝宝发泄精力，而且可以帮宝宝建立一个良好的形象，树立自尊。

此外，大脑中神经元之间建立的联系，（即所谓的"神经通道"）通过频繁的身体和认知活动建立起来。这就是为什么我们一旦学会了骑自行车，就再也不会忘记，除非有什么干扰了这些深深印刻在大脑中的神经模式。因此，宝宝需要练习宏观的身体技巧——跑、踢、爬或骑车——才能变得更有实力，更强壮，并把能量消耗掉。

儿童肥胖症不断增长的患病率、我们惯于久坐的生活方式和宝宝们运动的缺乏，所有这些现象，都引起了人们日益增加的关注。所以要培养宝宝对运动的热爱。让您的宝宝走路而不是坐车，如果宝宝累了，您可以允许他坐在儿童车里，或者把车停在离商店稍远的地方，然后走过去。

运动起来

户外游戏是儿童们发展重要运动技能的好机会，比如协调能力和平衡感，同时也能增长耐力和力量。

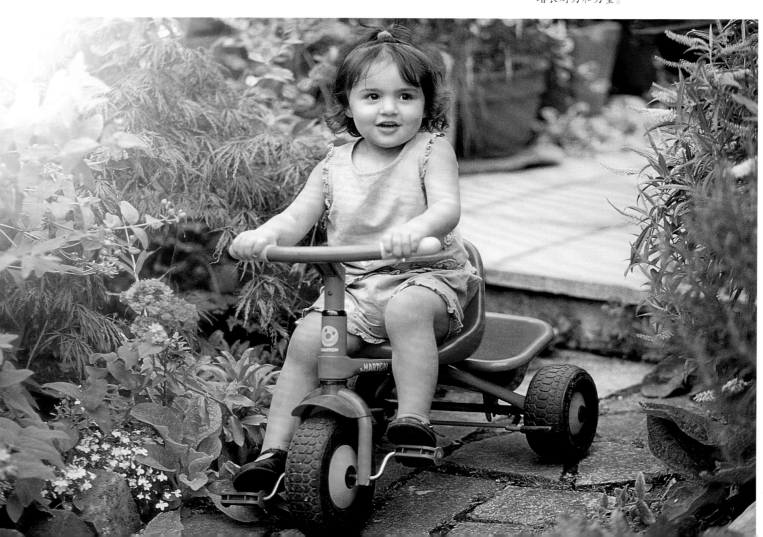

灵巧的小手

只要有机会多练习，宝宝使用双手的能力就会有惊人的进步。

到这个阶段，宝宝应当已经会用双手做很多的事情了——从小心地翻书到握铅笔或是拧开瓶盖。比如，解开衣服上纽扣的练习有助于发展他的细微运动技巧和独立性。

这种细微运动技巧的成熟，在很多方面都对宝宝有帮助，包括鼓励他有信心去尝试那些以前对他来说很难的事情。看到自己的进步并从中感到愉快和满足，宝宝会备受鼓舞，去尝试新的活动。

学习技能

因为记忆对宝宝智力的发展有很大的促进，所以帮助宝宝提高记忆力对他很有好处。

自我意识

您的宝宝现在可能已经意识到自己是一个女孩（或者男孩），而且能够区分两种性别，虽然有时他也不明白这是为什么。比如，他也会称自己为"我"，并且可能用一些简单句来描述自己——"我饿了"。这种增长的自我意识在几个月前就已经开始了，但是这种意识的表达现在越来越清楚了，而且由于宝宝语言技能的提高，他能够更容易地表达自己的思想。

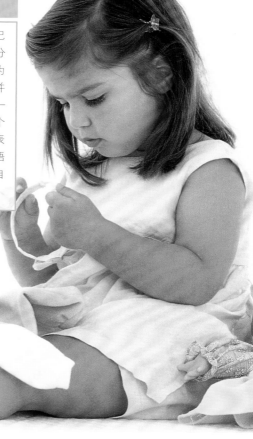

玩具箱

智力拼图玩具

给宝宝挑选一套彩色拼图玩具，难度不要太大，一些孩子可能还是适合玩六七块的拼图，另一些孩子则已经能玩更复杂的了。制作精良、上面带有简单清晰图案的木制拼图，是最适合给小宝宝的小手拿着的，而且很容易吸引宝宝的注意力。

球

买一个中等大小、比较轻巧的球，这样宝宝就可以用双臂把它稳稳地抱在怀里。柔软的网球也是不错的选择。

玩具茶具

一套颜色鲜亮、做工精巧的塑料茶具，能让宝宝高兴地玩个不停。要确保这些茶具对于小宝宝的小手来说足够结实，但也不要太轻太薄，以免总是翻倒。

洋娃娃和娃娃的衣服

现在您可以买一些穿着不同款式衣服的洋娃娃，让宝宝了解穿衣和脱衣的过程。玩娃娃可以激发宝宝的想象力，而且可以鼓励他玩过家家这样的游戏。

多米诺骨牌画片

确保这些多米诺骨牌足够大，这样宝宝就可以容易地拿起和放下。

塑料积木

塑料积木越厚重，您两岁的宝宝就越容易利用他的协调技巧和双手的力量，把这些积木搭在一起，这样他就不会感到沮丧。

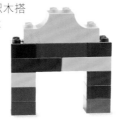

在这个阶段，通过肢体动作强化的语言，宝宝们更容易记住，比如边唱边做动作的歌曲。同样，当您告诉宝宝怎样做一件事的时候，要做给他看，例如小心地翻一页书或者轻轻地关上一扇门。在向宝宝介绍抽象概念时，这尤为重要。

给宝宝深刻的印象

对我们所有的人来说，记住每天都会发生的日常活动，比记住那些一次性的事件更难。您可能注意到了，如果您问宝宝早餐吃了什么，即使只是一个小时之前的事，他也可能茫然地看着您，因为每天都吃的食物对他来说不是很重要的事，但是如果您问他上次去奶奶家喝了什么饮料，他会很容易地想起来。

宝宝们喜欢新鲜，对天天发生的普通事情不怎么感兴趣。那些事先计划好的、讨论过的、带来变化的事情，则成了令宝宝激动的事，从而能够给宝宝更深刻的印象。

语言技能

到现在为止，宝宝的词汇量有200～300个单词。他也能使用一些连词来连接词组（比如"和"），借此增加一些描述的细节。双语的宝宝在开始时往往会把两种语言混在一起使用，但从整体上来说，他们能和同龄的宝宝说得一样流利。

问问题

随着词汇量的增加，宝宝就会开始问"为什么"了。这个疑问的过程对宝宝来说是非常有价值的，因为这有助于他理解。这个过程可能会持续好几个月。您应简单地回答他的问题，让他有思考的空间，而不要用复杂的解释使他迷惑。

回答一个两岁宝宝无休止的问题是一门艺术。很多父母都会这样做——在答不出来的时候就说"因为我觉得是这样"。但是，要做好准备宝宝再次问您："为什么呢？"您可能想以自己和蔼的反问来回答他："那你觉得呢？"您的宝宝现在也理解了您的一些复杂的指示，虽然他可能故意不做任何反应！

清楚地说话

这个年龄的宝宝可能还是不能清楚地说话，或者词语的发音不正确。这可能与宝宝面部肌肉的发育有关。如果您的宝宝大多数词语的发音还是不正确，首先请医生确认一下，宝宝有没有听力方面的缺陷，然后让宝宝进行一下语言能力测试。他可能会在看到喜欢的小朋友时，表达他的兴奋。与家人以外的人建立亲密关系，证明宝宝的情感范围在逐渐拓宽。他与别人建立关系的基础是将自己作为一个独立于您的自信的个体。

情感发育

您会发现，当您的宝宝变得越来越善于与人交往的时候，他开始期待一些事情，

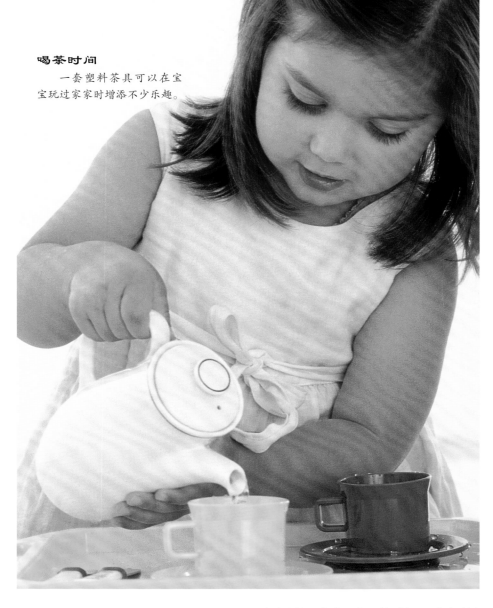

喝茶时间
一套塑料茶具可以在宝宝玩过家家时增添不少乐趣。

并在比较两个活动的过程中表达他的愉快情绪。

宝宝可能在碰到他喜欢一块玩的小朋友时，开始会表达他的兴奋情绪。更喜欢户外活动，就是宝宝情感开阔的一个明证。他开始以他自己对人的积极看法来和外界建立联系，而不再依赖您。

承认宝宝的感情非常重要，即使有时候这样做会违背您的感情。随着他语言技巧的发展，他越来越有可能说出对某人或某事有什么样的感觉。在开始的时候，他可能不知道自己的感觉，但您可以帮助他了解自己的情感。比如说，在他犹豫着要

不要跟另一个小朋友玩的时候，不要不屑一顾或者告诉他不要傻了，要用温和的方式弄清楚是什么让他感觉犹豫。

表达快乐

同样，当一个人或一件事让您的宝宝格外地快乐时，问问他为什么这样快乐。您可以利用这个机会跟他谈谈感情，不过尽量讲得简单一些。

您应了解宝宝的感受，并且让宝宝知道您是了解他的感受的，在他做好准备的时候鼓励他说出自己的感觉，通过这种方式，您为他了解和表达自己的情感铺平了道路。

在游戏中学习

简单的智力拼图，可以训练宝宝辨认相应形状的能力，还可以让他看到事物是怎样彼此契合的。您也可以帮他完成一个小任务，并且让他给一个布娃娃脱衣服，以提高他的细微运动技巧。试着让他玩一些唱歌游戏，以提高他听不同声音和跟随节拍的能力。

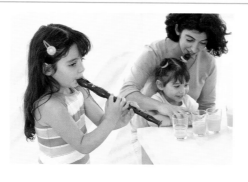

- 通过打拍子向宝宝介绍节奏的概念。找出不同词语或词组的节奏，比如宝宝名字的节奏；"丽丽"就变成了"丽—丽"，"王丽丽"就变成了"王—丽—丽"，这样您就以游戏的方式让宝宝知道了音节的概念。您可以让稍大一些的孩子演奏乐器，自己和宝宝在旁边拍手或敲打装有不同量的水的杯子来打拍子。

- 穿衣服和脱衣服是宝宝日常活动的一部分，也是他乐于尝试的事情。宝宝可以通过脱衣服，学会解开纽扣或是拉拉链，这需要幅度很小而又准确的手指运动，但是，这是非常重要的技能，也是宝宝完成今后的一些任务所必需的能力。同时，这也使宝宝有信心独自完成一些小任务，这种自信在他离开了父母的帮助时会很有用处。

- 您可能也喜欢和宝宝一起玩印有图案的纸牌。匹配图片需要观察和记忆能力，而且能提高宝宝找出相似点的能力。虽然他可能还太小，不能独自玩这种游戏，但是他会喜欢和您一起来玩。

- 智力拼图是更复杂的匹配图形的游戏，因为这种游戏需要良好的观察技巧。在努力找出合适的那块拼图，然后把它放到相应位置的过程中，宝宝得到很大的满足感。学习以这种特殊的观察方式也是为将来辨别字母形状做好准备。

他人的感情

如果您的宝宝很早就知道别人是珍惜他的感情的，那么他最终也能够以同样的方式考虑别人的感情。您对宝宝的尊重反过来也会让他懂得尊重他人的感情。

宝宝的视角

您的宝宝现在可能已经对"拥有"有了清晰的概念，但是他还需要懂得他可以让别人来分享他拥有的东西。在这个阶段，懂得什么是"我的"会导致宝宝一定程度的占有欲。但是，这确实只是他们看周围世界的一个角度，一种非常单一的角度。您需要做的是给宝宝指导，帮他打开眼界，以更为广阔的视角看问题。

时时刻刻的抚慰
无论什么时候宝宝感到犹豫或者担心时，您都要让他知道您了解他的感受，并多给他一些抚慰。

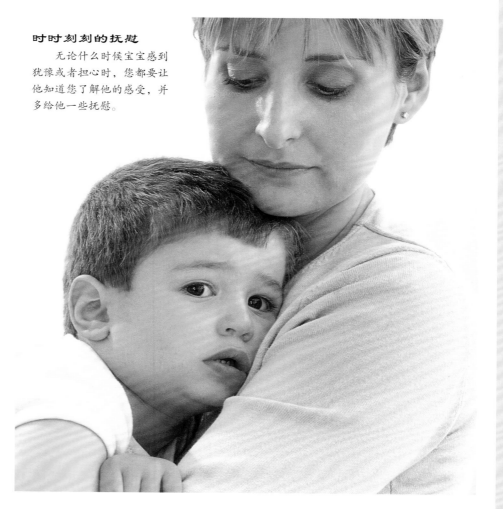

32 ~ 36个月

您的宝宝快3岁了，他变得越来越独立，有着不断发展的兴趣和观点。他的个性愈加稳定和明显，也在学习实践和表达他自己的想法。

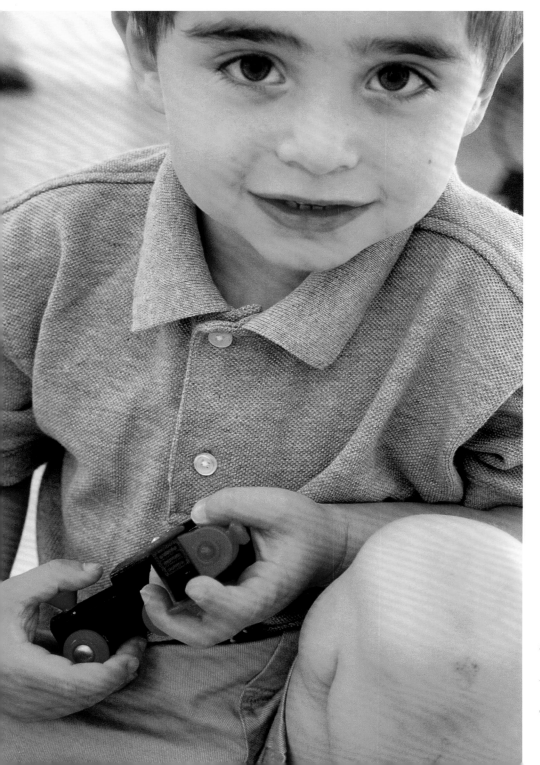

身体发育

现在，宝宝的四肢已经有足够的力量在楼梯上爬上爬下了，他可以踮着脚走路，而且可以更准确地控制自己的手部运动。

如果您居住的房子是复式结构的，那么您两岁的宝宝现在可能已经能自信而安全地双脚交替迈步上下楼，而不是一步一级了。如果您家里没有楼梯，宝宝就少了很多锻炼这种技能的机会。但是，在遇到楼梯的时候，他可能开始双脚交替地爬上爬下。尽管宝宝已经有了这种能力，您也不要把他单独留在楼梯附近。

提高运动技能

双脚跳现在对于您的宝宝来说已经是可能的了，但是他的足底也许还是有些平，您可以鼓励他玩一些光着脚踮脚走路的游戏，这种游戏使他的脚更有力量，并且增加他的平衡感和灵活性。您的宝宝可能在自己洗手和擦手时做得更好了。一些细微运动技巧也在提高，比如用勺子或叉子吃饭，但对他来说仍然有一定的难度。

个体发育

一些宝宝可能没有其他的宝宝运动能力强，因为他们通常没有耐心从一个地方移到另一个地方，或是完成一个特定的目标。如果他们放慢速度并且以渐进的方式解决问题，可能会做得更好。

想象力和创造性

给宝宝留出一些时间来独自玩玩具。当他有机会发挥想象时，就会发明自己的游戏。

时间的概念

宝宝已经有了很强的理解能力，可以理解时间这样抽象的概念了，比如说"在……之前或在……之后"。如果您说"在你吃完午饭后就可以下楼去玩"，他会明白。这种理解是由于他的经历和记忆在增加，此外，像吃饭这类标志着一天进程的重复性活动也对他有所帮助。

还有一些宝宝可能很冲动，在采取行动之前不会估计事情的危险性，所以，他们可能又需要鼓励稍稍放慢一些。如果他们连很自然的害怕或犹豫都没有，就需要帮助才能懂得自己正在做的事情，可能会给他们带来危险。

安排好的活动

父母们往往倾向于让显得文弱的宝宝减少运动量，但是这对宝宝并没有什么帮助，请您注意防止这种倾向。事实上，增加合理安排的活动，可以帮助宝宝学会更容易地掌握运动技巧，对他是有好处的。

只要能以一种非竞争性而又有趣的方式帮助他，让他在当地的体育中心参加一个体操班或者舞蹈班，都能使他从中受益。记住要坚持给他足够的鼓励以增强他的自信。

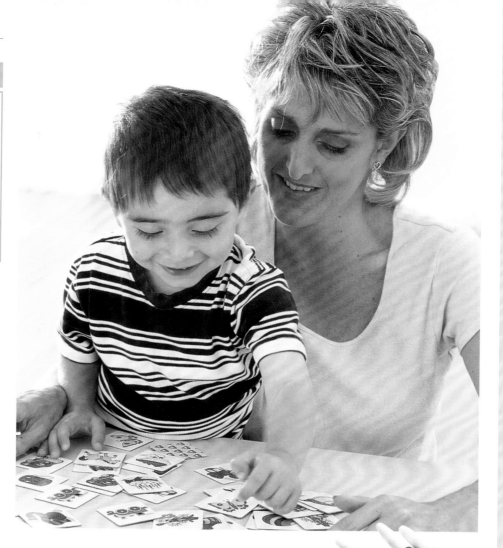

玩具箱

简单的棋盘游戏

和宝宝玩一些简单的游戏，比如买一个耐用的、刻有清楚标记的游戏棋盘，对他这个年龄的宝宝非常合适。在跟他玩的时候要放慢速度，有耐心，您会发现他很快就了解游戏规则了。

化妆盒

您应该留一个大盒子，挑几件大人以前用过的东西和漂亮衣服放在里面让宝宝玩。鼓励他们发挥想象想一想，他们怎样才能让这些衣服适合自己想要扮演的人物。

图片牌

如果您已经开始跟宝宝玩印有简单图案的纸牌了，并且他已经足够熟练，您可以买一套更复杂一点的。或者把从杂志上剪下的图片，粘在一些四方的卡片上，这样就可以自制用作纸牌游戏的图片了。

笔和纸

买一些粗粗的无毒害的蜡笔和细绒笔，还有颜色明亮的纸，这些可以在很长的一段时间内给您的宝宝带来乐趣。

泡沫塑料字母

现在，许多玩具商店都出售盒装的泡沫塑料制成的字母或数字，这些东西一旦沾湿，就可以粘在浴缸的侧壁上。挑选大一些的字母和数字，让宝宝学着辨认它们。

学习技能

您的宝宝现在可能已经开始理解简单的数字顺序和不同范畴的概念了。

数字顺序

当您第一次给宝宝唱数字儿歌时，他关于数字的知识就开始形成了，虽然那时他还不清楚这些数字代表着什么意思。通过您频繁地重复，您的宝宝可能已经学会"数"到5了，或者甚至是10，虽然实际上他只是在重复一串有顺序的声音而已。

现在他将开始用这些熟悉的词，来代表更具体的数字概念。这种理解力的发展始于给物体分组或排序。能数出3辆小汽车或2把勺子就可以算是起步了。您的宝宝也可能很快就理解了不同范畴的概念：比如一共有10个塑料动物，但是有3头牛、5口猪和2匹马。您甚至会发现他在游戏里重复数字和数字顺序。

儿歌歌词

您有没有想过，父母们为什么要把他们儿时喜爱的儿歌，教给宝宝？也许凭直觉您知道，对宝宝说话可以帮助他发展语言能力，但是反复地对宝宝念歌词，也为宝宝将来阅读打好了基础。在早期不断地给宝宝念儿歌歌词，可以让宝宝熟悉不同词语的发音。在宝宝注意倾听的同时，也逐渐增强了语感。

人称指代

现在您的宝宝已经能用简短的句子而不是用短语与您交谈了，他还能就一个话题说上一小会儿。

宝宝提到自己时可能会说"我"，而不是说自己的名字，说"你"而不用第三人称，并且用名字称呼朋友和家人。这是在过去的一年中他认知能力发展的一个方面：把自己当作家庭中的一个个体，并且把这种意识体现在对自己的称呼上。

视觉记忆

您可能会注意到，随着宝宝语言技巧的提高，宝宝的记忆和观察技巧也有了可喜的进步。宝宝们有视觉记忆，因此，如果您宝宝的单词量很大，他对一件事细致的描述可能会让您感到惊奇。多让您的宝宝详细描述一些事情或经历，并向他提一些关于他所见和所感的问题，以此鼓励宝宝发展这种技巧。

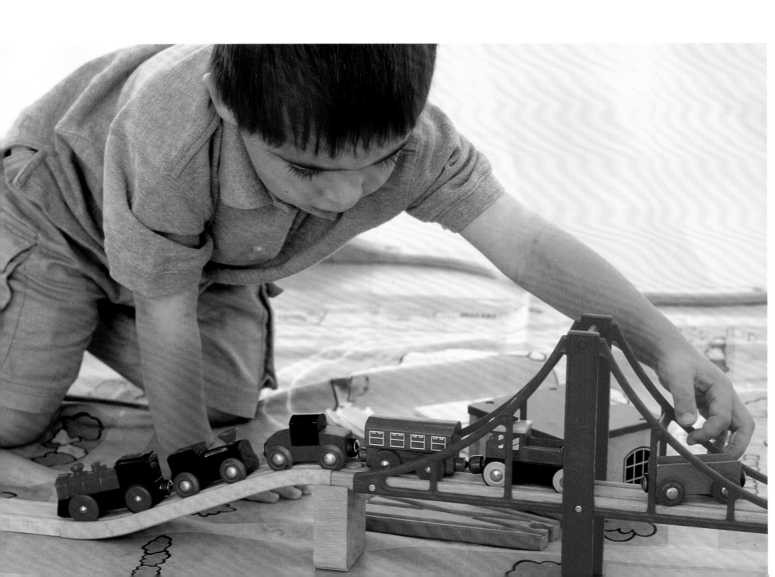

情感发育

两岁的宝宝会以不同的形式吸引别人注意，其中之一就是发脾气。

在这个阶段，宝宝发脾气可能是由一些变化或某些事件引起的，也可能是故意的。如果他以往显得脾气很好，那您就要考虑一下他的举止为什么发生了变化。每次在他发完脾气后，您应该平静地告诉他这种行为是不好的。

挫折感

尽力弄清楚为什么宝宝会表现得这么不合作是很重要的。如果他一发脾气就能很快得到想要的东西，那么宝宝就比较容易恢复平静。坏脾气通常与宝宝产生挫折感和无法进行有效交流相关。一个两岁的宝宝不能做到所有他想做的事，或者不能完全理解有一些东西他无法拥有（见126~129页）。

宝宝需要安静的时光来发挥他的想象力和创造性。这有助于他发展自立和自信，接受新启发，产生新想法，并增强自尊。宝宝们有一种情感需求，他们需要别人的关注。虽然积极关注比消极关注要好得多，但他们似乎不能区分二者。如果一个宝宝

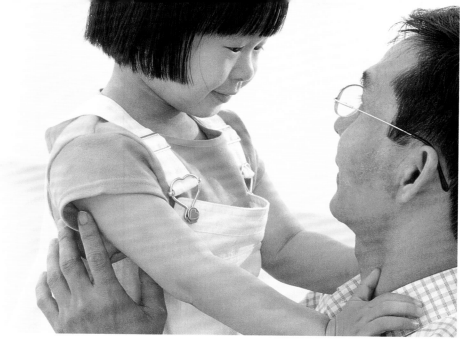

觉得自己被忽视了，那么只要能引起关注，哪一种都行。

作为父母，您面临的挑战就是要与您宝宝的步调一致，这样当宝宝的需要改变时，您也可以满足他。基本原则是尽量忽略宝宝的消极行为，当他表现积极时，不要吝啬您的赞扬和奖励。

应对分离

在这个年龄段，如果您离开，让一个宝宝熟悉的人来照顾他一段时间，他应该也可以高兴地度过这段时间。一些宝宝可能比另一些宝宝表现得更轻松一些。为了在与您分开的时候仍然愉快，宝宝要总是想着您，并且知道您会回到他身边，这在一定程度上是通过亲身经历学到的。

您处理分离的方法也会传达出您对宝宝的期望。如果您表现得很自信，就在传达给宝宝这样的信息：您相信他一定能行；如果您很焦虑或是缺乏自信，他也可能被这种情绪所影响，这样，在您不在身边的情况下，他觉得自信就更难了。

在游戏中学习

富于想象力的游戏，对于小宝宝来说很重要。通过这种游戏，他们能够理解一些抽象概念，表演一些故事情节，"体验"不同的感受和举止方式。

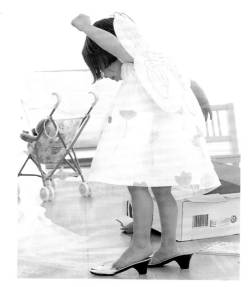

- 与别的小朋友一起玩是需要学习的技巧，这种技巧涉及社交能力、轮流的意识以及为他人着想的能力。通过让宝宝玩简单的棋盘游戏，帮助他学习这些技巧，这种游戏适合于他这个年龄的宝宝，并且能培养他的轮流的意识。此外，玩数数游戏能帮助他了解数字的名称和顺序。在棋盘游戏中，要让宝宝懂得，游戏过程中的乐趣才是最重要的，输赢并不重要，这样宝宝就不会只把赢棋作为

唯一的目的了。在一段时间反复地玩一个游戏，这样输赢就变成了一个次要的方面。对于这个年龄的宝宝来说，玩得高兴比获得胜利要重要得多。

- 应该鼓励小宝宝去玩那些可以发挥他们潜能的游戏，比如化装游戏，在这种游戏中，宝宝可以学到以后穿衣打扮所需的技巧。一块大的方巾马上就可以变成公主的披风、魔术师的披肩、魔毯、婴儿的小毛毯或是《小红帽》里老奶奶的围巾。大人们的衣服和小饰品（如旧帽子或高跟鞋）也对宝宝们有着莫大的吸引力。商店里出售的根据小说中的流行人物制作的服装也是不错的选择，其他的服装道具也值得考虑，比如医生和护士的工作服。

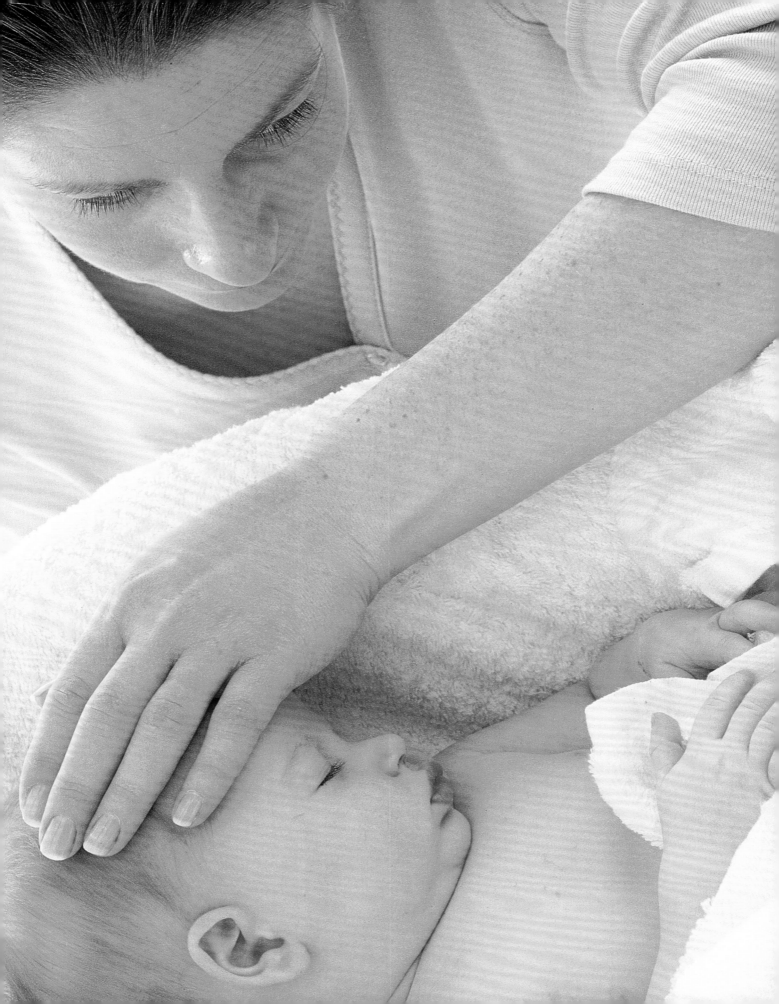

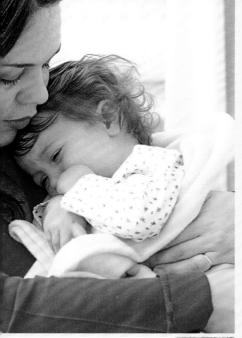

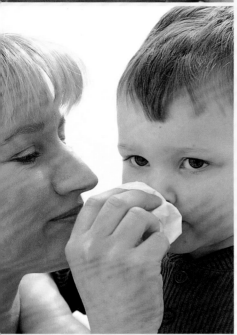

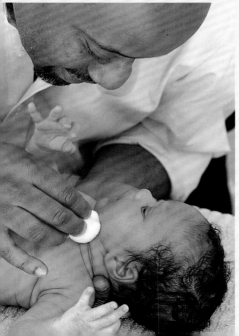

健康

　　所有的父母都希望自己的宝宝健康地成长，尽情地享受生活。在宝宝免疫系统发育成熟的过程中，一些轻微疾病是常见的现象。宝宝病了，父母当然很焦急，有时会不知所措。如果您对宝宝的健康有什么疑问，请随时向医生咨询。这一部分将为您提供婴幼儿保健的详尽信息，告诉您如何让宝宝保持健康，以及在宝宝不舒服时您应当做些什么。同时，您也可以了解到怎样预防伤害和在紧急情况下的急救措施。

保健

婴幼儿患轻微疾病是常见现象，尤其是婴儿们，生病可能是突然之间的事情。很多婴幼儿的疾病都是由病毒引起的，会自行痊愈。幸运的是，您可以采取很多措施来保证宝宝的健康。

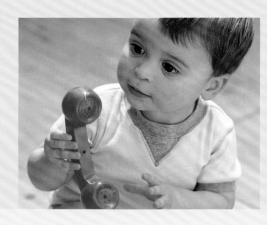

家庭生活

起初，即使是很小的疾病对宝宝来说也是一个挑战。但是，作为父母，您很快就能熟练地判断出他的病症，并且知道怎样让宝宝感觉舒服一些，而且是以最快的速度。

从某种程度上讲，有良好的健康状况是宝宝的好运气。但是，您也可以采取很多措施来保证宝宝的健康。您和宝宝之间的关系亲密是他茁壮成长的基础，甚至有证据表明，这有助于宝宝战胜疾病。

生活在一起的人们身上有着相同的细菌，所以在一般情况下，您尽可以放心地亲吻宝宝。但是在您感冒、喉咙痛或是起疱疹的时候，请咨询一下医生的意见。

父母往往能够凭直觉感到宝宝病了，您对健康时的宝宝越了解，就能越快地发觉他有什么不对劲儿。冬天是感染易发的季节，因为室内活动居多。但是，除非您的宝宝的免疫系统有问题，多参加一些活动，得几次感冒或其他小病对他是有好处的。

运动和锻炼

应当让宝宝从小就养成每天外出的好习惯，即使是让他坐在小车里，推着他转转。学会走路的宝宝喜欢充足的活动空间，因此去公园散步是个不错的活动。带上小推车，因为虽然宝宝走得很好，也可能在回去的路上想坐小车。如果天气不好，在带宝宝出去之前要注意给他保暖。

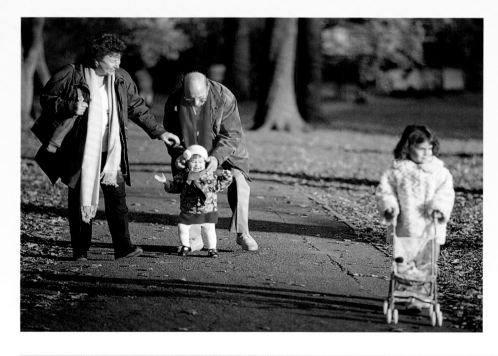

出去转转

养成运动的习惯，即使是走一小段路或到公园去转转，也能使宝宝保持健康，同时，这也能给全家带来乐趣。

重点

· 良好的习惯能够防止很多幼儿疾病，但不是全部。

· 作为家长，保证宝宝的健康，您的作用至关重要。

· 在宝宝的成长过程中，总是预先考虑安全问题。

· 在常见疾病发生之前，对它们有基本的了解。

卫生

保持家中的良好卫生至关重要，特别是宝宝周围环境的卫生。宝宝的奶瓶和玩具都要保证清洁，使细菌感染的危险降到最低，特别是在宝宝把什么东西都放到嘴里的阶段更要注意。良好的卫生习惯也很关键，比如每次在换尿布后都要洗手。

尽量总比宝宝"领先一步"。很快，当小婴儿长成蹒跚学步的小家伙时，您就需要教他自己洗脸、吃东西，并养成上厕所的良好习惯。

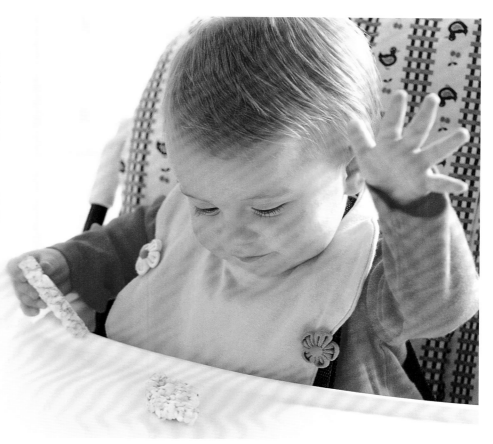

厨房卫生

所有家庭成员都应当注意厨房的清洁和卫生。

· 在准备宝宝的食物和奶瓶时要特别注意卫生。

· 不要将上顿的食物留在宝宝的碗里，手上和餐具上都有细菌，会在残留的食物上繁殖。

· 经常换桌布，并保持毛巾的清洁。

· 将处理熟食和生食的厨具分开，生肉类和蔬菜类的厨具也要分开。

· 细菌在温暖的环境中繁衍得更快，因此请确保冰箱的温度（0℃~5℃）发挥最佳效果。

· 将熟食放在冰箱最上层，生食在下。生食的细菌会感染熟食。

· 遵守食品的保质期。

· 更多的厨房安全建议，请参见262~263页。

家庭宠物

动物是很多家庭中的"一员"，他们带给我们欢乐。与宠物的相处是宝宝学习温柔待"人"和承担责任的好机会，可能还能给宝宝上一节"动物的繁殖"的生物课。带宠物散步能使宝宝的生活方式更健康。

但是，宠物身上带有细菌，因此在和宠物嬉戏之后洗手很重要，特别是在饭前。

食品的安全卫生

宝宝需要父母的细心呵护，不管是在家里还是在外边，您都要确保宝宝所处的环境尽可能的清洁卫生。

如果您养了狗，请保定期给他清除寄生虫。不要让宠物上宝宝的床，最好连卧室都不要让宠物进去。如果您养了猫，请保持猫窝的清洁，并告诉宝宝不要去摸它。如果您的花园里有沙坑，请确保沙坑上有盖子，并且即使不再使用了，也要盖上盖子。因为即使您没有养猫，邻居家的宠物也有可能把这里当窝。

研究表明，早期轻微的感染可以防止以后的一些疾病。但专家们认为，在有过敏症的家庭中，动物会引起哮喘和其他一些疾病。因此，如果您的家人对很多东西过敏，就需要在给宝宝买一只毛茸茸的宠物之前好好考虑一下了。

吸烟的后果

宝宝呼吸的空气对他的健康有深远的影响。空气流通有防止感染的作用，烟雾会对此产生影响，并减少血液中氧气的含量。如果您和您的伴侣都不吸烟，那自然最好。如果您吸烟，请不要在婴幼儿附近或宝宝的房间里吸烟。

· 1/4的婴儿猝死综合症和被动吸烟有关（见225页）。

· 吸烟者的宝宝更有可能患上过敏症、哮喘、胸部感染和耳部感染。

· 家长吸烟的孩子通常要比家长不吸烟的孩子矮。

· 香烟中含有一氧化碳、尼古丁、氨、氰化物和致癌物质。

· 很多致命的家庭火灾就是由香烟和火柴引起的。

接种疫苗

接种疫苗是防止一些威胁生命的疾病的重要方法。有了接种疫苗的手段，很多严重的疾病已经基本根除。

关于接种疫苗

宝宝接种疫苗防止的都是严重而危险的疾病。幼儿的接种工作做得越好，国家人口的健康状况也就越好。

您的宝宝两个月以后，您很可能会被要求带宝宝进行第一次免疫注射。这可以防止很多严重的传染性疾病。

疫苗刺激免疫系统产生抗体（抗感染的蛋白质）。疫苗实际上是安全剂量的病菌，经过处理，不会导致疾病，但能使宝宝体内产生抗体，如果宝宝接触到病菌，抗体可起到保护作用。

在什么情况下延迟疫苗的接种

· 如果您对接种疫苗有什么担心，请向医生征求意见。

· 不用因为轻微的感冒，推迟接种疫苗的时间。

· 如果宝宝在发烧，要等到痊愈后再接种疫苗。

如果您的宝宝对注射有过敏史、对鸡蛋或其他东西过敏、有过痉挛现象、正在进行癌症的治疗、或患有什么导致免疫力下降的疾病，请向医生咨询。在这些情况下，宝宝接种疫苗可能仍然是安全的，但有必要采用特别的防护措施。

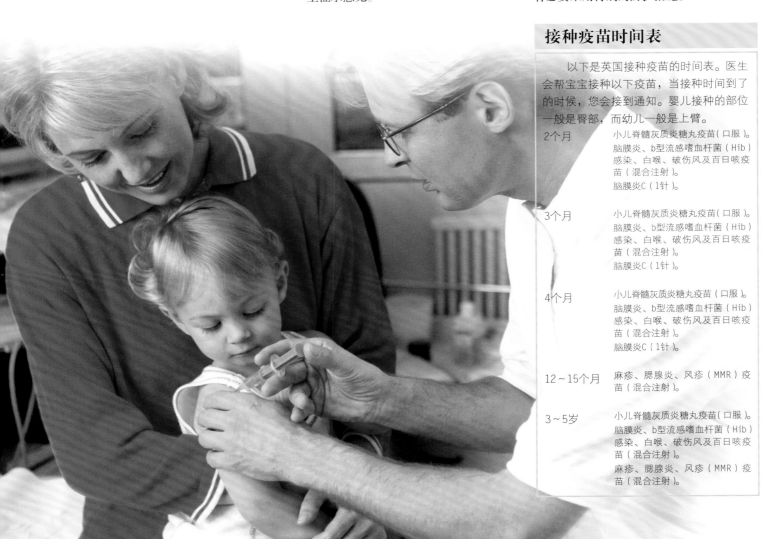

接种疫苗时间表

以下是英国接种疫苗的时间表。医生会帮宝宝接种以下疫苗，当接种时间到了的时候，您会接到通知。婴儿接种的部位一般是臀部，而幼儿一般是上臂。

2个月	小儿脊髓灰质炎糖丸疫苗（口服）。脑膜炎、b型流感嗜血杆菌（Hib）感染、白喉、破伤风及百日咳疫苗（混合注射）。脑膜炎C（1针）。
3个月	小儿脊髓灰质炎糖丸疫苗（口服）。脑膜炎、b型流感嗜血杆菌（Hib）感染、白喉、破伤风及百日咳疫苗（混合注射）。脑膜炎C（1针）。
4个月	小儿脊髓灰质炎糖丸疫苗（口服）。脑膜炎、b型流感嗜血杆菌（Hib）感染、白喉、破伤风及百日咳疫苗（混合注射）。脑膜炎C（1针）。
12~15个月	麻疹、腮腺炎、风疹（MMR）疫苗（混合注射）。
3~5岁	小儿脊髓灰质炎糖丸疫苗（口服）。脑膜炎、b型流感嗜血杆菌（Hib）感染、白喉、破伤风及百日咳疫苗（混合注射）。麻疹、腮腺炎、风疹（MMR）疫苗（混合注射）。

常规免疫

您的宝宝通常需要接种疫苗预防以下病菌或感染：

- **脊髓灰质炎** 一种会损坏神经系统的病毒性疾病，可导致终生瘫痪甚至死亡。
- **白喉** 一种由病菌引起的传染病，从喉部开始，扩展到心脏和神经系统。
- **破伤风** 一种可能致命的细菌感染，会导致肌肉痉挛。
- **百日咳** 一种由病菌引起的传染病，通常伴有剧烈痉挛性咳嗽，有时伴有低烧。这种痉挛会导致呕吐、抽搐和肺部损害。
- **B型流感嗜血杆菌(Hib)感染** 一种病菌感染，会导致多种疾病，包括脑膜炎和败血症。
- **脑膜炎C** 传染性脑膜炎中最严重的一种，有致命的可能。
- **麻疹** 一种病毒性疾病，会导致胸部感染、抽搐、脑膜炎和永久性脑部损害。

- **腮腺炎** 一种病毒性疾病，会导致唾液腺体的疼痛性肿胀，也会引起脑膜炎和耳聋。
- **风疹** 一种病毒性疾病，会导致胎儿严重的先天性缺陷。虽然对绝大多数的婴儿来说，风疹都不会导致严重的后果，但它有可能引起关节炎和脑炎（脑部的炎症）。
- **肺结核（TB）** 一种由病菌引起的传染病，主要是肺部感染。如果您居住的地区肺结核比较常见，医生会在宝宝出生后或稍迟一些时候给他接种疫苗。

麻疹、腮腺炎和风疹疫苗（MMR）

关于1988年首次引入英国的麻疹、腮腺炎和风疹（MMR）疫苗，一直存在着很多争议，家长们也有一些忧虑。大家关注的焦点是MMR是否和克隆病(一种发炎性肠疾病)和自闭症（一种发育障碍，影响儿童的社交能力）有关。这两种病症正在变得越来越普遍。但是，实验室的研究和对注射MMR疫苗的儿童的跟踪调查表明，MMR疫苗不会导致任何长期的问题。像所有其他的疫苗一样，MMR也会有短期的副作用：主要是导致发烧（可能是高烧），以及在注射后的10天内有像麻疹一样的轻微皮疹。

要记住，麻疹、腮腺炎和风疹都是很不舒服的疾病，而且少数情况下有生命危险。这就是为什么大多数医生认为，MMR疫苗的好处要大于它的风险。全国免疫运动的效果，取决于有尽可能多的孩子参加到其中来。

问题和回答

问 宝宝接种疫苗会有什么反应吗？

答：针头本身就会带给宝宝暂时的疼痛，所以，宝宝哭闹是很自然的，通常宝宝是在注射几秒钟后哭起来，您可以哺喂他，或用奶嘴来安慰他。注射的部位轻微发红、疼痛，这是很正常的，也可能会出现肿块，但很正常，往往没有疼痛感，会自然消失。宝宝在注射疫苗之后的几个小时甚至一整天，都有点情绪低落，这是很正常的现象，而且他可能会发低烧。温柔细心的呵护会让宝宝感觉好一些。您可以给宝宝服用小剂量的扑热息痛糖浆来缓解疼痛或退烧，剂量请遵医嘱。

问 我的宝宝错过了一次疫苗接种，是不是应该从头再来一遍呢？

答：不用。能遵循接种的时间表是最好的，但是如果您的宝宝错过了一次，应该在迟些的时候补上。不用重新开始整个的疫苗接种过程。

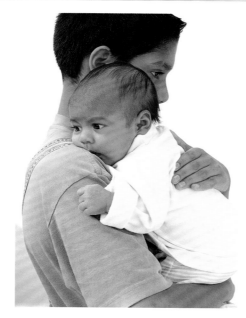

保护您的宝宝

虽然作为家长，带宝宝去接种疫苗您也会觉得不安，但在接种以后，有很多事您可以做，使宝宝获得安慰，而且想想您正在尽力保证宝宝今后的健康，您就会觉得非常欣慰。

问 宝宝出现什么样的反应，我才应该打电话叫医生呢？

答：在通常情况下，接种疫苗以后不需要叫医生。但是，如果宝宝在接种疫苗以后体温升至39℃以上，有抽搐、惊厥等反应，应及时到医院进行诊治。如果宝宝的注射部位有剧烈疼痛或严重变红，或有大面积的皮疹，您也应当告诉医生。如果您的宝宝有什么您不能确定的症状，或您有什么担心，请咨询医生。

问 宝宝接种了脊髓灰质炎的疫苗后会有什么反应？

答：通常不会有任何反应。但是，脊髓灰质炎的疫苗是一种活性病菌，在接种后的几周时间内，都会存在于宝宝的排泄物内。因此，大人会有从接种了这种疫苗的宝宝那里，感染这种疾病的危险，但是这种可能性非常微小。所以，您应当在每次给宝宝换完尿布之后洗手，特别是在宝宝接种疫苗以后。

婴儿的健康

父母担心宝宝的健康是很自然的。如果您刚刚为人父母，可能还不能确定宝宝的正常情况是怎样的。照看生病的宝宝是件富有挑战性的工作。您可能想为宝宝做一切，只要他觉得好一点，而且您也希望知道自己是不是在做正确的事情。

婴儿的疾病

1岁以下的宝宝会患上一些和稍大的宝宝相同的病症，但是他们不会像稍大的宝宝那样地表达。

一方面他们的免疫系统尚未发育成熟，因此稍大的宝宝能够抵抗过去的病症可能在他们身上会变得严重。另一方面，在宝宝出生后6个月左右的时间里，他将受到从妈妈那里得到的抗体保护。这就是为什么1岁以下的宝宝，往往不会感染常见的幼儿疾病，比如水痘和麻疹。

父母们往往能感觉出宝宝不舒服，这是一种逐渐锻炼出来的直觉，随着您越来越了解您的宝宝，您也会越来越了解他正常的时候是什么样的。

常见疾病

以下是婴儿几种常见的疾病：

- **皮肤干燥** 这在婴儿当中十分常见，特别是那些在预产期后出生的婴儿。干燥、掉屑的部位通常是在脚踝和脚部，还有尿布覆盖的区域。这不是湿疹引起的。在宝宝洗澡后给他涂上润肤霜（见94~95页），

给皮肤补充水分，减轻干燥。

- **尿布疹** 氨和其他尿液中的化学成分，会刺激宝宝敏感的肌肤，在尿布使用时间过长的情况下较易发生。这就是为什么要经常给宝宝更换尿布，特别是他的排泄物较稀的时候。针织的尿布，并不比一次性尿布能更好地防止尿布疹。现代的一次性尿布，也许能够更有效地保持宝宝臀部的干爽。

如果您的宝宝患有尿布疹，在您帮他清洗之后，要彻底地帮他擦干，先不给他裹尿布，让他躺在小褥子或毛巾上待10~20分钟，并陪在他身旁。您可能一天至少需要这样做3次，直到疹子消失。在换上清洁的尿布之前，给宝宝涂上一层薄薄的乳液，让他的皮肤觉得舒服一些。

尿布疹也可能是由鹅口疮、假丝酵母或念珠菌引起。如果尿布疹迟迟没有好转，请带宝宝去看看医生。

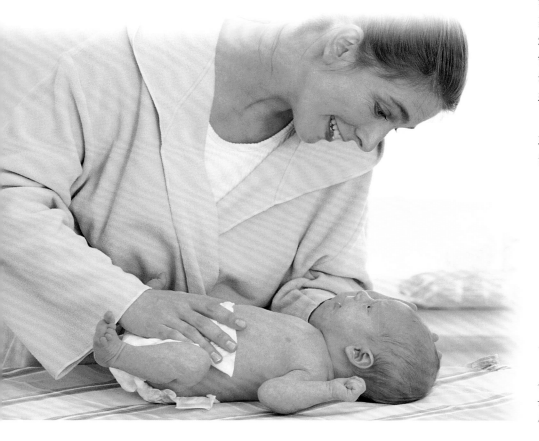

了解宝宝

随着您和宝宝的相互了解加深，您将学会辨认一些常见的症状。在宝宝还小的时候，如果您有什么担心，应当随时询问医生或健康顾问。

斑疹

婴儿会有很多斑疹（见94页）。其中的大多数不影响健康，但是熟悉一些常见的状况，并经常咨询您的医生和健康顾问还是有好处的。

Harlequin 变色斑点

宝宝的一些部分皮肤，可能比其他部分颜色要浅，如果您变换他的位置，颜色淡的部位会变成更淡的粉色，而粉色的部分颜色会变淡。这是血细胞控制尚未成熟的标志，对健康无害。

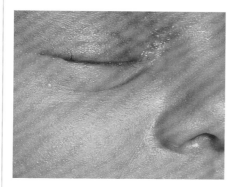

粟粒疹

通常出现在鼻子周围的白色小点，不需治疗，但是如果变得很红，请和医生联系。

脸上的斑点

可能在宝宝出生后的前几天或前几周出现，消失得很快。如果看上去发红，有炎症，请向您的健康顾问咨询。

鹳斑

是在脖颈处或眼睑上的V型紫红色痕迹，通常无害，在宝宝出生后的几个月内消失。

蒙古青记

在宝宝臀部或四肢上的蓝色印记，对健康无害。

草莓斑

您的宝宝可能会长出表面像草莓一样的瘢痕，它们将在宝宝6个月左右停止生长，然后逐渐退去。您可以向您的医生咨询建议。

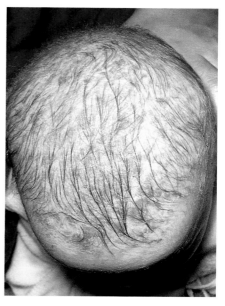

乳痂

这些油脂鳞片并不是由感染而引起的，也不是头皮屑或湿疹，而是由死皮引起的。

- **绞痛** 宝宝在2周左右开始的长时间无法劝止的大哭，通常被称为绞痛。这样剧烈的大哭，在宝宝出生后的3个月中是常见现象，特别是在晚上，可能会持续2~3个小时。在绞痛发作时，宝宝可能曲起膝盖，小脸涨得通红，并握紧拳头。是什么引起绞痛还尚未得知，但最近的研究表明，在绝大多数情况下，绞痛只是正常啼哭的极端形式而已。对少数的宝宝来说，身体上的不适（特别是消化道方面的问题）可能是原因不明的啼哭的诱因。向医生咨询一下，排除宝宝生病的可能性，并请他给您一些处理宝宝绞痛的建议。试着使用不同的方式抚慰宝宝（见99页），但是不要给他过度的刺激。绞痛通常在宝宝3~4个月大以后就会停止，您可以因此而宽心。同时，您也可以请您的亲友来帮忙。

- **胀气** 很多宝宝在哺乳后都会时而有胀气的现象，但是一些宝宝会更频繁一些。在哺乳的过程之中和之后，频繁地排气是很重要的。如果您的宝宝容易肠胃胀气，请和医生谈谈，他们会给您推荐药店出售的含有西美色空（一种药剂）的滴液，有抑止泡沫、吸收气体的作用。只给宝宝使用专门的婴儿配方，在使用前先咨询医生的意见。

- **反流** 反流是在喂奶时或喂奶后，胃酸和食物在食道中逆流而引起的，会引起腹部疼痛。宝宝食道底端的"阀门"还没有发育成熟，还不能完全发挥作用。反流的症状和绞痛相似，但是往往在每次喂奶时或喂奶后发生。尽量让宝宝保持直立的姿势，特别是在喂奶期间，这会有所帮助。如果症状不见好转，请和医生谈谈。

- **脱水** 宝宝们在呕吐或腹泻的情况下会失掉水分，如果二者都有，比如在患胃肠炎的时候，就更是这样了。辨认脱水的警报很重要。您可能会发现宝宝的尿布比往常要干。在脱水时，他的皮肤不像平时那么有弹性。比如他的腹部会显得干燥，有皱纹。他的囟门会下陷，眼眶也会比平时深陷，他会变得懒散昏沉。这些都是严重脱水的迹象。如果您的宝宝有以上迹象，请立刻联系医生。

- **肚脐凸出** 如果宝宝的肚脐在他哭时显得向外鼓出，他可能患有脐疝。医生将为宝宝做进一步的诊断。这类疝气不像腹股沟疝气，是可以自行痊愈的，但是可能需要几个月甚至几年的时间。

- **眼部发黏** 用脱脂棉蘸冷却的开水擦宝宝的双眼，从鼻梁一侧轻轻向外擦，避免接触眼球。如果症状持续，请向医生咨询。1岁以下的宝宝容易患结膜炎（见249页）。如果宝宝眼球发红或眼皮浮肿，请带他去医院就诊。

第六周的检查

在宝宝出生6周以后，您的医生会为宝宝进行一次发育检查。检查的目的是评价宝宝的生长发育状况、动作发育状况以及他的总体健康状况。

检查的内容

医生会检查宝宝的身体控制能力和社交反应，特别着重检查他的视力和听力。

不是所有的宝宝都乐于合作，因此，您自己的观察也很重要。这是您向医生提出自己所有的担心和问题的好机会。

· 听力　医生会看看突然的响声，会不会惊动宝宝。

· 肌肉强度　医生会移动宝宝的手臂和腿，检查肌肉的健壮程度。

· 先天反射　很多出生后的先天反射到现在为止，都应该已经消失了（见83页）。医生可能会检查宝宝的握持反射：用手指轻触新生儿的手心，他会自动握住手指，但这种反射到6周的时候，可能已经消失了。行走反射，是当新生儿的足底，触及沙发椅时做出的行走似的动作，也在6周左右消失。

第6周的宝宝

到第6周，您的宝宝将开始：

· 专注地看着人们的脸。

· 视线随着光线或丁丁当当的玩具移动。

· 安静地躺着，聚精会神地听您的声音。

· 微笑，特别是当他听到您的声音时。

· 对自身的控制能力增强。

· 对着您发出一些声响作为回应——在他情绪好的时候。

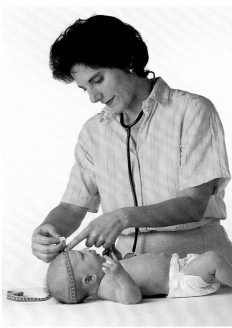

头围

提供宝宝生长发育的重要信息。

体重

宝宝们的体重会经常被测量，以评估他们的发育状况。

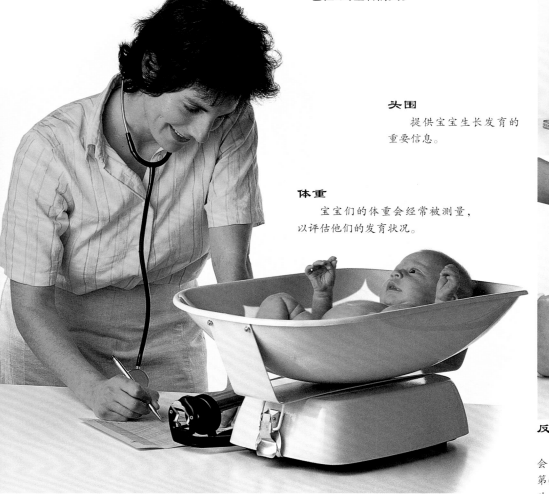

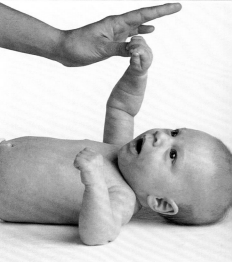

反射

先天反射会很快消失。刚出生后，宝宝会自动紧紧地握住放在他手心的手指，但到第6周，这种反射通常已经消失了。到第6周为止，行走反射也将消失。

早产儿

对宝宝来说，您和他的亲情纽带和婴儿特护室的设施一样重要，所以，在条件允许的情况下，您应尽可能地和他亲近。很多家长会被那些仪器设备和护理的级别威慑住，其实您还是能够参与宝宝的护理的。宝宝已经能辨认您的声音，因此，您可以和他说话，并通过育儿箱侧的孔，将手臂伸进去抚摸宝宝。这种轻柔的刺激对他是有好处的。现在，肌肤相亲的拥抱也许不可能，但是即使是换尿布，也是你们建立感情的好机会。有证据表明，爱抚能帮助早产儿和弱小的婴儿茁壮成长。

面对这样柔弱的一个小宝宝，父母们有时会缺乏信心，不知道怎样呵护他。如果您还没有做好心理准备把宝宝抱在怀里，可以让医护人员为您示范一下，告诉您该怎样做。经过几次练习，宝宝就可以在您温柔的照料下充分受益了。

要乐观也许不容易，但您要努力保持积极的心态。您的宝宝能够感觉得到。请记住，每个宝宝都是不同的，所以不要将特护室里其他宝宝的进展，和自己宝宝的进展作比较。

早产儿的发育速度一般和正常婴儿没有差别，您可以为此放心，但是，由于他们出生得早一些，要达到正常婴儿同一阶段的发育水平，需要更长的时间。因此，在6个月时，一个早产3个月的宝宝的社交能力，应和3个月的宝宝是一样的。但是所有差距都会逐渐缩短，到宝宝2岁的时候，您的宝宝和其他足月产儿应该几乎没有任何差距了。

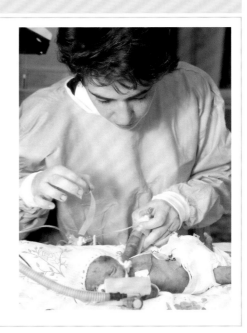

医生还要检查：

· 眼睛有无异常。

· 有无先天髋关节脱位。

· 有无先天性心脏病的征兆。

· 男婴睾丸是否下降。

· 有无小的异常，比如胎记。

宝宝的体重、身长和头围，被记录在一张图表上，这是他发育状况良好的参考数据。不要太在意他的身长是否精确。这些测试都是取近似值，因为在这个阶段，宝宝的身体还没有完全展开。

去检查时，请记得带上一片备用尿布和装好奶的奶瓶——如果您是用奶瓶喂养的话。如果宝宝用奶嘴的话，也把奶嘴带上。最好的检查时间，是宝宝醒着而又不饿的时候，比如喂奶后1小时左右。但也不总是这样，小宝宝们是很难预料的，不总是遵循常规。如果医生请您下次接着来完成部分的测试，您也不用担心，这很正常。

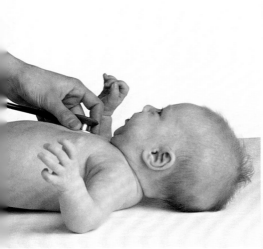

检查心跳

到宝宝1岁的时候，他的心跳速度应该大约为每分钟120下。医生会用听诊器来听听宝宝的心脏。

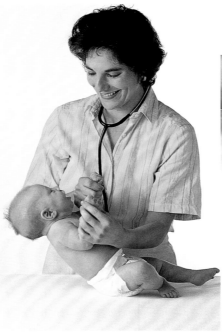

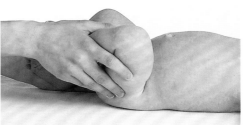

检查髋关节

医生会在宝宝出生后，检查他是否有髋关节脱位现象，但为了充分确认，在宝宝6周的时候，医生还会活动他的腿再次检查。

头部控制

医生将托着宝宝的身体将他托起，也会将他拉起呈坐姿，看看他的背部力量。

照料生病的婴儿

如果您觉得宝宝病了，请打电话给您的医生，你们可以一起决定最佳方案——是到医院就诊，还是在家照顾他。

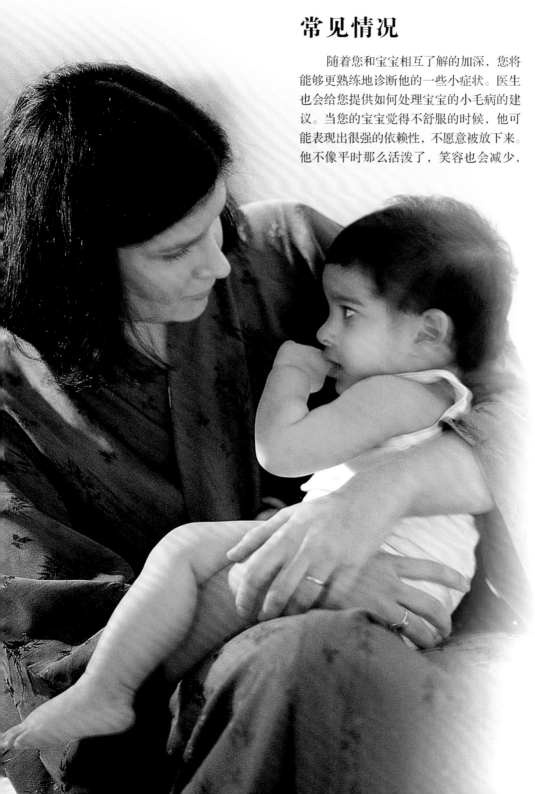

常见情况

随着您和宝宝相互了解的加深，您将能够更熟练地诊断他的一些小症状。医生也会给您提供如何处理宝宝的小毛病的建议。当您的宝宝觉得不舒服的时候，他可能表现出很强的依赖性，不愿意被放下来。他不像平时那么活泼了，笑容也会减少，甚至表现出痛苦的样子。

在吃奶的时候，他会需要更多的时间，特别是他咳嗽或发烧的时候。好好抱抱他，让他贴近您的身体。温暖而充满爱意的照顾，能让宝宝快点好起来。

了解症状

不到1岁的宝宝，还不能把他们的不适表达出来。您能注意到的只是他胃口不好，比平时哭得更多，或者不愿独自安静地待着。很多宝宝呕吐或腹泻的真正原因，并不是肠胃的问题，比如，可能是由耳部感染引起的。下页的图表列出了一些最常见的轻微疾病和它们的症状。更多的诊断信息请见238～256页。

如果您感到焦虑

如果您怀疑宝宝有什么状况，请带他去看医生，尤其是在宝宝还很小的时候。父母们常常担心给医生带来不必要的麻烦，但还是小心为好，应当去看看医生，哪怕是为了让您自己放心也好。请记住，家长也没有正确判断每种症状的魔力，学会应对宝宝的病症是一个渐进的过程。

在请医生到家里来给宝宝看病之前，好好考虑一下，因为去医院宝宝可能会得到更快的诊断和治疗。

睡眠

在生病的时候，宝宝可能比平时睡得时间长。睡眠有助于身体的恢复，因此这很正常。然而，您应当在需要的时候叫醒他，如果叫不醒，应当立即去看医生。

如果他平时自己睡一个房间，在生病时暂时把他的小床移到您的房间里，以便随时看护。不要担心你们会因此而休息不好，事实上，在同一个房间睡觉，会让你们都睡得更好，因为想到宝宝哭了或吐了，您能马上到他身边，您将能更容易地入睡，而他也会因为您在身边而觉得更踏实、更放心。

如何帮助宝宝

一些宝宝在不舒服的时候，会睡得比平时少一些，比如，如果他们咳嗽或者鼻子不通气的话就会醒着。这会让宝宝疲倦而烦躁，而且他会比平时更黏着你。试着抚慰他，如果他想睡觉，就让他在您的怀抱中打个小盹。

至于各种家务活，您要等到宝宝身体好一些再干了，现在要一切以宝宝为主。因此如果需要的话，可以请人来帮忙做家务。在宝宝睡着的时候，抓紧宝贵的时间将脚抬高，休息一下。您需要保持体力来给宝宝最好的照顾。

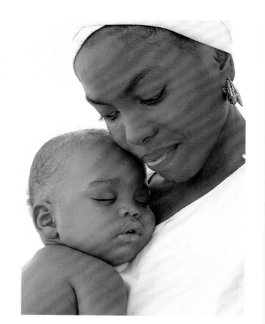

处理疾病

疾病	症状	您能做什么
普通感冒 由多种病毒中的一种引起，在各种年龄段都很普遍。	打喷嚏，鼻子堵塞或流鼻涕，不愿进食，脾气稍显暴躁，可能伴有低烧。	用脱脂棉或柔软的面巾纸帮宝宝擦鼻涕。如果病情不见好转，或宝宝气喘吁吁，请给医生打电话。
耳部感染（中耳炎） 可能由病毒或细菌引起，在婴幼儿中更常见，由连接咽喉和中耳的耳咽管的形状导致。	尖叫，发烧。可能不愿进食，无法抚慰。烦躁，特别是在夜间。可能有呕吐和腹泻情况。大一些的宝宝可能会揪自己的耳朵，但大多数宝宝不会。	请带宝宝到医院诊治。医生可能会给宝宝开抗生素。
哮吼 通常由滤过性毒菌感染引起，在3个月至3岁大的宝宝中最常见，有复发的可能。	剧烈地大声咳嗽，特别是在夜间，伴有喘息，声音嘶哑，在严重的情况下可能因缺氧而肤色发青。	给您的医生打电话。让宝宝吸入蒸汽可能有所帮助（见247页），但是要在医生的指导下。
细支气管炎 细呼吸道（细支气管）炎症，在婴儿中最常见，可能会导致以后的哮喘（注意不要将细支气管炎和支气管炎混淆）。	流鼻涕，咳嗽，有时发烧，随后是喘息，呼吸急促、困难。宝宝可能会竭力呼吸，胸部看上去被吸进肋骨间。在严重的情况下，肤色发青。	立刻带宝宝去看医生。细支气管炎通常是由病毒引起，因此抗生素没有作用。可以采取的家庭措施包括使用空气加湿器和雾化吸入器。
胸部感染 呼吸系统的感染（有时被称为肺炎或支气管炎）。	喘不过气来，呼吸急促，发烧。可能咳嗽，可能气喘吁吁，特别是在夜间。	立刻带宝宝去看医生。如果肺炎是由病毒引起的，除了多休息和降低发烧之外，没有其他的治疗方法。
幽门狭窄 控制从胃到肠的食物通道中十二指肠部位的肌肉发育过度，在3个月以下的男婴中更常见。	频繁地喷射性呕吐，如不及时医治，有脱水的危险。	请带宝宝去医院诊治。通常需要手术来打开狭窄的幽门。
胃肠炎（感染性腹泻） 可能是由他人或食物中的细菌传染的（见255页）。	大便频繁、变稀，可能呕吐，拒绝进食。可能发烧，脱水。	如果宝宝多次便稀，不止一次呕吐，或看上去情况不好，请立即给医生打电话。
脑(脊)膜炎 很严重，但极少见（见244页）。	尖声啼哭，昏沉，肤色苍白，皮肤出现瘀点、瘀斑。	紧急寻求医疗帮助。

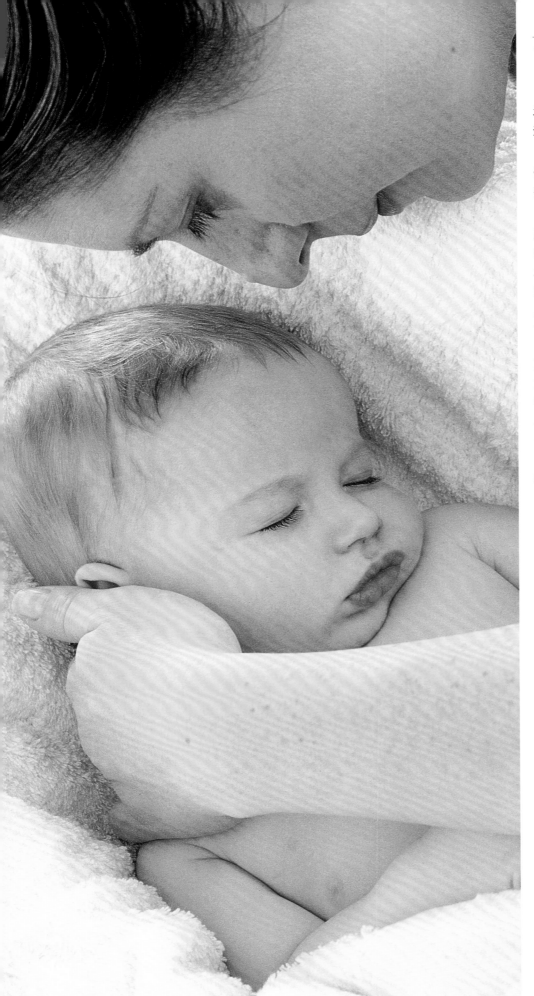

了解宝宝的体温

婴儿不像儿童和成年人那样可以准确地控制自己的体温，他们也不会告诉您他热了或脱掉衣服。

宝宝们从头部散发更多的热量，所以他们很容易受凉，但他们也会无法预料地变得很热。

发烧会使宝宝感到很不舒服，会导致脱水，甚至抽搐。让医生给宝宝检查一下，确定一下病因是很重要的。在5个月到5岁之间，热抽搐是很常见的，发作时很难受，而且会一次次地反复（见272页）。

正常体温

婴儿的正常体温约为36.5℃~37℃。如果宝宝的腋下温度高于37℃就是发烧。如果宝宝很烦躁，或者他皮肤发红、出汗，特别是在脖颈和背部，您就该看看宝宝是不是发烧了。这些都是皮肤温度偏高的迹象。但是您只有用温度计帮宝宝测量体温后，才能确定他是否发烧（体内的高温）（见226页）。如果您有什么担心，请向您的健康顾问咨询。宝宝越小，您就越需要及时的医疗建议。

退烧

· 测量宝宝的体温，咨询一下您的医生，如果宝宝的体温超过了38℃，您可以给他服用扑热息痛糖浆。

· 让他的房间保持凉爽舒适的温度，并给他穿上轻质的衣服。

· 用海绵蘸凉水轻擦宝宝的头和四肢。

· 让宝宝喝大量的水，每隔半小时摸摸看宝宝的体温变化。

· 每隔两三个小时给宝宝测一次体温，直到您确定他不用退烧药体温在自然下降为止。如果您有什么担心，请给医生打电话。

· 千万不要给您的宝宝服用阿司匹林。阿司匹林会导致雷氏综合征，这是一种严重的肝脏紊乱症状。

安全睡眠

在将宝宝放到小床上睡觉的时候，请一定遵循避免"婴儿猝死综合征"的安全事项（见101页）。

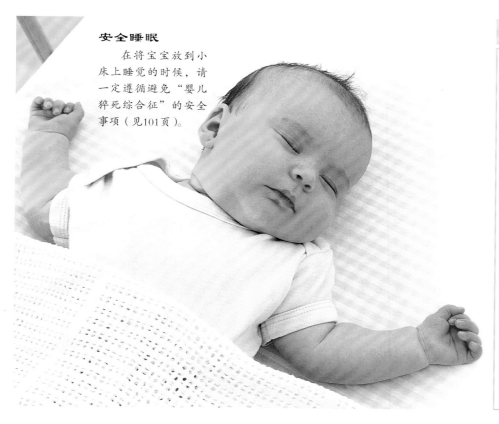

婴儿猝死综合征(SIDS)

虽然发生的可能性非常小，但"婴儿猝死综合征"（SIDS）——就是常说的婴儿在床上突然死亡——仍然是导致1岁以下宝宝死亡的最主要因素。现在通过对父母们和护理人员们的宣传和辅导，已经极大地降低了SIDS的发生率。

导致SIDS的确切原因还不为人知，但有可能是由一些因素共同导致的，比如温度过高和细菌感染。虽然SIDS可能发生在所有婴儿身上，但弱小的婴儿或早产儿的发生率较高。一些宝宝之前的健康状况就不太好，也许他们的免疫系统太弱，不能抵抗小的疾病。

请不要对SIDS过于担心，但是也要采取一些预防措施（见101页），如果您的宝宝病了，请及时就诊。

如果您发现宝宝一动不动，或者您不能激起他的反应，请打电话叫救护车，并开始急救措施（见268页）。

用药

作为家长，掌握基本的用药本领是很有用处的。选择一种对宝宝和您都感到最舒服的方式。

医生可能会给宝宝开药，或者您需要到药店去购买药品。在给宝宝服用任何药剂之前，请咨询医生。采用补充疗法也是这样（见236~237页）。针对成人或大一些的儿童配方的药物，对婴儿来说可能会很危险。严格地遵守药物的剂量，并且只服用专业药剂师提供的药品。

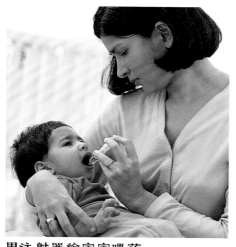

用注射器给宝宝喂药

对小一些的宝宝，或者剂量在2.5毫升的情况来说，经过消毒的注射器是更方便的。将注射器注满，然后抱起宝宝，将管口放在宝宝的下唇上，轻轻地推压活塞，让药液缓缓流入宝宝的口中。

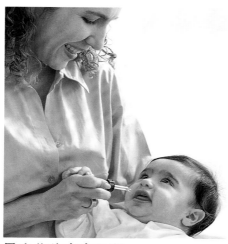

用滴管给宝宝喂药

将滴管从小勺中吸入药液，然后抱起宝宝，让他稍稍向后倾斜，以便药液滴入，将滴管的尖部放在宝宝的下唇内或嘴角，挤压滴管的底部让药液流出，确保药液全被挤出。

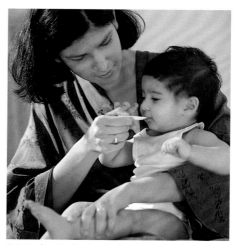

用小勺给宝宝喂药

6周以上的宝宝就可以用小勺吃药了。喂很小的婴儿的时候，请使用合适的、干净的、经过消毒的、带有刻度的勺子。量好剂量，然后抱起宝宝，用小勺轻触宝宝的下唇，然后轻缓地将药液送入宝宝口中。

幼儿的健康

现在您的宝宝已经长大，不再是个小婴儿了。当他病了的时候能够更容易地表达自己的感觉，他能指着疼痛的部位（比如耳朵或腹部）告诉您哪儿疼，或告诉您他觉得难受。

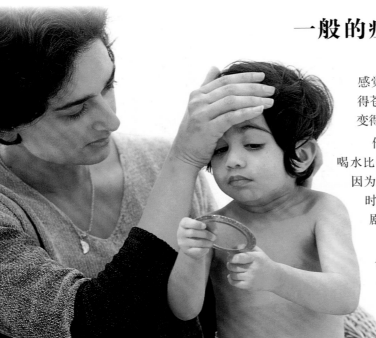

一般的症状

即使宝宝不告诉您他的感觉，他的脸色也可能会变得苍白，或者脸颊因为发烧而变得通红。

他的胃口可能不好，或者喝水比平时少了，也可能多了，因为发烧会让他觉得口渴。有时生病的宝宝会毫无预兆地剧烈呕吐。

您的宝宝不像平时那么爱玩爱笑了，可能很容易就哭，或者只是要求您更多的关注。

应采取的措施

- 宝宝是病了还是只是因为什么事情而感到不安？如果他足够大的话，您可以问问他哪里出了问题。
- 如果您觉得宝宝不对劲儿，可以用温度计来测量他的体温（见下文）。
- 采取简单适当的治疗措施（见236～237页）。
- 每半个小时看看宝宝的情况有无变化。
- 如果宝宝有严重病症或发生意外事故，立刻给医院打电话或直接送到医院急诊。

您能做什么

如果您不知道毛病出在哪儿，请将宝宝的症状记下来，给医生打电话。如果您基本能够判断，请参见本书的相关部分得到更多的信息（见儿童疾病，238～261页），采取措施。如果有需要，再叫医生。如果情况紧急，您可能需要请求急救医疗措施。在这种情况下，作为父母，着急是很自然的，但是您要尽量沉着迅速地采取行动，因为您的情绪会对宝宝产生影响。

测量体温

看看宝宝是否两颊通红（比较之下，宝宝嘴边的区域会显得苍白一些），或摸摸他的前额。宝宝正常的口测体温，应当是36.5℃～37℃。腋下温度要低0.5℃，肛门温度（现已少用）比腋下温度要高约1℃。为了准确地测量宝宝的体温，请使用体温计，您可以选择：

- 数字温度计（见右图），可清晰地显示宝宝的体温。让宝宝舒服地坐在您的大腿上，一边看书，一边量体温。
- 耳部体温计（见右图），适合好动的宝宝使用，但是需要测量3次，以确保度数准确。
- 体温条，贴在宝宝前额30秒钟即可显示宝宝的体温。这种快捷的方式受到普遍欢迎，但并不为医生所推荐。

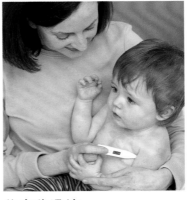

数字体温计

利用电池供电，准确，几乎不会被摔坏，因此是婴儿使用的理想体温计。婴儿应测量腋下体温，而大一些的儿童可以测量口中的温度。

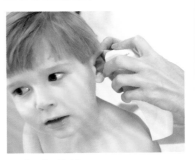

耳部体温计

只需1秒钟即可测量耳道红外辐射的热量，因此，不会干扰宝宝的活动。将宝宝的耳朵轻轻向上后方向拉，以测量温度。测量的结果可能会有偏差，所以在生病过程中，请始终量一只耳朵的温度，并且要测量3次。

照顾发烧的宝宝

宝宝生病的时候，重要的是让他多喝水。如果他感到不适或体温超过38℃，要帮他退烧。

发烧不是疾病，而是宝宝努力和疾病作斗争的迹象，因此发烧不一定需要治疗措施。但是在少数情况下，高烧可能导致抽搐，被称为"热抽搐"（见272页），特别是在宝宝5岁之前。控制宝宝的体温可以预防抽搐的发作。发烧也会引起脱水或头疼，而脱水反过来又会引起发烧，因此让宝宝多喝水，打破这种恶性循环是很重要的。

宝宝的感觉如何

发烧的宝宝会觉得浑身发热，很不舒服，特别是在脱水的情况下，他会无精打采，表现出很难受的样子。一旦退烧，他的精神就开始好转了。宝宝在发烧的时候还可能浑身发抖，这是因为他炙热的皮肤感觉周围空气的温度偏低。虽然这样，您还是应当避免给发烧的宝宝穿太多的衣服，或使房间温度太高，这样不利于宝宝热量的散发。他的体温会继续升高，感觉更差。

家庭医药箱

家里必备的药品和物品应有：

- 炉甘石液，可止痒止痛。
- 抗菌喷雾或涂剂。
- 体温计。
- 创可贴。
- 扑热息痛糖浆或布洛芬糖浆，可降温消痛。

（16岁以下少儿不宜服用阿司匹林，因为可能导致雷氏综合征，虽然可能性很小，但这可能导致一种严重的肝脏紊乱。）

将医药箱放在宝宝拿不到的地方，最好锁起来。

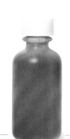

您能做什么

宝宝发烧时，请给他脱去多余的衣物，他只需要穿着内衣、睡衣或家常的轻质便服。让宝宝喝大量的水有助于控制他的体温，补充消耗的水分，防止脱水。因此，请确保宝宝身边随时放好他心爱的水杯，里面盛满了水。如果他不愿意喝水，试着给他喝平时不让他喝的饮料。甜味饮料对牙齿不好，但是它们可以给宝宝补充能量，并刺激他的味蕾。

如果宝宝的体温超过38℃，让他服用一剂扑热息痛糖浆或布洛芬糖浆，用海绵蘸微温的水帮宝宝轻擦身体。不要用太凉的水，因为这会引起血管收缩，从而减慢热量的散失。您还可以用微温的水给宝宝洗个澡。20分钟后再检查一下他的体温。在宝宝生病的过程中，要坚持检查他的体温，如果到达39.5℃或以上，并持续24小时以上，请打电话叫医生。如果宝宝的样子让您担心，也可以给医生打电话。

避免脱水

让宝宝选择想喝的饮料，并用他最喜欢的杯子，以鼓励他多多补充水分。

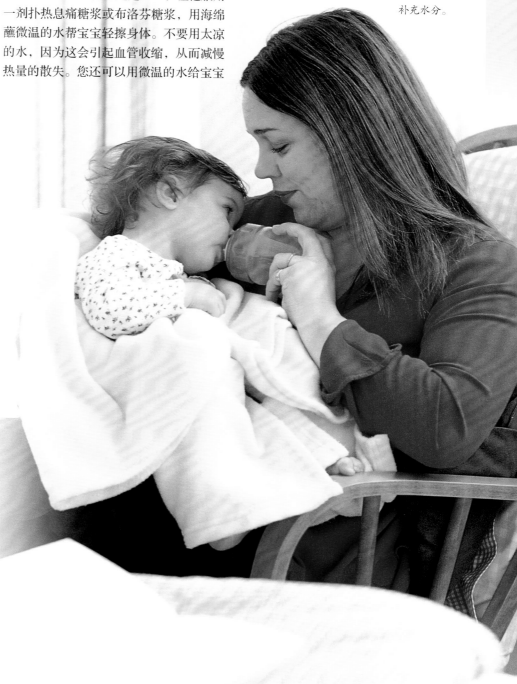

照料生病的幼儿

像婴儿一样，大一些的孩子在生病的时候，也会变得更依恋您，更需要您的拥抱，因此在宝宝生病的时候，您应陪在他身边，让他放心。

常见情况

您应尽可能地陪在宝宝身旁，让他像往常一样爬到您的腿上，得到抚慰。他也可能想要他以前最喜欢的玩具，或者一块能给他带来安慰的小毯子和其他能得到的安慰物品。

即使宝宝再长大一些，在不舒服的时候还是会黏着您，因此，不要因为他不像平时表现得那么独立而感到惊奇。如果您

喂宝宝吃东西

让宝宝有充足的时间吃东西。给他做点他最喜欢的食物，也许可以让他的胃口好一些。不过如果他没有食欲，您也不用担心。

要离开房间，他可能会跟着您。

如果他正在练习使用便盆，可能会出现"退步"现象，不再愿意使用便盆，并暂时失去膀胱或肛门的控制能力。他可能也为此很不安，因此请您不要表现出不快的情绪，快速冷静地把"垃圾"清理好。在他病好以后，一切都会好起来。同时请您在床上铺上一层塑料垫布，并穿上旧衣服。

很多宝宝在生病的时候都会呕吐，一些宝宝比其他宝宝更容易呕吐，他们往往来不及到厕所就吐了。在沙发旁放一个小桶，也许不很美观，但是如果宝宝病了，它可以应急时之需，让您和宝宝都感到放心。

让宝宝舒适的措施

- 确保宝宝手边有饮料，并让宝宝多喝水。
- 给宝宝读书。
- 在宝宝困的时候，让他睡一小觉儿。
- 如果宝宝想玩，让他在他的小床上玩一会儿。
- 如果宝宝频繁地上下床，随时将床上整理一下，让它看上去舒服宜人。
- 多准备一些纸巾和毛巾，用于擦汗或呕吐物。

具体护理措施

生病的宝宝不一定要卧床休息，除非医生规定要这样做。如果他愿意的话，让他下床走走。

如果宝宝病得很厉害，他可能更愿意待在床上睡觉，但是大多数宝宝愿意下床走走，这对他们没有坏处。

穿衣

想要控制宝宝的发烧，重要的是不要给他穿太多的衣服（见227页）。在房间里走动的时候，穿睡衣或睡裙就足够了。睡袍、开襟针织衫、T恤衫或拖鞋可能也是可以的，这要取决于室内的温度。

如果宝宝很热并且出汗，或者不停地呕吐，洗个澡或换件衣服会让他感觉清爽一些。出于实际的考虑，您可能愿意给宝宝穿上旧的衣服，但是看上去更漂亮的新衣服其实和旧衣服一样好洗，因此您最好让宝宝选择他想穿的衣服，让他尽可能地感到舒适。

水分的补充

宝宝在生病的时候也许不感觉饿，但他需要大量的水分。充足的水分能加速康复，并补充身体由于出汗而失去的水分。如果宝宝腹泻或持续呕吐，这尤为重要。严重的脱水可导致肾的损伤，甚至会有生命危险。

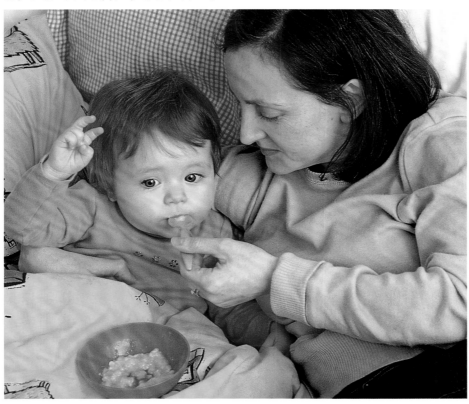

一些宝宝在生病或发烧的时候格外口渴，但不是所有的宝宝都是这样。宝宝并不是在口渴时才需要喝水，因此，您要注意提醒他喝水。为了"诱惑"他，您可以让他自由选择一点他喜欢的饮料，只要不含咖啡因或者太咸。吸管可能会给他带来乐趣，让他喝得更多。多让宝宝喝水，但每次不要喝得太多，这对呕吐的宝宝尤其重要，因为他的胃受不了太多的水。

吃饭

不要为宝宝吃饭的问题太担心，除非他觉得饿了。如果医生没有建议宝宝一定要吃东西，您的宝宝在生病期间不一定要进食。在这个时期，水比食物更重要。当身体好转的时候，宝宝的胃口自然会回来。有时胃口的恢复需要时间，有时立刻就会有好转。

如果宝宝的口腔疼痛，他可能想吃东西，但是吃不了。给他做点软的食物，比如土豆泥和冰激凌。冰激凌对咽喉疼痛尤其有镇痛的作用，而且往往是宝宝们的最爱。

安慰宝宝

宝宝可能觉得不舒服，想念他的小朋友们和幼儿园的日常活动。请您尽量不要显露出担忧的情绪，因为这也会对宝宝产生影响，并且尽量陪在他的身边。

暂时把不重要的家务放一放，节省下时间和精力照顾宝宝。虽然您不需要多大的活动量，但照顾生病的宝宝是件很耗精力的事情，因此您应当接受他人提供的帮助。

看看您或您的伴侣能否请假，或将工去作带回家来做。如果您无法请假，在去工作的时候不得不把宝宝留给别人照顾，就要和护理者讲清护理的注意事项，并留下随时能联系到您的电话号码。

和宝宝在一起

大多数居住在一起的人，身上都带有同样的细菌。因此，除非医生要求你们分开，您尽可以和宝宝亲密相处。

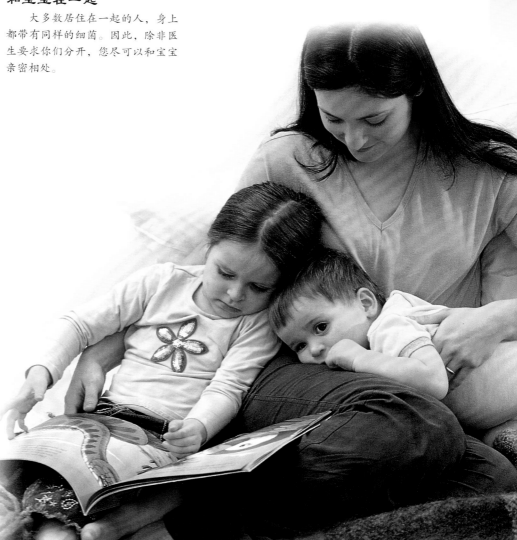

逗宝宝开心

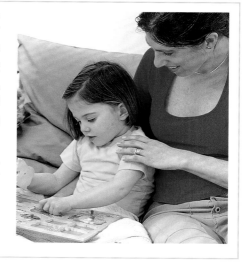

生病的宝宝可能没有平时精力旺盛，但仍然需要娱乐来消磨时光。为他读书可以给他带来很大的安慰，也会让你们觉得更加亲近。他可能特别喜欢听您读他喜欢的老故事，会一遍又一遍地要求您给他念。为了创造一些变化，您也可以让他听故事磁带。不耗费体力的拼图游戏和其他游戏也能给他带来快乐。

如果需要一些新鲜的活动，你们可以一起剪一些旧杂志和广告目录。你们也可以用旧的贺卡，做一些简单的拼图。为了不让他无聊，您还可以让他看一盘录像，但是您一定要陪在他身旁和他一起看。

应该什么时候叫医生

区分轻微疾病和严重病症是很重要的，因此只要您感到担心，就给医生打电话。宝宝越小，您就越应当及时地寻求医疗帮助。

小孩子有时会又发烧又头疼。对小孩子来说，头疼是少见的症状，值得重视。虽然可能是由发烧引起的，但也可能是严重疾病的迹象，因此，您应当咨询一下医生。

咳嗽和感冒不一定要到医院就诊。如果宝宝出现呼吸急促、喘不上气或者呼吸困难，您应当和医生联系。如果宝宝腹痛，并不一定是腹部的问题——原因需要医生确诊。

有时您可能需要把医生请到家里来，但是，通常到医院去能得到更快的诊断。短期的外出不会加重发烧宝宝的病情，而且大多数医生都会尽量先照顾小宝宝。如果您的宝宝患的是

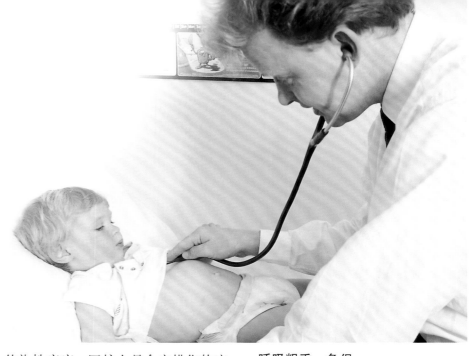

传染性疾病，医护人员会安排您的座位和其他病人保持一定距离。如果您不能确定是否需要带宝宝去医院，可以先给诊疗室或医生打个电话。

如果您的宝宝出现以下情况，请给医生打电话：

· 呼吸粗重、急促。
· 吞咽有困难。
· 比平时显得困倦或烦躁。
· 腹部疼痛。
· 身体某处有持续剧烈的疼痛。
· 腹股沟或睾丸肿胀。
· 出疹子或持续高烧。

应该什么时候叫医生

症状	可能的病因	您能做什么
发烧	常见的起因包括上呼吸道感染、扁桃腺炎、耳部感染、胸部感染、尿道感染。	如果原因不明，请带宝宝到医院就诊，并征求医生的意见，给宝宝服一剂扑热息痛。
咽喉疼痛	可能是由扁桃腺炎引起，也可能是感冒的开始。	看看宝宝咽喉是否发红或有白色小点。如果宝宝感觉不好或症状持续，带宝宝去医院就诊。
咳嗽	一种常见的症状，常由感冒、上呼吸道感染、胸部感染或哮喘引起。	如果宝宝看上去不太好，呼吸短促，持续咳嗽，特别是在有感冒症状时，出现上述症状要带宝宝去医院就诊。
头疼	一种令父母们担忧的症状，最常见的原因是发烧。其他的原因可能是脑膜炎或脑部损伤。	如果退烧之后头疼依然持续，要带宝宝去医院就诊。如果宝宝状况不好，要立刻到医院看急诊。
脖颈有肿块	通常由病毒性疾病或扁桃腺炎，导致淋巴结肿大引起，需要一段时间才能消失。	摸摸宝宝颌下两侧和脖颈两侧，看看是否有肿块或变硬。如果肿块较大，或宝宝感觉不好，请去医院就诊。
腹部疼痛	可能由扁桃腺炎引起。其他原因包括尿道感染、胃肠炎、盲肠炎和情绪焦虑。	必须在当天到医院就诊。
皮疹	有很多可能的病因，包括湿疹、过敏和传染性疾病，比如麻疹、猩红热、婴儿玫瑰疹和细菌引起的疾病。	如果宝宝感觉良好，轻微发痒的皮疹应该不严重，用炉甘石液止痒水帮他擦擦。如果疹子不发痒，请让医生检查一下。如果宝宝感觉不好，请立刻去医院。

用药

很多药品都有吸引宝宝的味道和颜色，所以宝宝吃药的时候不那么"困难"。但是这也意味着您要把药放好，别让宝宝拿到。

在宝宝生病的时候，可能需要吃医生开的药或您在药店购买的药，或二者兼有。宝宝的口味是非常不同的，一个宝宝喜欢，另一个宝宝可能会讨厌。宝宝把药吐出来也不是少有的事。如果您的宝宝把药吐了出来，等他冷静下来，您再试试看。

用宝宝最喜欢的勺子喂他吃药，在药里搅拌一些果酱，或在吃药后奖给他一杯好喝的饮料，也许会有所帮助。

但是，不要把药倒进饮料里，因为药会粘在杯壁上，您无法知道宝宝实际上喝下去多少。

滴液

快速而自信地使用滴液，可以有效地减轻宝宝的不安情绪。一些孩子不在乎，会乐于配合，但另一些孩子则会"顽强抵抗"，因此，您要做好心理准备。

· **眼药水** 让宝宝舒适地坐在或躺在您的腿上、沙发上或床上，用一只胳膊稳住他的头部。轻轻将宝宝的下眼睑向下拉，将眼药水滴在眼球和下眼睑之间的空间，之后帮他或让他自己擦去脸颊上流下的药水。如果宝宝不愿合作，要将他牢牢按住，让另一个大人来帮忙。

· **滴耳液** 让宝宝侧躺，将头枕在您的大腿上，这样他会舒服一些。他需要保持这个姿势大约1分钟。轻柔而稳固地抓住宝宝的耳朵，让滴耳液滴入宝宝的耳道。让宝宝保持几秒钟静止。如果他起来太快，大部分滴液会流出来。

紧急情况

如果您的宝宝出现以下情况，请去最近的医院看急诊或叫救护车：

· 呼吸困难或上气不接下气，说不出话来。

· 抽搐（痉挛）。

· 失去知觉。

· 严重灼伤（见271页）。

· 发生事故，四肢不能活动。

· 严重出血。

· 头疼，不能见光，用玻璃杯的边缘压疹子，疹子不变淡消失（见244页）。

· **滴鼻液** 让宝宝仰躺在您的大腿上，将头向后仰。用一只手轻轻而牢牢地固定他的头，把滴液滴入他的鼻孔。如果需要，两个鼻孔都滴入滴液。试着让宝宝在滴完之后用力吸气，这有助于滴液进入鼻腔。

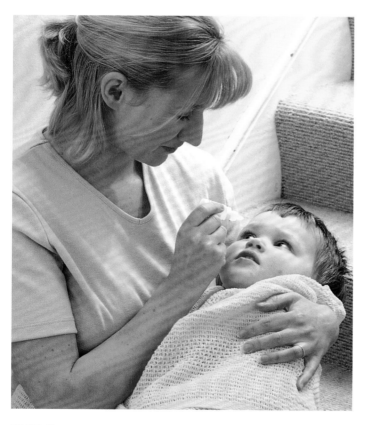

眼药水

一般需要一天滴3～4次，因此，熟练的技巧很重要。

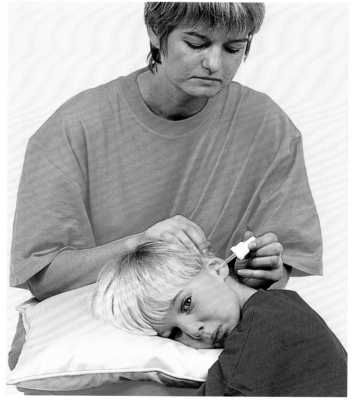

滴耳液

让宝宝将头侧枕在您的大腿上，将宝宝的耳朵向上后方向轻拉，使滴液易于流入耳道。

检查和就医

每个宝宝都是不同的，您的宝宝也许在看医生的时候非常轻松自在，也可能很拘谨，缺乏安全感，甚至紧张焦虑。幸运的是，您可以做很多事来安慰宝宝。

看医生

医生和护士的态度，对宝宝在检查过程中的感受非常重要。一个关心宝宝健康的医生，往往会对小宝宝和家长的态度亲切热情。

选择您信任的医生也很重要，这能使整个过程对您来说更容易一些，而且您的信心能给宝宝影响和安慰。

给宝宝做检查

开始时，在您描述宝宝的症状时，医生先只是观察一下宝宝。这是检查的重要部分，医生可以从中知道宝宝大概的病情。在医生为宝宝诊断的同时，宝宝也在对医生做着估量，并评价着您和他的合作关系！

医生会摸摸宝宝的颈部，看看淋巴结是否肿大，并用耳镜检查他的耳朵。这也许不舒服，但一般没有痛感。将宝宝放在您的腿上或检查台上并用手将他固定，这对检查很有帮助。

医生会用听诊器听听宝宝的胸部，并用手触摸他的腹部。这可能有些痒，很多

宝宝会笑起来。如果您的宝宝还裹着尿布，医生可能要求看看尿布下的区域。如果您的宝宝腹泻很严重或便血，一份大便的采样会很有帮助。

医生也会检查一下宝宝的喉咙。婴儿或小一些的儿童往往对此很抗拒，因此，很多医生把这项检查留到最后进行。如果宝宝在检查喉咙的时候哭起来，您不用担心。您可以放心地在一旁休息，他很快就会停下来的，而且，宝宝哭时

大张的嘴巴还更便于医生的检查呢。

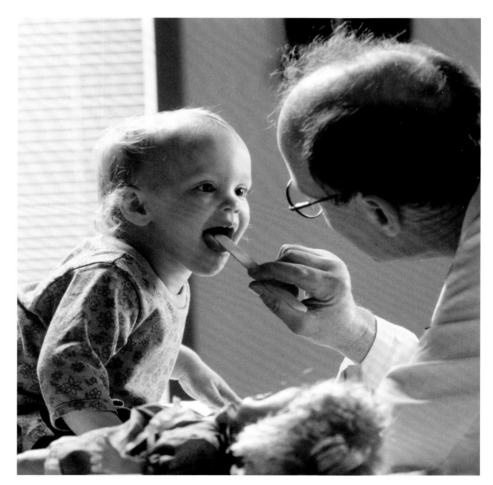

让宝宝准备好

让宝宝把看医生当作一种好玩的事，不要让他看到您的焦虑。一个好的医生在让宝宝放松上很有经验。

做手术

为做手术而感到担心，想要把不适降到最低，这是很正常的。很多手术都是时间很短的常规手术，儿童恢复得尤其快。您可以当天就把宝宝带回家，但是在一段时间内，他还需要您的特别护理。

让宝宝做好准备是很重要的。他应当知道将会发生什么。麻醉师通常会事先到病房来探望您和宝宝，您可以询问他将采取怎样的麻醉方式。可能会通过戴上面具用气体来麻醉（一般小孩子对此不会太抗拒），或者在局部注射麻醉（无痛感）。

告诉宝宝，他会在特殊的恢复病房醒来，这样他就不会因为发现自己在陌生的地方而感到害怕了。无论您的内心感受如何，尽量表面显得平静。

一个让他放心的微笑和拥抱，将给宝宝极大的鼓励。在等待去手术室的时间里，您可以读读书或玩个安静的游戏。您的宝宝可能在手术前的一个半小时，需要口服让他昏昏欲睡的药，这取决于他要做的手术的要求。即使他在昏睡状态，如果您握着他的手，他也会知道您还在。

在宝宝被送进手术室时，您可以陪伴着他（您通常可以自己抱着他）。在一般情况下，您可以一直在麻醉室里陪着他，直到他睡着了，您还可以在恢复室中守着他醒来。根据不同的手术情况，您的宝宝可能会有疼痛感。如果是这样，请要求止痛。

手术的注意事项

· 尽量保持冷静，并尽可能地陪在宝宝身边。
· 向诊疗室、麻醉师和护士了解您需要的详细信息。

· 给宝宝讲讲他要做的手术，并简单地为他解释一下，为什么手术能让他的身体好起来。
· 给他解释一下只是在手术前他不能吃东西和喝水。
· 在宝宝睡觉前和醒来的时候向他保证，您会一直在他身旁。
· 告诉他，手术一结束您就会在恢复室等他。
· 给宝宝大声地念他最喜欢的书让他开心，帮他消磨时光。
· 和他谈谈出院后想做的事，但是不要轻许不切实际的诺言。
· 不要忘记微笑。

住院

事先让宝宝了解关于住院的事情。

您可以用以下方式帮宝宝做好准备：
· 诚实简单地回答他的任何问题，不要讲太多的细节。
· 找一些和医生、医院有关的玩具和书籍。
· 鼓励他用听诊器，给洋娃娃或玩具熊检查身体。

您能做什么

如果可能的话，大多数家长都想要和宝宝一起住进医院。您可能会得到一张床，也可能得蜷在沙发里睡觉。在大多数儿童病房中，家长都接过了日常的非医疗的护理工作，这对宝宝有好处，也节省了护士的时间。如果您无法和宝宝住在一起，请尽量多陪陪他，并确保在任何检查、手术和拆线的时候，您都在他身边。

收拾住院的行李

儿童住院的时间一般很短，但是如果宝宝要在医院里停留一天以上的时间，您仍然需要带一些基本的用品。简单的行装包括：

· 围嘴和宝宝最喜欢的餐具。
· 睡衣或睡裙。
· 睡袍。
· 拖鞋。
· 毛巾。
· 香皂。
· 牙刷和牙膏。
· 梳子。
· 宝宝最喜欢的柔软玩具、书和小玩具。
· 尿布和换尿布的工具——如果您需要的话。

此外，如果您要住在医院里陪伴宝宝，别忘记为自己也收拾一些过夜的简单行李。

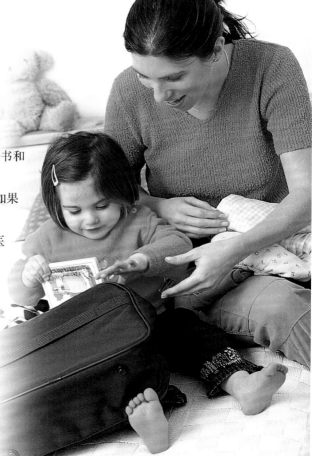

特殊需要

"特殊需要"适用于一个特殊的儿童群体，他们特殊的发育情况、行为或交流学习能力，使他们需要特殊的关注和照看才能实现潜能，快乐地生活。

什么是特殊需要

一些婴幼儿患有长期的病症，导致对发育产生影响。重要的是要注重您的宝宝能做什么，而不是他不会做什么。

有特殊需要的孩子，可能患有广泛病症范围中的任何一种，这些病症中的一些是先天的，另一些是后天发展的。比如，囊性纤维化病，就是一种遗传性疾病（见260页），唐氏综合征（见260页）一般不遗传，但是是先天性疾病，这意味着宝宝一生下来就带有这种疾病。有时候，一个宝宝有特殊的需要是因为他受到了像哮喘病（见259页）这样的普通疾病的严重困扰，

或者他患了严重的传染病，比如细菌性脑膜炎（见244页）。

取得帮助

在英国，在当地儿童发育中心进行评估后，经过协调，会派出一组专业护理人员，为有特殊需要的儿童的家庭，提供护理上的支持和帮助。根据接受帮助的家庭的具体情况和受到的影响，这支团队中可能会包括语言临床医学专家、理疗专家、儿科专家、社会工作者、教育心理学家、教师和支援性团体或慈善团体工作人员，等等。如果您需要更多的帮助，或想讨论一下其他的途径，可以通过您的医生、健康顾问、医院或社区儿科医生获得进一步的医疗、日常生活和财政帮助。

其他援助

虽然能够得到专业护理小组的支持和帮助，有特殊需要的儿童的家长，有时仍然会感到孤立无助。大多数家庭都能极大地受益于与其他情况相似的家庭的联系。和面临过相似挑战并已克服困难的人多谈一谈，这可以给您启发和鼓舞，让您积极地面对现实，也能更容易地解决日常的实际问题。在交往中，您可以获得很多帮助——从更多的财政援助的信息，到您偶尔晚上出去放松时他

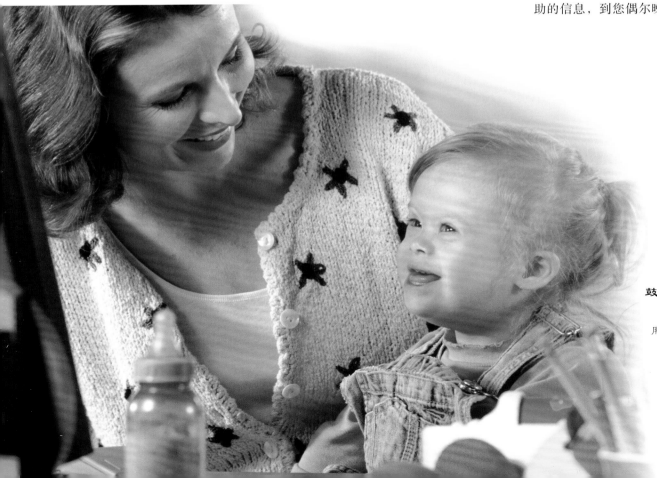

鼓励您的宝宝

作为家长，您可以用很多方式，帮助宝宝过上自信而快乐的生活。

人对宝宝的帮忙照看。您可以通过自助和援助团体联系到可以帮忙照看宝宝的家庭。很多国家组织（通常是慈善团体）都有地方团体或登记了的患病儿童的联络网。这样的联系网络，可以为您和您的家庭，提供实际的和情感上的宝贵支持。这些组织也可能开通热线服务，并发布关于病症的信息和研究的最新进展。

游戏和学习

您的宝宝也许可以参加一个为普通孩子开办的幼儿园，这有助于他学会做集体中的一份子，并发展社交技能。很小的宝宝将愉快地接受看上去可能跟自己不一样的孩子一起玩耍。

有时，会给有特殊需要的宝宝提供特殊的游戏和学习设施，很多孩子将从中获得更多的益处。因为在正常的团体中，他们会感到理解困难，或不能得到他们所需要的治疗，这都决定于宝宝和他的特殊需要。您总是希望为他提供最好的成长机会，并让他生活得自信而充实，但宝宝的需要可能会随着时间而改变，因此，应经常进行回顾总结，并不断地同儿科医生、临床医学专家和援助团队中的其他成员进行交流。

特殊病症

在少数情况下，有特殊需要的宝宝会出现在其他宝宝身上罕见的病症，父母们可以了解到的信息也非常有限，有时甚至都不能获得确定的诊断。在这种情况下，父母们会发现"家庭联系"的服务非常有帮助。

调节您的心理

您可能会觉得自己失去了拥有一个健康的宝宝，享受"正常"的家庭生活的机会。这种心情可以理解，您可能还会感受到，一些在失去亲人时才能有的心情。

· 起初，您可能会因听到的消息而震惊，不愿意相信这是真的。不愿接受事实，常常是最初几天常见的反应。

· 当事情和设想的不一样时，我们往往倾向于试着寻找一个解释或责怪的对象。您可能会对您的医护人员、健康专家感到愤怒，或是归咎于您的伴侣甚至您自己。

· 随之而来的可能是消极、低落或抑郁的情绪，一些父母会担心自己不能把宝宝照顾好。

· 随着您能够越来越熟练地应对各种挑战，您也将慢慢地学会享受家庭生活。

照顾有特殊需要的孩子

耐心和理解是您帮助宝宝更好地成长的法宝。照顾任何一个小宝宝都需要特殊的技巧，如果您的宝宝有特殊需要，那么就需要您更加费心了。

在这个过程中，您和全家都将得到独特的回报。您将和宝宝建立亲密的感情。有特殊需要的宝宝也可以非常快乐。他们会非常有感情，这使他们特别有爱心，乐于关心他人。

有的时候您会觉得很累，乐观的情绪也会衰退。您应当想想，那些所谓"正常"的孩子也不总是好照顾。尽量不要苛求自己或您的伴侣，因为你们很可能正在出色地扮演着父母的角色。

保持自己的身体健康是非常重要的，您和您的伴侣抽出时间给彼此和家里的其他孩子一些关心也很重要。有特殊需要的孩子的家长常会问自己：如果一切不是这样，会发生什么事情呢？这很正常。敞开

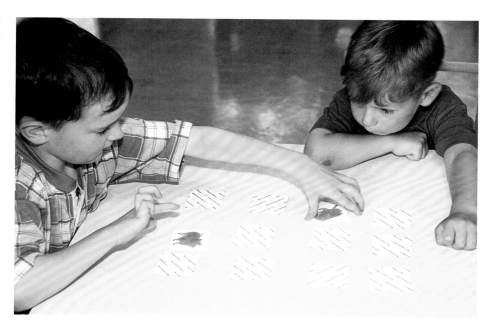

心扉，谈谈您的想法和感受，有助于您更好地面对现实。其他有相似情况的家长，常常能够提供最好的帮助。

一起玩

根据宝宝的需要，您可以让他和其他的孩子交往。这种关系对交往的孩子们都有好处。

辅助性治疗

家长们注注自己采用简单的疗法，来治疗宝宝的轻微疾病。补充和替代疗法（比如按摩和顺势疗法）在今天也变成了流行的选择。

不同的方式

补充疗法和替代疗法，正在变得越来越受欢迎。医师以患者的整体为目标，会用很多时间来为家长提供咨询，和家长商量。很多家长因此觉得很放心。

补充疗法通常和传统的医疗一起进行，而替代疗法旨在代替传统的医药。这些疗法中的很多种，都能促进患者的良好感觉，给父母更多的机会参与宝宝的治疗和调理，这对父母们很有吸引力。但是，值得注意的一点是，很多种补充和替代疗法只有很少或并没有科学依据，虽然在一些领域有一些证据表明它们的疗效——一个典型的例子就是按摩有助于宝宝放松。

和您的医生谈谈

在考虑试着让宝宝进行一种补充和替代疗法之前，您应当先和您的医生讨论一下。如果您不这样做，可能会导致您的医生错过或延迟诊断宝宝的病症。他会跟您讲讲疗法的安全性和效果，如果这种疗法有可能干扰宝宝正在接受的治疗，他会向您提出反对意见。

找治疗师

在英国，您可以找到登记注册的有资格证明的治疗师。一些没有登记注册的顺势疗法的医师也有资格证明，包括会采取顺势疗法的医生。

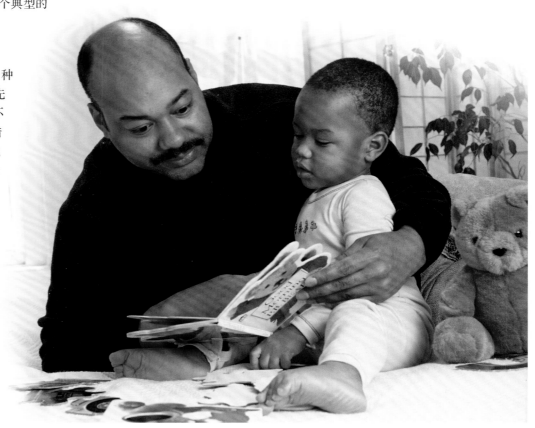

爱和安慰

在宝宝生病时，您能给他的最简单的也是最令人愉快的治疗，就是充足的爱和安慰。

不同种类的疗法

基于不同理论的补充和替代疗法有很多种，但是它们都与主流医学的传统疗法（对抗疗法）有所不同。

单一疗程的治疗可能能够减轻症状，或者根据宝宝的情况，治疗师会向您推荐持续的治疗方案。这种治疗可能要花费很多钱，因此请考虑您的实际经济承受能力。

正骨疗法

这是一种系统的推拿疗法。最适合婴儿和儿童的是"颅骨－骶骨"的正骨疗法，因为它比较轻柔。颅骨疗法的重点是头盖骨，一些父母发现它可以减轻睡眠问题和绞痛。

按摩

按摩是一门已有几个世纪历史的育儿和治疗的方法。事实也证明按摩对特护病房里的早产儿的发育有很大的帮助。请您参照96页，学着为宝宝按摩，并向您的健康顾问征求建议。

顺势疗法

顺势疗法的理论基础是，如果大量的某种物质会导致某种特殊的症状，那么小剂量该种物质就可以减轻这种症状。请随时向有资格的治疗师咨询建议，因为这些疗法应当在监督下进行。顺势疗法的药剂在药房和保健品商店都有出售。儿童的常见药剂包括山金车花(治疗切伤和擦伤、瘀伤)和甘菊（治疗牙痛）。一般只需一剂。

芳香疗法

芳香疗法是以植物油（精华油）为基础，用特制的熏香炉蒸发为气体，吸入体内，或和中性油（通常被称为溶剂）混合在一起，作为按摩油。芳香精油必须经过稀释才能使用。很多精油是有毒的，因此即使是稀释过的精油也不要让宝宝尝或者吞下。确保使用的任何一种精油或溶剂都适合宝宝使用。但是，由一些坚果制成的油应当避免给宝宝使用，因为有导致过敏的危险。

· 茶树油有温和的抗菌之功效，将它作为洗涤针织尿布的清洗剂，有预防和治疗尿布疹的功效。

· 薰衣草和茶树油有减轻水痘引起的痛痒感的功效。

· 茶树油、玫瑰油、桉树油、柠檬油、薰衣草油和天竺葵油混合起来，被推荐为治疗头虱的有效方式。

草药

中国的草药对严重的湿疹很有效，而西方的草药可以用来治疗复发的感染。草药的功效是很神奇的。事实上，一些效力很强的传统草药是从植物中提取的。草药药剂可能会有严重的副作用，也可能和其他药物发生反应。请有行医资格的草药师给您建议，并要先和您的负责医生咨询。

家庭医疗

除了补充疗法的药物，很多的家庭治疗方式和简单的非处方药，也可以减轻宝宝的症状。

· **药膏和蒸汽** 这些对解除鼻子和咽喉充血有帮助。一些可以擦在衣服和床单被褥上，一些可以直接擦在年龄稍大的宝宝的胸上。使用时认真地遵循说明，如果对药膏有什么疑问，请向药剂师咨询。

· **润喉止咳糖浆** 这是一种糖浆状的药，在药店可以买到。医生们通常认为它的作用有限，但它可以让嗓子舒服一些，因而有助于减轻剧烈的咳嗽。

· **饮料** 饮料可以防止脱水，减轻咽喉的疼痛。柠檬和蜂蜜饮料尤其对嗓子有好处。注意只能给1岁以上的宝宝喝蜂蜜。

· **汤** 汤有滋补作用，是大多数不同年龄层的发烧患者的传统家庭治疗方式，也有润喉的效果。

吸入蒸汽

在热水注入浴缸的时候，和宝宝坐在一起，让他吸入蒸汽。这有助于缓和黏膜炎症状和发自胸腔的咳嗽。

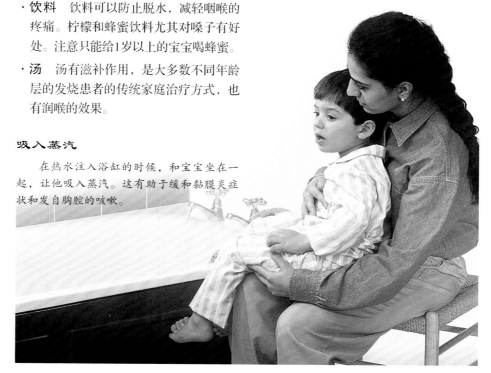

儿童疾病

随着宝宝逐渐长大，他可能会患上持续几天至一周的急性（短期）疾病。这些急性疾病往往不严重，而且经常不需要治疗，您只要温柔地照料宝宝，并注意让他多喝水就可以了。但一些病症需要医生的帮助，也许还要入院治疗。

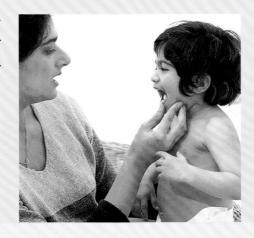

在本部分里，父母们将读到关于各种常见和不常见的疾病的信息和治疗措施。

您能找到对各种疾病的解释、典型症状的描述和医生为宝宝诊断后您该如何照顾宝宝的建议。您从中还能了解到怎样识别并发症，以及在何种情况下您需要叫医生。

这部分的信息旨在让您更好地了解可能侵扰宝宝的疾病。

前半部分主要介绍了各种急性病症，为了查找方便，又分为不同的相关主题，比如"头发和皮肤疾病"。

后半部分涵盖了各种慢性疾病，即各种长期疾病和紊乱失调。这些慢性病很少能够根治，虽然时好时坏，经过一段时间后症状又会发作，但宝宝经常会有很长的时期安全无恙，不受任何症状的困扰。

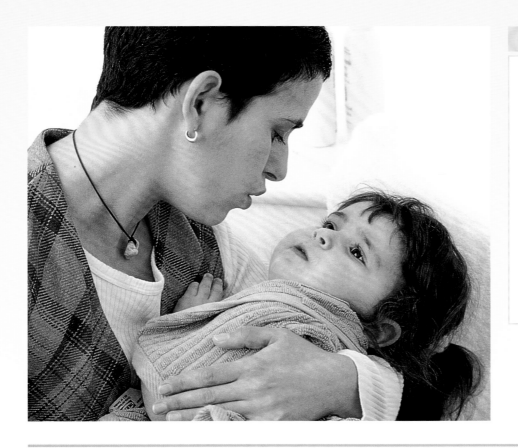

请医生

宝宝的状态不好，您自然会感到担心。请不要忘记，您的医生可以随时为您提供安慰和建议，并为宝宝诊断治疗。

在以下情况下，您应当请医生来：

- 您怀疑宝宝病了。
- 您不能确定自己照顾宝宝的方式是否正确。
- 您知道问题在哪里，但宝宝的情况并没有像您预期的那样好转。
- 宝宝的症状和描述的疾病不符。
- 宝宝的症状发生了变化，或者出现新的病情。

传染性疾病

由于疫苗接种的发展，很多传染性疾病的状况都在改变。一些传染性疾病比以前少见了，而另一些，比如小病毒传染病（如传染性红斑）则似乎变得更常见了。人们越来越强的防疫意识，可能是引起这种变化的一个原因。但是随着孩子们在幼儿园和与外界的接触机会增多，一些传染病的加速传染也成为可能。

病毒和细菌

病毒和细菌有很多不同之处，但是最主要的一点是抗生素只对细菌起作用，而对病毒是不起作用的。一种抗生素可以对抗几种细菌，这在医生不能确定宝宝受哪种细菌感染时是很有用处的。但是，这些广普抗菌药也会影响对人体无害的细菌，因此，只有在需要的时候才应当采用。

很多细菌和病毒都是在人们咳嗽、打喷嚏或说话时，通过空气里看不见的飞沫传染的。另一种传播途径是间接接触，特别是通过手的接触。像玩具这样的物品也能携带细菌。一些感染是通过不干净的手，从一人之肠传到另一人之口的。

紧急情况

在下列情况下，请紧急寻求医疗救助：

· 您的宝宝异常昏睡。

· 他头痛或脖颈僵硬。

· 他出现抽搐（痉挛）。

· 宝宝出现深红色或紫色的皮疹，在用玻璃杯边缘按压时颜色也不变浅（见"玻璃杯测试"，244页）。

婴儿玫瑰疹

这种传染病在6个月到2岁的婴儿中极为常见。您偶尔也会听到医生称呼它的别名：幼儿急疹、六号病，甚至幼儿麻疹，但是实际上它和麻疹没有什么关系。

症状

· 突然发烧至38.9℃~40.5℃，持续3~5天。

· 流鼻涕，眼睛轻微浮肿。

· 轻微腹泻。

· 疲倦或烦躁，胃口不好。

· 退烧之后身体、四肢和脸部出疹。

诊断

在出疹以前确诊是很难的。请去医院或让您的医生来看看。

您能为宝宝做什么

宝宝由于发烧有热抽搐的危险（见272页），因此，要给宝宝多喝水并服用扑热息痛来退烧。

如果宝宝在出疹后仍然持续高烧，请去医院或叫医生来诊治。

紧急情况

如果宝宝出现抽搐，请寻求紧急救护拨打急救电话。

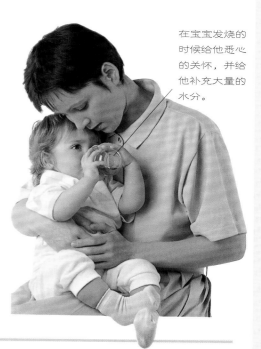

在宝宝发烧的时候给他悉心的关怀，并给他补充大量的水分。

水痘

水痘多发于1岁以上幼儿，是由水痘带状疱疹病毒感染引起的急性传染病。水痘传染性强，患者和带状疱疹患者都为传染源，因为二者病因是同一病毒。

症状

·在出疹前身体感觉不适。

·先为细小红点，然后变为周身性水滴状小水疱，有痛痒感。

·有时由于口腔有痛感而吃东西困难。

诊断

由于出疹症状很有特点，因此通常容易诊断。在早期阶段，出疹的前一天传染性最大，并将一直具有传染性，直到每个疱疹都变干结疤。潜伏期为14~21天。一次发病通常会带来终身的免疫力。

您能为宝宝做什么

保持宝宝身体的凉爽，并给他穿棉质的衣服，这样他会更舒服。用炉甘石液帮宝宝减轻痒痛。在微温的水中加入一大勺小苏打（发酵粉）。注意不要让宝宝的指甲太长，避免他在

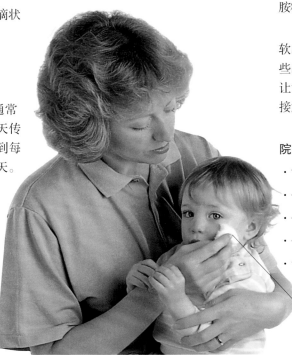

轻轻地涂擦炉甘石液帮宝宝减轻痒痛

抓痒时造成损伤，抓破的水疱易于感染，也更可能留下疤痕。如果痒感强烈，试试抗组胺糖浆，特别是在夜间。

如果宝宝的口腔有痛感，就喂他吃些软的食物，并喝大量的水或让口腔舒服一些的饮料。由于水痘的传染性强，请不要让宝宝和其他孩子或没有患过水痘的大人接触——成人出水痘往往会更加严重。

在下列情况下，您应当送宝宝去医院或请医生：

·宝宝觉得不舒服。

·他发高烧，您无法控制情况。

·他拒绝喝任何饮料。

·他出了大量的水疱，特别是在眼睛周围。

·您和您的伴侣从未出过水痘。

传染性红斑（掌击颊病）

传染性红斑是一种轻微的儿童疾病，俗称掌击颊病，也称五号病。传染源是一种叫B19的细小病毒，这种病毒由患者通过直接接触或空气中的飞沫传染。

症状

·面颊部出疹，边界分明。

·手足和躯干呈花边样红疹。

·有时在出疹前伴有低烧或感冒症状。

诊断

传染性红斑症状通常很明显，但如果需要，可以进行验血检查。患镰状细胞贫血（见259页）的儿童感染后往往较为严重，可能发展为严重的贫血。成年人感染更为严重，可能不出疹，而发展为关节炎，可

伴有肿胀现象。这些症状可能持续一两周，少数情况下能持续数月。

大约一半的孕妇对传染性红斑有免疫力，但是没有免疫力的孕妇在怀孕早期感染有时会导致流产。这种可能一般小于1/20，但是如果您在孕期怀疑自己和传染性红斑患者有接触，最好和您的医生或助产士说一声。此病的潜伏期为5~20天。

您能为宝宝做什么

除了尽可能地让宝宝感到舒适并注意

补充水分以外，没有其他特别的治疗方法。由于一旦出疹后此病就不再具有传染性，您的宝宝可以继续去幼儿园。

在下列情况下，您应当请医生：

·您的宝宝觉得不舒服或发高烧。

·宝宝患有镰状细胞贫血。

·您正处在孕期的前半阶段。

·您不能确诊。

手-足-口病

手－足－口病由柯萨奇病毒群引起，和牲畜患的严重疾病"口蹄疫"没有关系。这种疾病以飞沫形式传播，但传染性不是很强，因此不是所有接触到它的人都会被传染。

症状

· 手足（主要是手掌和脚掌）上出现疱疹和水疱。

· 口内出现丘疹，造成进食困难。

· 疱疹不是一次出现。

· 在出疹前一两天发低烧。

诊断

医生诊断手－足－口病通常是很容易的，特别是如果您的宝宝所在的幼儿园有病例出现。

和水痘不同，这种疱疹没有痛痒感，通常也不会出现在身体躯干上。潜伏期约为10天。

由于几种不同的柯萨奇病毒链都会导致手－足－口病，因此多次感染也是可能的。

您能为宝宝做什么

大多数患手－足－口病的宝宝都没什么不适的感觉。如果您的宝宝发烧，可以用通常的方式处理：让他多喝水，并服用扑热息痛。随时注意他的体温以便控制。您不用在疱疹上涂任何药物。但是，如果宝宝的口腔疼痛，他会想吃松软的食物，这样他就不需要咀嚼了。冰激凌是宝宝恒久不变的最爱。您也可以试着给他喝酸奶、吃土豆泥、蔬菜泥或水果（但是请避免给他食柑橘类水果和饮料，因为它们会让口腔感觉更糟）。让宝宝使用吸管，这样他喝饮料会容易一些。

除非发烧或感觉不舒服，大多数患手－足－口病的儿童是可以继续到幼儿园去的。

在下列情况下，您应当请医生：

· 您的宝宝高烧不退。

· 您不能确诊。

· 宝宝不肯吃东西或喝水。

麻疹

麻疹不是常见的传染病，但会使患者感觉非常不舒服，可能很严重，甚至有生命危险。它是由副黏病毒群引起，通过空气中的飞沫传染。麻疹的传染性非常强，10个接触该病毒的儿童，用有9个可能会被传染。注射麻疹疫苗可以预防大多数被传染的可能。

症状

· 感觉不适，可持续4天的高烧、咳嗽、流鼻涕；在这个阶段，口内会出现红斑。

· 第5天左右，在脸颊和脖颈部位出疹，然后是躯干上。

· 眼睛浮肿变红。

诊断

如果您觉得宝宝患上了麻疹，应当去看医生。麻疹的潜伏期为10～14天。

麻疹疫苗可以给宝宝提供很好的保护，特别是当两剂疫苗一起使用时（见217页）。一次患病通常终生有免疫力。

您能为宝宝做什么

只要宝宝发烧，就要采取退烧措施（见226～227页），让宝宝摄入充足的水分。如果他的口腔疼痛，就喂他吃一些松软的食物。宝宝很可能会感觉难受，不能外出。不要让他接触其他孩子。

在下列情况下，您应当请医生：

· 您怀疑宝宝患上了麻疹。

· 如果宝宝情况恶化，特别是如果他不愿喝水、昏昏欲睡、呼吸急促或耳痛，请再让医生来看看。

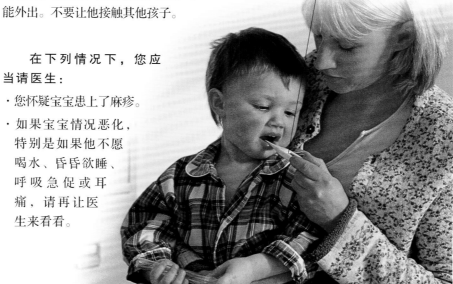

定时检查宝宝的体温

腮腺炎

由黏病毒组病毒引起，通过空气中的飞沫或直接接触传染。幸亏有MMR疫苗，所以患病率极低，但是没有注射过疫苗的儿童很容易感染。

症状
· 感觉不适，伴有不超过4天的低烧，头痛，没有胃口。
· 一边或两边的腮腺肿胀疼痛（脸颊两侧的唾液腺）。

诊断
如果宝宝下巴两侧肿胀而且有痛感，通常很容易诊断出这是腮腺炎。潜伏期为17～19天。腮腺炎在腮腺肿起的前几天，直至恢复正常都有传染性，一次患病可以终身有免疫力。

在少数情况下，宝宝可能患上胰腺炎和流行性腮腺炎、脑膜炎（可能导致终生耳聋）。大一些的男孩会患上睾丸炎。

您能为宝宝做什么
为宝宝退烧，并随时注意，确保他的体温不要过高（见226～227页）。咀嚼会使宝宝感觉更加疼痛，因此，应当给他喝缓和疼痛的饮料，并给他吃松软的食物。用吸管喝饮料会容易一些。避免让宝宝吃柑橘类水果，这类水果会促进唾液的分泌，增加不适的感觉。

如果可能的话，在肿胀消失之前，不要让您的宝宝接触其他孩子。

在下列情况下，您应当请医生：
· 您觉得宝宝患上了腮腺炎。
· 他高烧不退。
· 他不愿喝水。
· 他异常昏睡。

用微温的海绵帮宝宝降温

风疹

风疹（德国麻疹）是轻微的传染性疾病，但是它也值得注意，因为，如果孕妇染上这种疾病，会导致婴儿严重的先天缺陷。风疹是由披膜病毒群引起的，感染性极强，有无症状的人都可能传播，因此，通过接种疫苗来根除风疹很重要（见216～217页）。

症状
· 出疹，开始时为小片粉色斑疹，出现在脖颈、脸、躯干和四肢。
· 脖颈后上部的腺体肿大。
· 稍有不适。

诊断
风疹很难诊断，因为其症状和很多其他疾病的症状相似，包括其他病毒性疾病。如何确诊很关键，您的医生会安排宝宝进行验血，但是幼儿很少需要这样。

风疹通过空气中的飞沫传染，并且从症状出现的一周前开始，在2～3周内都有传染性。潜伏期为14～21天。

您能为宝宝做什么
让宝宝保持舒适。由于风疹可能导致胎儿的先天缺陷，请给最近接触过宝宝的孕妇警告，并且不要让宝宝接触正处于怀孕早期的孕妇。

在下列情况下，您应当请医生：
· 如果您认为宝宝得了风疹。
· 您的宝宝持续4天感觉不舒服。
· 您是孕妇。

百日咳

百日咳是一种严重而"痛苦"的传染病，从鼻腔到肺部的整个呼吸系统都受到感染而发炎。虽然各个年龄的人都有可能被传染，但是对两岁以下的宝宝来说，病情可能更严重，早产儿则会非常严重。百日咳可以通过接种百日咳疫苗（DTP）来预防。

症状

· 流鼻涕，咳嗽，发烧，眼睛疼痛。

· 咳嗽加剧，发展成阵发性痉挛性咳嗽。

· 在阵发性咳嗽发作时，会发生呕吐，甚至因窒息导致青紫。

· 在少数情况下，会发生抽搐。

诊断

一旦患者开始阵发性剧烈咳嗽，典型的百日咳病例就易于辨别了。但是，在早期阶段，症状和重感冒类似，因此判断的难度相对较大。

百日咳的病原体为百日咳杆菌，在感染的患者咳嗽或打喷嚏时，通过飞沫传播给他人。潜伏期为 1 ~ 3 周。有百日咳疫苗可以接种（见接种疫苗，216页）。

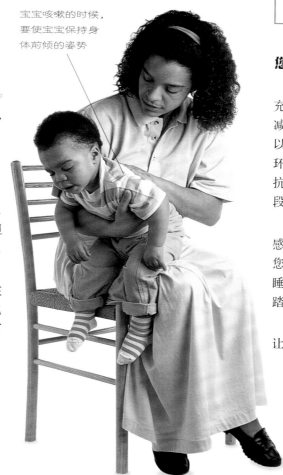

宝宝咳嗽的时候，要使宝宝保持身体前倾的姿势

紧急情况

如果宝宝呼吸困难，出现青紫或抽搐，请寻求紧急救护拨打急救电话。

您能为宝宝做什么

在阵发性咳嗽发作的间隙，让宝宝补充大量的水分。他也需要几次少量的喂食，减少呕吐的危险。在宝宝附近放一个小盆，以防他恶心呕吐。让宝宝避免置于吸烟的环境中和过度的兴奋，因为这会诱发咳嗽。抗生素可以缩短病程，但是必须在早期阶段就开始服用——这种可能性非常小。

患上百日咳的宝宝可能会被吓着，也感觉非常难受，因此，在宝宝生病期间，您最好和他同睡一个房间。这可能会让您睡不好，但是离得近一些你们都会觉得很踏实。

如果您认为宝宝患上了百日咳，应当让医生来诊治，宝宝可能需要到医院治疗。

川崎病

这种病症在两岁以下儿童中比较常见，40年前还几乎闻所未闻，而现在似乎正在变得越来越常见。具体的病因还不知道，但是很可能是由感染导致。川崎病对身体的很多部分都有影响，虽然通常可以完全治愈，但可能对心脏会有长期影响。

症状

· 持续5天以上的高烧。

· 躯干上出红疹，和麻疹类似。

· 颈部淋巴腺肿大。

· 眼睛疼痛发红。

· 嘴唇发红干裂。

· 手脚肿胀或脱皮。

诊断

当症状典型时，川崎病不难诊断。如果您的宝宝出现以上列出的6个症状中的5个症状，很可能患上了川崎病。

您能为宝宝做什么

确保宝宝舒适，并和医生联系。阿司匹林有时可用来治疗川崎病，但是也有危险，因此除非在专家的监督下，否则不要给宝宝服用阿司匹林。

如果您怀疑宝宝患上了川崎病，应当让医生检查一下。

脑膜炎

　　脑膜炎是脑膜（保护大脑的隔膜）的炎症。很多种病毒和细菌都能引起脑膜炎。很多导致脑膜炎的细菌生活在健康人的鼻腔和咽喉中，不会造成任何危害。是什么触发了一些人的患病还不清楚，但脑膜炎在人群密集的地方和吸烟者家庭中更为常见。

症状

婴儿

· 发出尖声或呻吟的哭声。

· 拒绝进食，在被抱起时烦躁易怒。

· 四肢乏力，或者四肢比平时僵硬。

· 皮肤苍白，有斑点，有时感觉湿冷。

· 囟门紧张隆起。

幼儿

· 剧烈头痛，不愿见光。

· 脖颈僵硬。

· 发烧。

· 昏昏欲睡，有与流感症状一样的疼痛感。

所有年龄段

· 出红疹或棕色尖顶的斑丘疹，或大片瘀斑，呈紫红色，用玻璃杯的边缘按压也不褪色。

诊断

　　随着病情的发展，脑膜炎将很容易诊断。但是最理想的是及早发现，这样完全治愈的可能性才更大。

　　幼儿可能在这一刻还显得非常健康，几小时后就病情危急。也有其他情况，要一两天才发病。另一个问题是脑膜炎的症状很难和其他较轻的传染病区分。如果您怀疑宝宝得了脑膜炎，请一定把想法告诉医生。

　　不同年龄的宝宝症状是不同的。宝宝也许没有表现出上述的全部症状，但他自身的抵抗力下降，病情可能会很快恶化。

　　细菌性脑膜炎的潜伏期是2–10天，病毒性脑膜炎的潜伏期则可多至3周。

您能为宝宝做什么

　　如果您觉得宝宝患上了脑膜炎，立刻请医生到家中来，或直接送宝宝去医院（急诊科）。一到医院就立即告诉医护人员您认为宝宝得了脑膜炎。千万不要等到出疹，因为这已是晚期症状，应越早诊治越好。

　　为了确诊，医生会进行一些检查。如果您的宝宝患上了脑膜炎，通常的治疗药物为抗生素，同时医院会密切护理宝宝，为他提供任何需要的帮助。

（见216～217页）

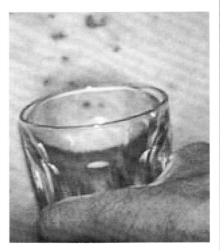
脑膜炎的类型

　　病毒性脑膜炎较轻，并且通常可以完全治愈。细菌性脑膜炎较为严重，往往需要医院的急救。

　　脑膜炎球菌脑膜炎　细菌性脑膜炎中最严重的一种形式，能导致败血症。虽然仍有可能救治，但这个阶段幼儿的病情已经非常严重，到了分秒必争的地步。脑膜炎球菌脑膜炎有几种不同的类型：B型在

英国和其他西方国家更为常见，而C型会以爆发的形式出现，A型在非洲和亚洲更为常见。C型疫苗（见216～217页）能给宝宝提供有效的保护，而B型疫苗正在研制当中。

　　肺炎球菌脑膜炎　另外一种非常严重的细菌性脑膜炎，对2岁以下的婴幼儿传染性尤其强烈，可能导致败血症和其他感染，比如胸腔感染和耳部感染等。肺炎球菌脑膜炎

长期的并发症也很常见。有几种不同的肺炎球菌链，因此一次患病不能保证将来不会再次感染。预防肺炎球菌脑膜炎的疫苗很快就会被广泛使用。

　　嗜血杆菌脑膜炎（Hib）　曾是幼儿细菌性脑膜炎的常见病因，但由于接种Hib疫苗，现在已经变得十分少见（见216～217页）。

呼吸道传染性疾病

呼吸道传染病是婴幼儿常见的疾病，因为有多种不同的病毒和病菌，而婴儿的免疫系统尚未发育成熟。感染的部位有时很难判断。医生一般用上呼吸道感染来指称鼻、咽、喉的感染，用下呼吸道感染来指称气管、支气管和肺部的感染。

感冒

一般性的感冒非常普通。它由一种病毒引起，但这种病毒可能是几百种病毒中的任意一种，病原体通常为鼻病毒群。由于婴幼儿需要每次对一种病毒建立免疫力，因此，他们在成长的过程中要经过许多次的感冒。在婴幼儿时期，一年中感冒6次也不算夸张，特别是他们开始去幼儿园以后。

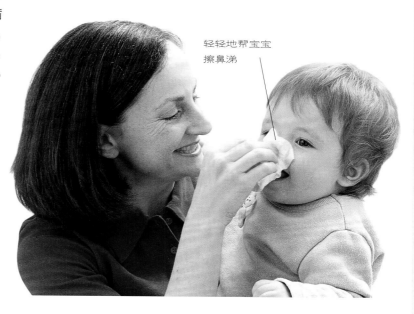

轻轻地帮宝宝擦鼻涕

症状

· 打喷嚏，鼻塞或流鼻涕。

· 咽喉痛，流泪，眼睛发黏。

· 轻微咳嗽，特别是夜间，分泌物流入咽喉的后部。

· 低烧。

诊断

从典型的症状很容易判断您的宝宝是否得了感冒。感冒是通过咳嗽、打喷嚏或说话时的飞沫传染的。由于在室内和他人进行接触的时间增多，宝宝在冬天患感冒的几率较大。潜伏期约为2天，感冒可能持续3个星期。感冒的并发症包括中耳炎（见248页）和胸腔感染（见247页）。

您能为宝宝做什么

感冒并没有什么十分有效的治疗方法，但是作为家长，您可以为感冒的宝宝做很多事。这个年龄的孩子还不会自己擤鼻涕，因此，您要轻轻地帮宝宝擤鼻涕。

使用脱脂棉而不是纸巾，因为脱脂棉更适合宝宝柔嫩的肌肤。

让宝宝补充大量的水分。感冒的婴儿在吃奶的时候往往很慢，因为他们感觉在呼吸的同时吮吸很困难，因此，在哺喂的时候要有耐心，让宝宝有充足的时间吮吸。

一些非处方类制剂对缓解宝宝的鼻塞很有效。和药剂师、医生商量一下，看看您购买的制剂，是否适合您宝宝这个年龄使用。鼻盐水滴露可以减轻宝宝的鼻塞，但是医学界对它的使用有意见分歧。

在下列情况下，您应当请医生：

· 宝宝的体温持续24小时超过38℃。

· 宝宝显得很不舒服。

· 您注意到有新的症状出现，比如宝宝喘不上气来，呼吸急促或耳痛。

流感

流感（又称流行性感冒）是由病毒引起的。有很多种不同的流感病毒链，最主要的两种是流感病毒A和流感病毒B。流感病毒A是会随着时间改变的，因此能引起爆发或世界范围内的大流行。此外，B型流感嗜血杆菌也能引起流感（见Hib，216～217页）。

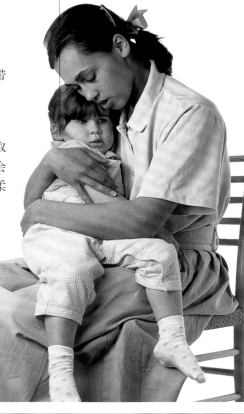

用充满爱意的拥抱来安抚宝宝

症状

· 发烧，通常为高烧。

· 浑身疼痛。

· 轻微流鼻涕或咽痛。

· 呕吐，腹泻或腹痛。

· 浑身乏力，感觉不舒服。

诊断

流感是通过空气中的飞沫传染的。成年人感染流感的可能性较大，幼儿也有可能感染，特别是在12月到第二年的3月之间。潜伏期为1～3天。

很小的婴儿很少感染流感，因此，不要猜测很小的宝宝得了流感——他可能是有其他的疾病。比如耳道、咽、胸腔或尿道感染等，甚至可能是脑膜炎的早期症状。

开始您的医生可能也难以判断，需要您带宝宝再去医院检查一次。

您能为宝宝做什么

让宝宝感觉舒适，如果必要的话采取措施帮他退烧。如果体温下降了，宝宝会觉得舒服一些。给宝宝充足的水分和温柔的呵护。

在下列情况下，您应当请医生：

· 您不能确定宝宝患的是否是流感。

· 他持续24小时发烧。

· 他越来越显得精神不振。

· 他出现新的症状，比如耳痛或呼吸困难。

细支气管炎

细支气管炎是细支气管（肺部的细小气管）感染，感染对象通常是12个月以下的婴儿，但是学步的孩子也有可能感染。细支气管炎和支气管炎是不同的，支气管是大一些的气管。

症状

· 畏寒，发烧，很快开始咳嗽，呼吸急促，喘不上气。

· 呼吸声嘶哑。

· 病情严重的话，可能肋骨之间及以下部位被吸入下陷，气喘，皮肤因缺氧而变青紫。

诊断

如果宝宝出现上述的任何一种症状，请让医生来检查一下。医生做诊断是很容易的，尤其是在发作的时候，但是症状有可能同哮喘（见259页）和胸腔感染

（见247页）相似。细支气管炎多发于初冬，由病毒引起，通常为呼吸道合胞病毒（RSV）。潜伏期只有几天，通过飞沫传染。有些病例较轻，但是从整体情况来看，宝宝越小，病情就可能越严重，一些宝宝需要到医院治疗。细支气管炎有复发的可能。

您能为宝宝做什么

听从医生的指导。如果宝宝病情较轻，让宝宝多喝水，在必要时给他退烧。您也可以让宝宝坐在有蒸汽的房间里（比如开着热水龙头的浴室）来缓解气管充血，减

紧急情况

细支气管炎可能成为紧急的病症，因此，不要延误治疗。如果您有任何怀疑，请叫救护车。

轻呼吸困难。每天几次，每次10分钟，会有帮助。您可能需要和宝宝睡在同一房间里，随时注意观察他的情况，并给他安慰。

在下列情况下，您应当请医生：

· 您的宝宝感觉很难受。

· 他甚至出现喝水困难。

· 每次呼吸时他的胸部都会被吸入下陷。

· 他的呼吸变得更快。

· 他的皮肤变得青紫。

哮吼

哮吼是喉炎的一种，可发于3个月到3岁的婴幼儿，通常是由RSV病毒，即引起细支气管炎的同种病毒引起的。但是，哮吼也可能由其他病毒引起。幼儿的喉部和成人的不同，这就是为什么幼儿会感染哮吼。症状的起因是气道变狭窄造成呼吸困难。

症状

· 嘶哑咆哮似的咳嗽，特别是在吸气时。

· 声音嘶哑，在晨间可能恶化。

· 在病情严重的情况下，呼吸急促，皮肤因缺氧而变青紫。

诊断

虽然咳嗽声很典型，但哮吼不总是容易诊断，因为其症状可能和其他两种情况相似——会厌炎和喉间异物。会厌炎是会厌的炎症，会厌是喉头上方的片状组织，吞咽时会向后盖住气管开口。会厌炎非常少见，但是会由B型流感嗜血杆菌（Hib）引起。由于它是细菌性疾病，抗生素可以发挥作用。患了会厌炎的儿童通常坐时前倾，以此来减轻堵塞感。由于无法吞咽唾液，他可能会流口水。如果宝宝声音嘶哑或气喘，千万不要在他的喉中放入东西，或往下看。如果他患的是会厌炎，这会导致会厌阻塞气管，有致命的危险。吸入的异物（比如珠子或坚果）如果进入气管也会堵塞气流。

哮吼的潜伏期为几天。由于它可由不同的细菌引起，因此有多次感染的可能，一些儿童特别容易生这种病。

您能为宝宝做什么

患了哮吼，宝宝通常会感觉很不舒服。

请您保持冷静，并给他安慰。对病情较轻的宝宝，必要时要帮他退烧，并让他补充大量的水分。

让宝宝坐在有蒸汽的房间里（见细支气管炎，246页），这样有助于缓解他的气管充血。

在下列情况下，您应当请医生：

· 您不能确定宝宝得的是不是哮吼。

· 宝宝的呼吸情况恶化。

· 宝宝皮肤变青紫。

胸腔感染

胸腔感染包括从支气管炎到肺炎的各种胸腔感染。医生常常难以判断感染的部位到底在哪里，因此，"胸腔感染"这个叫法虽然不是很具体，但更符合实际。

症状

· 咳嗽，呼吸短促，发烧。

· 呼吸粗重，或呼吸频率过快。

· 有时出现呕吐。

诊断

如果您怀疑宝宝是胸腔感染，医生会用听诊器听听宝宝的胸腔以确诊。病毒和细菌都能引发胸腔感染，肺炎球菌是最严重的一种细菌，它能引发脑膜炎和败血症（见244页）。大多数胸腔感染通过黏痰和唾液飞沫传染。潜伏期很短。

你能为宝宝做什么

让宝宝保持舒适，经常给他查一下体温，多给他喝水。

如果宝宝咳嗽严重、呼吸短促，让他少食多餐。婴儿需要充足的时间吃奶。

幼儿胸腔感染的情况变化很快，通常会好转，但也不总是这样，因此，您应当密切注意宝宝的情况。很少的宝宝会有痰，如果您的宝宝有痰，鼓励他吐在纸巾上，不要咽下去。按照医生的嘱咐让宝宝服用处方药。

在下列情况下，您应当请医生：

· 宝宝呼吸上气不接下气。

· 他呼吸困难。

· 经过治疗仍没有好转。

肺结核（TB）

肺结核是由结核杆菌引起的慢性肺部感染，在世界很多地区都较为普遍。接种疫苗对该种疾病有一定的预防作用，但离完全预防还很远。

感染常由肺部开始，然后扩散到胸部的淋巴腺，从那里再扩散到其他部位。潜伏期为几周。症状可能有咳嗽、食欲不振和颈部腺体肿大。

如果您有亲属患有肺结核，或是您和肺结核患者有接触，医生可能会怀疑宝宝患上了肺结核。治疗方式是让宝宝按专家开出的药方服药。如果您认为宝宝和肺结核患者有接触，请一定带他去医生那里检查一下。

眼、耳、鼻和咽喉疾病

眼、耳、鼻、咽的感染是最常见的儿科疾病。幼儿的免疫系统尚未发育成熟，而且他每天都接触新的病毒和细菌。鼻腔和喉部的淋巴组织（腺样体和扁桃腺）可以抵抗感染，产生免疫反应。

耳道感染

耳道感染可能发生在外耳（声波传向耳膜的通道），也可能发生在中耳。中耳通过3块耳小骨将耳膜的振动传送到内耳，内耳是把声音信号传送给大脑的部位，通常不易被感染。

外耳感染（外耳炎）

外耳炎是细菌引起的耳道本身感染。如果您的宝宝出湿疹或常去游泳，就有可能感染外耳炎。小孩子会把手指捅进耳朵里，这也是感染的一个渠道。虽然这种感染被称为"外耳炎"，但从耳朵外部，您看不出任何异常。

适适症状

·耳痛或耳痒。

·耳内有分泌物流出。

·宝宝反复用手拽蹭耳朵。

诊断

医生会用耳镜检查宝宝的耳朵内部。

您能为宝宝做什么

用扑热息痛或布洛芬为宝宝止痛，并按照医嘱给宝宝滴滴耳液。避免让宝宝的耳朵沾水。

在一天左右的时间内，不要让宝宝接触其他孩子，因为，耳内的分泌物通常有传染性。轻轻地擦去宝宝耳内的分泌物，但是不要在他的耳道里塞入棉球或其他东西。

中耳感染（中耳炎）

这是耳鼓后区域的感染或炎症。有时只有一只耳朵感染，但是少数情况下也有双耳感染的情况。有一半的中耳炎是由病毒引起的，但是医生也并不总能判断出是病毒感染还是细菌感染。

感染的途径是由咽部通过耳咽管到达中耳，幼儿的耳咽管比成年人的要狭窄短小。一些儿童在成长的过程中，耳道感染很容易反复发作。

症状

·耳痛和发烧。

·无法安慰的大哭。

·耳内有分泌物。

诊断

医生会用耳镜来检查宝宝的耳膜。

您能为宝宝做什么

用温暖柔软的敷布帮宝宝敷耳，缓和疼痛。让宝宝服用扑热息痛或布洛芬以减轻疼痛。如果病症是由不是很严重的病毒引起的，那么就会自行康复。如果有必要，要为宝宝退烧，让他多喝水。如果医生开了抗生素，要给宝宝服用。

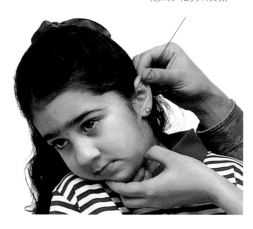

如果您怀疑宝宝有耳道感染，请检查他耳内的分泌物

在下列情况下，您应当请医生：

·您怀疑宝宝有耳道感染。

·您无法减轻宝宝的耳痛，宝宝发高烧或显得特别不舒服。

胶耳

胶耳是由于中耳中充满炎性分泌物引起的。开始，医生可能会给宝宝开减轻充血的处方药，但是如果继续存在积液并导致听力下降，也许就需要进行简单的手术了。在宝宝麻醉的状态下，用一根细管插入鼓膜，使鼓膜两侧的气压相同，使耳内的液体变干。几个月以后，细管会掉出来，小孔将愈合，宝宝的听力也会恢复正常。

扁桃腺炎

扁桃腺炎是扁桃腺感染和发炎。幼儿的扁桃腺通常较大，是很多细菌通过的关口，因此经常被空气中的多种病毒和细菌感染。患扁桃腺炎的宝宝可以自己康复，但是如果诊断病因是细菌感染，比如链球菌，可以服用抗生素。

紧急情况

如果您的宝宝出现呼吸困难，要立即就医。

症状

·发烧，咽痛，吞咽困难。

·颈部淋巴结肿大。

·腹部淋巴结肿大导致腹痛。

·有时从躯干开始出疹，扩散到身体其他部位。

诊断

如果您的宝宝的主要症状是腹痛的话，那很难诊断为扁桃腺炎。但是如果宝宝说嗓子疼，吞咽困难，并且发烧，您就可以怀疑他得了扁桃腺炎。

您可能注意到宝宝呼吸不正常，咽喉看上去有炎症，可能在扁桃腺的部位有乳色斑点。如果宝宝嗓音嘶哑或气喘，请不要试图去看他的咽部，不要强迫宝宝张大嘴，这样可能对宝宝的害处更大。

您能为宝宝做什么

温柔细心地呵护宝宝。让他多喝能缓解疼痛的饮料，最好是温的，除非他更愿意喝冷饮，吃冰激凌。加糖的柠檬汁很有帮助。用扑热息痛或布洛芬帮宝宝止痛退烧。

在下列情况下，您应当请医生：

·您的宝宝持续24小时发烧。

·宝宝胃痛或吞咽困难。

·宝宝病症在48小时内没有好转。

结膜炎

结膜炎是眼球或眼睑结膜的炎症，可能由细菌、病毒或过敏引起，可能单眼也可能双眼发炎。早晨眼睛越黏，由细菌引起的可能性就越大。婴儿感染细菌性结膜炎是由于他们的泪道直到6个月才能完全形成。

症状

·早起或睡醒后眼睛被黏稠的脓性分泌物糊住。

·眼角有分泌物。

·感觉不适，揉眼睛。

·结膜充血或眼睑肿胀。

诊断

结膜炎从症状上很容易判断出来。但是宝宝感冒的时候，眼睛也可能会有黏性分泌物，这通常是不需要治疗的。

病毒性和细菌性结膜炎都有传染性，可通过空气或直接接触传播。潜伏期一般很短。

过敏性结膜炎在3岁以下的宝宝中很少见，但是可能导致发烧或其他过敏，症状为眼睛有黏性分泌物或水性分泌物，并有疼痛感。

您能为宝宝做什么

如果宝宝的结膜炎不严重，只在醒来的时候眼部有少量分泌物，您不必带他去看医生。将您的手洗净，然后用脱脂棉蘸凉开水轻轻擦去宝宝眼皮上的分泌物。擦时注意从鼻梁一侧向眼尾方向。擦另一只眼的时候再换新的脱脂棉，小心不要碰到眼球。擦完要洗净您的双手。

如果医生给宝宝开了眼药水，请按照医嘱使用（见231页），并确保完成整个疗程，通常为5天。在宝宝眼睛发炎期间，请不要送他去幼儿园，因为结膜炎在宝宝进行治疗之前至少24小时内都具有传染性。

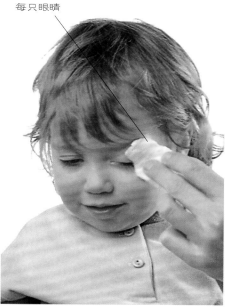

用单片洁净的脱脂棉帮宝宝擦拭每只眼睛

在下列情况下，您应当请医生：

·需要每天给宝宝擦2次以上的眼睛。

·宝宝眼睛严重充血或非常疼痛。

·宝宝的眼睑看上去肿胀。

麦粒肿

麦粒肿是睫毛底部的局部感染，在上眼睑或下眼睑长出小疖子。这会很疼痛，而且早期阶段整个眼皮都会发红。麦粒肿通常是由细菌引起的，学步的宝宝或更大的孩子由于常用不洁的手指揉眼睛，因而容易感染。

症状

· 眼睑上有红肿。

· 一两天后肿块内充满脓液。

· 在麦粒肿完全干化之前会有分泌物。

诊断

麦粒肿典型的外观可以帮助您判断宝宝是否患了麦粒肿。但是在早期阶段，麦粒肿的症状和结膜炎或眼睛损伤有点类似。因此如果宝宝会讲话了，他可以告诉您发生了什么和他的感觉，这会很有帮助。

您能为宝宝做什么

虽然麦粒肿有疼痛感，但通常并不严重，在大多数情况下您可以自己给宝宝治疗。热敷宝宝的眼睛可以减轻痛感和肿胀，请记住在热敷之前要先把您的双手洗净，用脱脂棉蘸热水，挤干，然后让宝宝闭眼，轻轻按在他的眼睑上并停留几分钟。可能会有水滴顺着他的脸颊流下来，因此，如果宝宝需要，请给他一些纸巾擦脸。每天热敷几次可以让宝宝尽快康复。如果脓包破裂，请用脱脂棉蘸凉开水将脓液擦去。

在下列情况下，您应当请医生：

· 一周过去仍没有好转。

· 发红的面积扩大。

· 整个眼睑肿胀，并且眼睛充血。

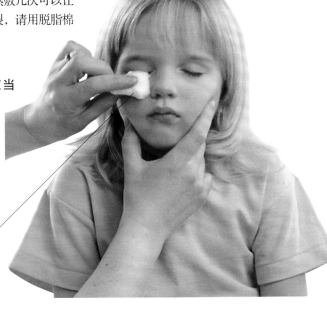

轻按宝宝的眼睑，注意不要碰到眼球

感冒疮疱

感冒疮疱是嘴唇上的局部感染，在少数情况下也出现在鼻孔，是由单纯疱疹病毒引起的，传染性很强。感冒疮疱通常在感冒期间出现，因此而得名。一旦宝宝患上感冒疮疱，病毒就会一直潜伏。其他轻微疾病、强烈阳光刺激或挖鼻孔都可能再次将它引发。带有单纯疱疹病毒的婴幼儿，可能会感染传播更为广泛的，有疼痛感的口腔水疱。

症状

· 嘴唇或鼻腔感觉刺痛。

· 几小时后出现一个或一片水疱。

· 一两天后水疱结疤。

诊断

感冒疮疱有典型的特征，但有时很难和脓疱疮（见252页）区分，两者的治疗方法是不同的。

您能为宝宝做什么

如果宝宝只有刺痛感，您可以试着用洁净的手绢包一些冰块，冷敷刺痛的区域5~10分钟。这可以阻止感冒疮疱的发展。

如果您发现得很早，无环鸟苷乳剂往往会有疗效。这是一种需要按时涂抹的抗病毒乳剂，每天几次——请向医生或药剂师咨询。

不要让宝宝触摸患处，也不要让他接触其他的孩子，直到疮疱完全干化结疤为止。同时也不要让别的孩子玩宝宝可能会放到嘴里的玩具，因为上面可能也会有病毒。

在下列情况下，您应当请医生：

· 宝宝第一次患感冒疮疱。

· 他有不止一处感染。

· 感染部位接近眼睛。

· 宝宝显得很不舒服。

· 他不进食或不喝水。

· 疮疱看上去有炎症。

头发和皮肤疾病

　　婴幼儿的肌肤在绝大多数情况下都是像丝绸般光滑美丽的。但是，他们也很容易受到感染，他们娇嫩的肌肤会发红发炎，甚至过敏痛痒。宝宝可能会抓挠，引起更严重的损伤和疤痕。

　　一旦伤痕结了疤，宝宝就会总想去抠，这会延迟复原。您不可能总看着他，不让他这样做。但教宝宝从小养成良好的卫生习惯很重要，也有助于避免感染。

丘疹和暗疮

　　丘疹是皮肤上任何地方都可能出现的被感染的小红疱。暗疮要比丘疹更大一些，也更疼一些，里面含有脓液，最后在中间出现小脓头，有奶黄色分泌物。丘疹和暗疮都是由细菌性感染引起的，任何年龄都可能发生。大多数丘疹都不需担心，偶发的小暗疮一般也无关紧要。但是如果宝宝频繁地出暗疮，就可能暗示着他有潜在的疾病，比如糖尿病（见258页）。

症状

丘疹

· 无痛感，表面红肿，通常带有白色或黄色的小尖。

暗疮

· 有痛感，表面红肿，看上去有炎症，中间可能有白色或黄色的小脓头。

· 有时淋巴腺肿大，一碰就疼。

诊断

　　从宝宝皮肤的外观往往很容易诊断，但是带尖的碎片、异物和切破、擦破处感染都可能导致相似的症状。有时暗疮一侧的淋巴腺肿大，有疼痛感。比如在胳膊上的暗疮会导致腋窝的腺体肿大，头皮上的暗疮会导致耳后的腺体肿大。

您能为宝宝做什么

　　丘疹通常不用治疗，在几天之内就会消失。只要像往常一样保持宝宝的肌肤清洁即可。不要给宝宝挤丘疹或暗疮，这样会引起感染和结疤。在暗疮出脓以后，只要用脱脂棉蘸消毒液或凉开水将分泌物擦去即可。如果孩子看上去很痛，可以给他包一下，注意要用没有绒毛质地的绷带。如果宝宝出暗疮的地方在臀部这样容易触痛的地方，您可以给他垫一些脱脂棉或纱布，用胶布固定。

　　大而深的暗疮可能需要切开，让脓液流出。一些暗疮严重得发炎发红，需要用消毒液清洗一下，但多数暗疮不会这么严重。您的医生会为您提供最好的治疗建议。

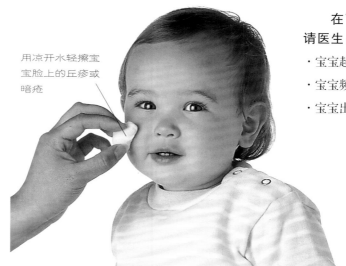

用凉开水轻擦宝宝脸上的丘疹或暗疮

在下列情况下，您应当请医生：

· 宝宝起了大或痛的暗疮。

· 宝宝频繁地出暗疮。

· 宝宝出了很多丘疹。

荨麻疹

顾名思义，荨麻疹的症状看上去和荨麻很相像，但并不都是由荨麻引起的。荨麻疹是一种皮肤的过敏反应，可由很多种因素诱发，从食物到药物乃至病毒感染都是可能的，日光照射也是一个诱因，由荨麻引起的疹子只是荨麻疹中的一种（见276页）。荨麻疹可发于任何年龄，但是在幼儿中较为常见。

紧急情况

如果宝宝的脸部、口腔或舌头肿胀，或者他呼吸困难，这可能会导致严重的过敏性休克（见272页），请拨打急救电话或去医院。

症状

· 出现高出皮肤表面的红痒区域，并且不断扩大。

· 可持续几天或在几小时内退去。

诊断

如果宝宝出现了典型的皮疹，诊断并不困难。但是判断是由什么引起的，难度就大一些了。在10个病例中有9个原因都不得而知。

您能为宝宝做什么

在宝宝的患处均匀地涂上一层炉甘石洗剂，这样会舒服一些。如果荨麻疹遍布宝宝的全身，您可以让他洗个温水澡，在水中加入2大勺小苏打（发酵粉），这样会对他很有帮助。您可能还需要让宝宝服用抗组胺糖浆来减轻严重的瘙痒——请向药剂师或医生咨询一下。

努力查找宝宝的病因，比如：回忆一下最近的一两天他吃了什么异常的食物，或者触摸了花园里的什么新的植物。

在下列情况下，您应当请医生：

· 您的宝宝感觉很不舒服。

· 宝宝常起荨麻疹。

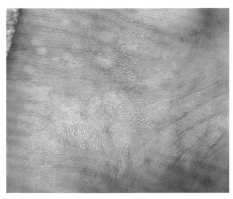

荨麻疹

荨麻疹的典型症状：出现不断扩大的高出皮肤表面的红痒区域，可持续几天或在几小时内退去。

脓疱疮

脓疱疮是一种由细菌感染引起的皮肤病，在大多数情况下是由链球菌和葡萄球菌引起的，多发于1岁以上的儿童。细菌在皮肤破裂、过敏发炎或是被宝宝抓挠的情况下进入皮肤。脓疱疮通常从口或鼻附近开始，但是可能出现在全身任何地方，并且从最初生长的地方很快扩散到其他部位。

症状

· 一小片红色丘疹或脓疱，常在嘴角附近。

· 逐渐变大，变黄，出脓，然后形成蜜色的痂。

诊断

在早期阶段，即使是医生也很难区分脓疱疮和感冒疮疮（见250页）的症状。二者都有传染性，但治疗方法不同。

脓疱疮通过人与人的直接接触传播，传染性很强。严重的并发症极为少见，但有极小的肾损伤的可能。对儿童来说，脓疱疮通常不会很严重，但是如果婴儿患上脓疱疮，病情可能会很严重。

您能为宝宝做什么

您可以采取很多措施来使宝宝感到舒适，并阻止脓疱疮的扩散。不要让宝宝触摸或抓挠患处，因为这会让感染区域扩大，并更容易结痂。将宝宝的毛巾和家人的分开。每天用脱脂棉蘸温水帮宝宝轻擦患处，然后用面巾纸或餐巾将水分擦干后立即丢弃，这样可以降低感染他人的危险。在您帮宝宝清洗时，除非结痂自动脱离皮肤，否则不要将它剥离下来。

医生可能会给宝宝开抗生素涂剂或薄荷油，可能还有口服的抗生素。请确保宝宝完成整个疗程。同时，不要让宝宝接触其他孩子，尤其是婴儿。

在下列情况下，您应当请医生：

· 您觉得宝宝得了脓疱疮。

· 经治疗后脓疱疮仍然扩散。

· 宝宝发烧或感觉不舒服。

疣

疣是由疣病毒感染引起的皮肤上的小包，小包是由几层死皮组成的。脚掌上的疣（通常称为肉赘）可能看起来有些不同，这是由于持续的压力阻止它高出皮肤的表面。

症状

· 单个或多个实心小瘤，表面粗糙，可能出现在身体的各个部位，但手脚可能性较大。

· 在小瘤中心有小黑点。

诊断

在疣的早期阶段，您可能会以为宝宝扎了一根刺或皮肤受到了轻微损伤，但很快看上去就会更像疣了。请您检查一下宝宝身体的其他部位是否也有。

疣有传染性，可通过直接接触而传染，有时也会从身体的一个部位传染到另一个部位。这种疾病非常常见，不需要治疗，因为宝宝的免疫系统会发挥作用，在2～5天之内就让疣消失。

在下列情况下，您应当请医生：

· 如果您不能确定宝宝出的是不是疣。

· 宝宝的疣迅速增多。

· 有疣出现在宝宝的脸上或生殖器上。

传染性软疣

传染性软疣是特征为珍珠样、中间有凹窝的疣，多为丛生，常见于儿童。软疣开始时为小肉瘤状，然后变为贝壳状。虽然具有传染性，但这种疣并不严重，通常很快就会自行消失。

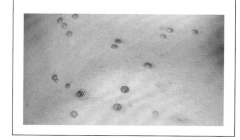

头虱

头虱是多发于儿童的寄生虫病，特别是在幼儿园中很常见。头虱是无翼的小寄生虫，在人类的头上爬行，附着于头发底层，靠从头皮吸取微量的血液为生。因为头虱并不会跳或飞，所以头虱是通过直接的头部接触而传播的。每只头虱可以存活至多3周时间。有种说法认为头虱更喜欢干净的头发，但事实上，它们并不"挑剔"。

症状

· 在宝宝头发上移动的棕黄色头虱。

· 在贴近头皮处的针尖大的头虱卵。

· 在宝宝床上发现棕色沙砾状粉末，或粘在头发上的白色空卵壳。

· 可能会发痒，但这已是晚期症状。

诊断

发现头虱最好的方法，是在宝宝头发湿的时候在药店购买的特制专用密齿梳子给宝宝梳头。在梳头的时候垫一张白纸或您的手掌，看看梳出什么。如果您不能确定梳下来的是不是头虱，可以将它们粘在胶带上，让医生帮您判断。

您能为宝宝做什么

首先请您放心，患头虱并不严重，也不是什么不好意思的事，当然，也不需要急诊。治疗方法是在宝宝的头皮上，使用特殊的杀虫剂或洗发水。请您的健康顾问为您建议该从药房购买哪种，因为为了对付头虱的抗药性，杀虫剂会随着时间改变配方。

"护发素梳头法"是使用药剂外的另一种方法：用普通护发素将宝宝的头发弄湿，然后给宝宝梳头，直到头虱出来。每4天重复一次，至少坚持2周。这是一种广为使用的方法，但是它的有效性还尚未得到完全的证明。

检查一下其他家庭成员的头发，看看是否也有头虱。您可以继续送宝宝去幼儿园，但是请告诉老师、看护者或其他护理人员您已经为宝宝开始了治疗。

如果您不能确定宝宝是否患了头虱，请带宝宝去看医生。

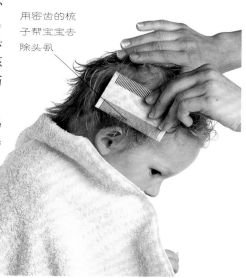

用密齿的梳子帮宝宝去除头虱

肠胃和膀胱疾病

幼儿常常会觉得肠胃或膀胱不舒服，而且很可能无法告诉您他的感受。但是，有一些值得您注意的迹象，可能暗示着您的宝宝有问题，比如频繁地拉稀、呕吐或者尿血。

腹痛

腹痛可能是胃肠炎的一种症状（见腹泻和呕吐，255页），通常在排便之前发生。有时腹痛是由于吃得太多导致的，但是腹痛不总是由于胃部的原因，如果宝宝得了扁桃腺炎或其他炎症，可能导致腹部的淋巴腺疼痛。

盲肠炎是另一个可能的原因。疼痛可能从中间开始，然后转到右侧。盲肠炎较少发作于幼儿，一旦发作，可能较为严重，因此需要急救。儿童在为某事担忧的时候也可能腹痛。腹痛和头痛并发，可能是偏头痛的一种表现。

紧急情况

在下列情况下，您应当寻求紧急救治：

- 宝宝因腹痛而尖声啼哭。
- 宝宝腹痛并发高烧。
- 宝宝便血。
- 宝宝大便为红浆果冻样。
- 宝宝有脱水迹象（见219页）。

尿道感染

感染可能发生在幼儿尿道的任何部分，从膀胱一直到肾脏都是可能的。大多数感染都是细菌性的。细菌通过尿道（膀胱通向体外的通道）进入泌尿系统。

如果您怀疑宝宝患了尿道感染，请让医生帮宝宝检查一下。

症状

婴儿或幼儿

- 发烧、精神不振或昏昏欲睡。
- 不愿进食，或比往常哭的次数多。

大一些的儿童

- 尿频。
- 排尿时有灼刺感。
- 腹痛，发烧。
- 尿液浑浊，有异味，可能有血丝。

诊断

您的医生会为宝宝进行尿检。最好是用消过毒的容器，取宝宝的尿样送到化验室进行化验——这对已经学会使用便盆的男孩很容易。对于小女孩来说，可以用袋子来收集尿液。

一些小一些的儿童的泌尿系统可能会有轻微异常，也就是说侵入膀胱的细菌大量繁殖，产生了影响。

您能为宝宝做什么

确保宝宝摄入充足的水分，这可以通过尿液将细菌排出体外。注意他的体温，并将体温报告给医生，医生会给宝宝开一些抗生素来清除感染。如果宝宝的尿液经检查证实感染，他可能还需要做一些检查，看看是否还有其他异常。

在如厕训练中，教宝宝从前向后擦屁股，防止细菌进入尿道，以此让他养成良好的习惯。

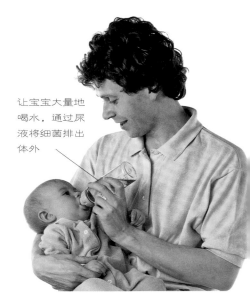

让宝宝大量地喝水，通过尿液将细菌排出体外

腹泻和呕吐

胃肠炎（传染性腹泻）是腹泻和呕吐最常见的原因。婴儿患上胃肠炎可能会有严重的后果，因为他们很快就会脱水。母乳喂养可以保护宝宝抵御胃肠炎。因此，母乳喂养的婴儿就算得了胃肠炎，情况也比用奶瓶喂养的婴儿要好。

症状

· 腹泻，呕吐，拒绝进食。

· 在排便之前腹痛。

· 发烧，特别是伴有脱水症状。

诊断

通常判断宝宝是否得了胃肠炎很容易，而且不需要了解是什么细菌导致的。如果宝宝的情况没有好转，医生可能会取他的大便样本去化验。导致胃肠炎的细菌或病毒有很多种，它们通过感染的食物或细菌携带者的粪便传播，这也是为什么保持手的卫生和将食物煮熟很重要的原因。

您能为宝宝做什么

让宝宝多喝水，防止他脱水。在大多数情况下，普通的白开水就可以，也许医生会建议您给宝宝喝葡萄糖水。如果您的宝宝在2岁以上，他可以喝可乐类饮料，但是您需要先搅拌一下，让气体

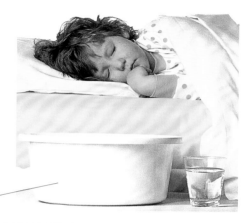

如果宝宝感到恶心，请在他身旁放一个小盆

跑光。您的医生还可能会推荐一种补液粉末，让医生开药方或者您去药店购买都可以。让宝宝每次只少量服用，否则药物很快就会被吐出来。

确保宝宝的附近总放有一只便盆，如果宝宝是最近刚告别尿布的，您可以考虑让他在生病期间再用一段时间尿布。如果宝宝恶心呕吐，在他身旁放一个小盆会有帮助。多洗几个澡或局部的擦洗会让宝宝感觉清爽。

如果需要，请帮宝宝降温。您也要注意常洗手，特别是在加工食物、帮宝宝换尿布或清理便盆之后。

在下列情况下，您应当请医生：

· 您的宝宝不足1岁。

· 您的宝宝出现脱水症状。

· 宝宝的情况没有好转。

· 宝宝便血。

· 宝宝持续腹痛。

线虫病

线虫是长约1厘米的棉线状寄生虫。虽然任何人都有可能感染线虫，但儿童是最易感染的人群。

症状

· 肛门及周围瘙痒，特别是在夜间。

· 在便盆内的大便上可发现蠕动的白色小虫。

· 有时没有任何症状。

诊断

线虫在肠道内寄生，线虫卵可通过不洁的手从患者的粪便传播，并可能沾染在玩具和其他物品上。如果宝宝感染了线虫，他可能会通过自己的手造成再次感染。

如果您看到了线虫，就可以对诊断充满信心了。如果没有，请让医生帮宝宝检查。还有一种方法，您可以将一片双面胶粘在宝宝的肛门附近，过一个晚上后，

无论结果如何，都带着双面胶咨询医生的意见。

您能为宝宝做什么

您可以请医生开药方医治，也可以在药房购买药物。您的家里也需要彻底地清洁。

在采取治疗的第二天早上让宝宝洗个澡，彻底清除排出的线虫和虫卵。为了确保杀死所有的线虫，将宝宝所有的衣服、床单被褥和毛巾都用开水烫并清洗一遍，水温最好是60℃。把他的床垫和睡衣熨一遍。

勤剪宝宝的指甲，并且确保他在饭前便后洗手。

在下列情况下，您应当请医生：

· 宝宝不足2岁，感染了线虫。

· 您不能确定宝宝是否感染了线虫。

· 您正在怀孕或可能怀孕了。

> **犬蛔虫**
>
> 犬蛔虫是犬类粪便中的蛔虫，会导致儿童的严重疾病，包括胃痛、发烧甚至失明。这就是为什么给狗杀除寄生虫很重要。同时您也应当注意让宝宝远离狗的粪便。

肠套叠

这是一种非常少见的病症：宝宝的某段肠套入其远端肠管中，仿佛发生了套叠。这会导致肠堵塞，引起剧烈疼痛，需要到医院急救。肠套叠常发于12个月以下的婴儿。

症状

· 哭闹不止，双腿因疼痛而蜷缩至腹部。

· 脸色苍白，发烧，呕吐。

· 含黏液的血便，看起来像鸡油和草莓果酱。

诊断

肠套叠的病因还不能确定。它不是由感染引起的，一般认为可能与肠淋巴结肿大有关系。医院通常用钡剂灌肠的方式来诊断肠套叠——在宝宝的直肠内灌入钡剂，通过X光照射来显示他肠道的状况。有时这种检查也有治疗的效果，但是如果宝宝的状况没有好转，就需要手术治疗了。虽然作为父母免不了为此担心，但绝大多数婴儿都能很快康复——比成年人要快得多。

您能为宝宝做什么

给宝宝安慰，并尽量让他高兴，注意他粪便中是否含有黏液或血迹，不要拖延，立刻寻求医生的意见。

在下列情况下，您应当请医生：

· 您觉得宝宝可能患了肠套叠。

· 您的宝宝便血。

· 您的宝宝曾经患过肠套叠，现在又开始腹痛。

龟头炎

龟头炎是阴茎头的炎症，通常由细菌感染引起，但也有可能由酵母菌（如假丝酵母）引起。龟头炎常见于没有去除包皮的男孩，因为包皮翻不上去是很正常的现象。龟头炎也可能是更广泛意义上的尿布疹的一个症状。

症状

· 排尿时有痛感。

· 宝宝频繁地蹭或抓他的生殖器。

· 在尿布或内裤上发现脓液。

· 龟头发红有炎症，可能还伴有包皮肿胀。

诊断

龟头炎有疼痛感，一般需要抗生素治疗。医生只需看看您的宝宝就能做出诊断，但需要药签测试来确定引起发病的细菌。这需要将宝宝的龟头轻蘸一团消毒的药棉，然后将药棉送到化验室去，看看是否有细菌或酵母菌。

通常感染只会影响阴茎和包皮，但是医生也会检查宝宝的尿道，确保没有发生感染。

您能为宝宝做什么

让宝宝多洗热水澡或温水澡，以减轻疼痛，如果需要，给他服用扑热息痛糖浆。不要试着拉回他的包皮，那样对他的害处更大（无论在何种情况下都最好不要拉起小男孩的包皮）。

让他按时服用医生开的抗生素，可能是涂剂或口服药，也可能二者都有。

在康复以后，宝宝的阴茎就会恢复正常。在少数情况下，复发会导致结疤。因此出于医学上的考虑，医生可能会建议您给宝宝做切除包皮手术，不过这种情况非常少见。即使您不得不带着宝宝去见医生，也不一定要手术，因为病情通常要到男孩四五岁的时候才能稳定下来。

在下列情况下，您应当请医生：

· 宝宝的阴茎看上去有炎症。

· 他好像感觉很痛。

· 他有排尿困难。

· 在患过龟头炎后，宝宝好像不能正常地排尿。

按照医嘱给宝宝服用抗生素

慢性病

大多数疾病都是短期性的，而且能够完全治愈。但是一些疾病会导致长期的病症。慢性病有很多种，一些慢性病（比如轻微的听觉困难）只有在一定的情况下才变得明显，而另一些慢性病则较为严重，对宝宝和整个家庭来说都是很大的挑战。无论您的宝宝是哪种状况，您都可以为他做很多事情，让他最好地享受人生，并帮助他周围的人们理解他的情况和感受。

如何帮助宝宝

得知宝宝患有慢性病，家长一定非常担忧，但是宝宝自己常常能够很好地适应种种限制，并从容地面对各种治疗。

采取乐观积极的态度是您帮助宝宝最好的方式。您的态度也会鼓励其他的人，比如保姆和宝宝的祖父母，让他们也变得积极起来。

一些疾病，比如脑瘫或囊性纤维化病，意味着您的宝宝不能做这个年龄的其他孩子能轻易做到的事情。在一些情况下，宝宝的病情会有起伏波动，在大部分时间里他都很好，但是在发病的时候，就要有一些限制。哮喘往往属于这种类型。因此，即使宝宝患有严重的哮喘，也仍然会有快乐无恙的时期。

尽量不要给宝宝贴上特殊的"标签"，也不要给宝宝过分的治疗和照顾。现在，健康专家们倾向于使用"有癫痫性抽搐的儿童"这样的用语，而不是"癫痫患者"。虽然区别是微妙的，但是却有着重要的意义。

个别需要

无论宝宝被诊断为何种疾病，请您记住，他是一个独特的个体，而且每个家庭的情况也是不同的。

因此，某个病症的一般性情况不一定都对宝宝适用。您可以从很多渠道获得信息（见 "更多的信息"，右上），比如一些自助团体，在这些团体中，您可以和有相同状况孩子的家长在一起，互相帮助，交

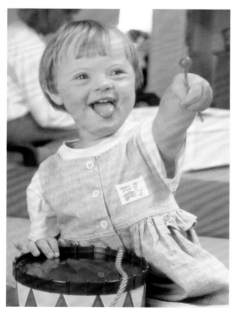

积极的照顾

给宝宝的每个成就以最大的赞扬和鼓励，对他的治疗表现出积极乐观的态度，这样，您将帮助宝宝战胜每一个新的挑战。

更多的信息

要时刻记着，宝宝是一个独特的个体，因此，如果您不确定某种疗法或措施是否对他有益，请查找更多的信息。

好的信息渠道包括：

- 健康专家和医生。
- 医院或社区的儿科医生。
- 图书馆。
- 网络。

请记住，不是所有的出版物和网站上的信息都可以信赖，因此要尽量有所选择。

流实用的建议和信息。

对您来说，重要的是把重点放在您的宝宝能做什么上面，而不是他不能做什么。随着他慢慢长大，鼓励他——并让他有更多的机会——去做他能做好的事情。尽量不要给他过多的保护。他需要逐渐成长，和他人交往，并在他能力允许的范围最大地发展独立性。

听力损失

儿童的听力受损通常只是部分性的，但也可能全部丧失。在一些情况下，在感染期间或以后，中耳不能有效地传导声音（传导性耳聋）。在另一些情况下，内耳神经不能向大脑传送精确的信号（神经性耳聋）。

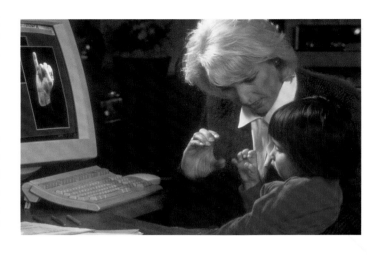

症状

耳聋表现出的迹象取决于听力受损的程度，以及何种声音受到影响。您的宝宝可能对您的嗓音没有反应，或是听不到您向他走近，在您走进他的视线的时候表现得很吃惊。您的宝宝也可能不能按照您的要求去做相应的事情。这些都是正常的幼儿行为，但听力上的损失的确会让宝宝显得不那么"听话"。请您注意宝宝是否说话缓慢或不准确，即是否比预期的语速缓慢或没有其他同龄的宝宝重复话语那么准确。

手语

如果宝宝的听力严重受损，手语可以帮助你们之间进行交流。这对他的进步很有好处，并且不会阻碍他的语言发展。

您能为宝宝做什么

定期的发育检查可以发现听力的损失，但是如果您有什么担心，请随时咨询医生。在说话的时候直视着宝宝，做到发音清晰，并让宝宝有充足的时间表达自己。

尽可能地降低背景的杂音。您的宝宝可能需要特殊的治疗，比如用穿刺来治疗咽鼓管堵塞（见胶耳，248页）。

斜视

虽然新生儿看起来有点斜视是很正常的，但是在大约8周以后这种情况就可能意味着宝宝的眼肌不平衡或弱视。斜视应当立即治疗，否则会影响宝宝的视力。

症状

宝宝的双眼可能看向不同的方向，尤其是他的视线试图追随您的手指或拨浪鼓的时候。他的双眼可能分向两边或聚向中间。

您能为宝宝做什么

如果您怀疑宝宝是斜视，请让医生检查一下。如果宝宝需要戴眼镜或在视力较强的一侧戴眼罩，要多给他鼓励。如果他们的父母和朋友能够从容地接受，大多数儿童也会愿意戴上眼镜或眼罩。

在少数情况下，两岁或两岁以上的宝宝可以接受手术或肌肉注射来矫正眼肌的不平衡。大一些的孩子可能会在指导下，做一些练习来锻炼眼部的肌肉。请确保您的宝宝在医生的指导下，将这些练习变为他日常的生活习惯。

糖尿病

糖尿病是由胰岛素（一种使血中的葡萄糖顺利进入各器官组织细胞的荷尔蒙）缺乏导致的，原因还不清楚，但可能是感染的一种反应。患糖尿病的儿童一般是突然出现症状，通常需要长期地用胰岛素治疗来控制病情。

症状

宝宝可能非常口渴，或排尿很多。他可能体重减轻，或腹痛、呕吐，并出现脱水。您可以从他的呼吸中闻到酮的气味（像指甲油洗液的气味）。一些儿童会频繁地患上胸腔或尿道感染。

您能为宝宝做什么

宝宝一旦确诊为糖尿病，就需要到医院治疗，开始时要住院治疗。

虽然小儿糖尿病的治疗较为特殊，您还是可以做很多事来帮宝宝从容地接受治疗，平稳地控制病情。

紧急情况

如果宝宝胃痛、眩晕或神志不清，要给他喝甜的饮料。

定期让宝宝注射胰岛素，给宝宝安慰，并且自己保持镇静。尽可能多地了解糖尿病的知识，并确保您的家人、亲戚和保姆也对糖尿病有充分的了解。宝宝的饮食要有所限制，他的血糖浓度也需要定期检查。

哮喘

患有哮喘的宝宝，肺部的气管有炎症，在发作时变窄。感染、运动、冷空气、空气污染和过敏都可能诱发哮喘。哮喘更常见于两岁以上的宝宝。严重的哮喘比轻微的病例更容易诊断。您的医生可能会给宝宝开一些防止气管收缩或促进膨胀的药物，如果这些药物有效，那宝宝患哮喘的可能性则更大。

症状

您的宝宝可能咳嗽或气喘，特别是在夜间，他还可能在用力后上气不接下气。症状可能始于一次重感冒之后。对宝宝和他周围的人来说，急性发作可能会有些可怕。他可能会因缺氧而皮肤开始发紫。

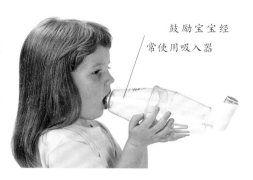

鼓励宝宝经常使用吸入器

紧急情况

如果您的宝宝哮喘很严重，例如，宝宝由于呼吸困难而无法说话，或由于缺氧而出现面色发青，要立即就医。

您能为宝宝做什么

保持冷静，帮助宝宝稳定情绪，缓缓地呼吸。鼓励他经常使用吸入器，并将此视为常事。如果宝宝有一个类固醇吸入器，确保宝宝使用后要漱口。让宝宝避免可能的诱因，比如吸烟、绒毛宠物和房间中的灰尘。

镰状细胞贫血

这是一种遗传性疾病，表现为红血球由于含有一种异常的血红蛋白而呈镰刀形。只有父母双方都患有镰状细胞贫血的，孩子才会患上该病。这种疾病在非洲国家和地中海一带最常见，通过验血可以诊断。

症状

由于病情可轻可重，镰状细胞贫血的症状多样。婴儿4～6周大以后可能会开始贫血，症状为疲倦，也可能会频繁地感染。

脱水、感染、寒冷的天气或缺氧都可能导致病情发作。

您能为宝宝做什么

确保宝宝接种所有的疫苗。医生可能

紧急情况

如果宝宝感觉双腿疼痛或胃痛，请紧急寻求医院的治疗。

还会给他注射预防肺炎的疫苗。谨防宝宝脱水，在寒冷的天气中要注意防护。尽可能多地了解这种疾病，并确保其他的看护者也对它有充分的了解。

湿疹

湿疹是4个月以上宝宝的常见皮肤病，一般随着宝宝长大而彻底消失，但也不总是这样。湿疹在患有哮喘、花粉热或其他过敏症的家庭比较易发。湿疹常在宝宝断奶后出现，但并不常像大多数家长猜想的那样和食物过敏有关。但是在一些情况下，在医生监控下的排除测试可以帮助判断过敏的诱因。

症状

湿疹有刺痒感，因此您要注意不要让宝宝抓挠，特别是在夜间。宝宝的脸上、膝盖或臂肘的褶皱区域可能看起来干燥粗糙，这是因为湿疹会使皮肤变得干裂。湿疹还会被细菌感染，特别是在尿布区域，可能会生长脓疱并有液体渗出。

您能为宝宝做什么

给宝宝穿棉质的衣服，清洗时要用温和的非生物性洗剂，并冲洗干净。勤给宝宝剪指甲，以免他抓挠患处。避免用香皂给他清洗皮肤。洗澡时使用润肤浴液，洗完后涂上润肤露会对宝宝有帮助。医生可能会给宝宝开一剂温和的类固醇药膏。

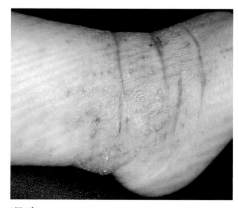

湿疹

发痒、发红、粗糙干裂的皮肤是湿疹的典型特征。如果患处被细菌感染，可能会长脓包并渗出脓液。

囊性纤维化病

囊性纤维化病（CF）会对产生黏液和一些酶的腺体有影响。黏液在肺部积聚，而体内酶的缺乏则导致脂肪吸收困难。治疗对此会有帮助，但不能根治。囊性纤维化病是遗传性疾病，如果父母双方都是该病的携带者，就可能会遗传给孩子。

症状

宝宝在出生后排出胎粪（见92页），过一段时间后，他可能会便秘、脱水，或两者轮流出现。他的腹部可能会看起来肿胀。反复的胸腔感染或长期的短促尖细的咳嗽都是常见的症状。患有囊性纤维化病的孩子，汗水中的含盐量高于正常值，这通常是诊断的依据。

您能为宝宝做什么

您的宝宝需要专家的诊断和建议，但是您作为家长也能发挥很大的作用。您的宝宝需要含高蛋白质和高能量的特殊饮食。医生可能会给他开额外的维生素和酶胶囊，在每次饭前服用。

为保持他的肺部清洁，每天的呼吸练习和清除黏液的理疗必不可少。这有助于减轻感染，防止肺部的损害。在理疗师教会您以后，您就可以自己为宝宝进行理疗了。如果宝宝有任何程度的胸腔感染，请一定立即到医院治疗。

确保让宝宝进行有规律的锻炼（比如跑步和游泳）以及各种伸展躯干和四肢的活动。理疗师会为您建议最适合宝宝的活动。

肺部移植是一种新的囊性纤维化病的治疗方法，也许基因疗法也很快就能实现。

唐氏综合征

唐氏综合征是一种染色体病。人体通常的染色体数为23对，但是患有唐氏综合征的孩子比正常人多一条21号染色体，或是21号染色体易位。唐氏综合征可通过羊水诊断或CVS（见21页）在婴儿出生前诊断出来。

症状

患有唐氏综合征的孩子一般表现为圆脸，眼睛倾斜，鼻梁宽，嘴一般较小而舌较大，手指和脚趾较短。他们通常有学习困难，程度可轻可重。大约一半患有唐氏综合征的孩子都有心脏或肠胃疾病，因此可能出现反复的感染或贫血。

您能为宝宝做什么

耐心、爱和听从医生的建议是给宝宝最大帮助的关键。很多患有唐氏综合征的孩子都很有爱心，在鼓励下能够学会很多东西。您需要付出很大的努力来鼓励宝宝学习，把精力集中在宝宝力所能及并有兴趣的事情上。一些患有唐氏综合征的孩子可以去普通的学校上学，并可以取得一定的独立性。

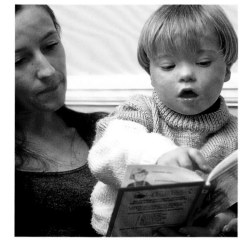

鼓励您的宝宝

很多患有唐氏综合征的宝宝能够在充满爱意的家长的耐心和鼓励下学习。

自闭症

自闭症是一种影响宝宝交流、社交和行为能力的发育障碍，程度可轻可重，原因还不清楚。

症状

患自闭症的男孩比女孩要多，通常是在8个月到3岁之间诊断出来的。诊断难度较大，有时需要专家的评定。患自闭症的婴儿可能不喜欢被拥抱，目光接触也很少。患自闭症的儿童喜欢复杂的习惯程序——即使是很简单的活动。如果他们的习惯被改变，会大发脾气。他们可能会做出重复的行为，比如摇来摇去。他们的语言很不成熟，而且态度冷漠。一些孩子有学习困难，但是也有一些孩子有着正常甚至超常的智力。

您能为宝宝做什么

虽然自闭症无法完全治愈，但是您可以在医生的指导下为宝宝采取一些治疗手段，比如按摩和理疗就可能有帮助，这取决于宝宝的特殊需要。有组织的支持性的环境和充足的关怀对宝宝很有益处。在帮助下，很多患有自闭症的宝宝都能学会社交技能并融入社会。

脑瘫

脑瘫是一种导致肌肉无力的脑疾病，这种疾病很常见，程度可轻可重。脑瘫的原因还不清楚，但是很多病例都可能是在婴儿出生之前形成的。虽然脑瘫不会痊愈，但也不会恶化。

症状

脑瘫的症状根据程度的轻重和儿童的年龄不同而有所不同。脑瘫的儿童通常智力正常，但是由于软弱无力，他们通常很难表现出来，特别是在语言能力受损的情况下。

是身体上的限制妨碍了这些能力的表现。在家里进行的伸展技能练习和物理疗法可以让他的四肢保持灵活。语言方面的治疗往往也是需要的。在帮助下，您的宝宝将有能力进入普通的学校学习。

您能为宝宝做什么

尽可能地开发他的潜能。请记住，宝宝完全有能力去爱，去思考，去学习，但

和患有脑瘫的宝宝一起生活

脑瘫会导致轻微或严重的肌肉无力，但是儿童的智力通常不受任何影响。

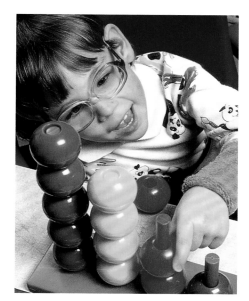

癫痫

癫痫的表现为反复发作的抽搐（痉挛），抽搐期间脑细胞过度放电。癫痫的发作有两种主要的类型：大发作和小发作。虽然发作不会导致智力缺陷，但如果频繁发作会给学习造成障碍。

症状

大发作时，儿童的临床表现有：在失去知觉之前哭起来或眼睛上翻，然后紧咬牙齿，四肢僵硬或抽搐，可能还口吐白沫，小便失禁，之后会感到眩晕或疲倦。小发作的表现为仅持续几秒钟的意识丧失或精神恍惚，在此期间宝宝没有任何意识。

您能为宝宝做什么

在宝宝发作时，让他侧躺下，为他松开紧的衣物，并将可能伤到他的物品都移开。另一种方式是不要做任何限制，一直陪伴着他，直到发作结束，然后帮他摆出复原体位（见269页），并寻求医疗帮助。让宝宝一直休息，直到他想起来为止。

癫痫无法治愈，但定期服药可以抑止抽搐发作，因此，让宝宝按医嘱服药很重要。要意识到在哪些情况下宝宝发作可能伤害到自己（比如游泳），但是也要注意做到不要给宝宝过分的保护。

注意力缺陷障碍

注意力缺陷障碍(ADD)是多种行为障碍的总称，包括多动症和注意力缺陷多动症（ADHD）。常见于男孩，准确的病因还不清楚，但通常认为与基因和环境因素都有关系。

症状

您的宝宝可能注意力集中的时间异常短暂，而且经常无精打采，也可能笨手笨脚，冲动，爱捣乱。虽然小孩子在一定程度上都有这些表现，但患有ADD的儿童这些行为会特别明显。

您能为宝宝做什么

医生会做出最初的诊断。ADD是遗传性疾病，虽然无法治愈，但是您可以给宝宝很大的帮助。

药物可以增加宝宝注意力集中的时间，但不是治疗的全部。持续稳定的护理和平静、温馨的环境将把宝宝最好的一面

展示出来。尽可能表现积极的态度，帮宝宝树立自尊，当宝宝表现好的时候要记得好好表扬他。向他提出要求的时候要尽量具体一些，给他明确的规定和限制，让他知道什么是可以接受的行为。

有规律的生活有助于防止宝宝的精力过剩，帮他改善行为方式，从而也使全家受益。

安全

在宝宝不断成长的过程中，保证他安全的最好方法，就是从他的角度出发来看世界。有太多的东西吸引着他去探索，他在丝毫不知危险的情况下采取着行动。为了帮助宝宝避免那些潜在的危险，您需要始终在宝宝进入每个发展的新阶段时，比他抢先一步。

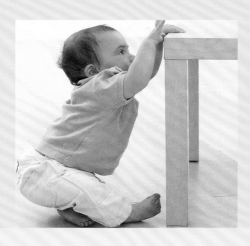

在宝宝还是婴儿的时候，您需要时刻"监视"着他，甚至从一个房间到另一个房间的时候，也要把他带在身边，以保证他的安全。当他成长为一个有着强烈好奇心的蹒跚学步的幼儿以后，您还是要像以前一样警惕——尽管在一些情况下您可以让他离您远一些，他也可以学着独立一些。

玩具

有很多种方法可以确保宝宝的玩具是安全的。

· 参考玩具包装上适合哪个年龄段的宝宝玩耍的说明，包装上的建议是出于安全考虑。

· 检查玩具的大小是否安全，并确保上面没有可被吞下的部件。

· 在将玩具交给宝宝之前，先阅读说明，并教给他怎样玩。

· 将长于20厘米的线绳和丝带拆下，它们是宝宝勒到自己导致窒息的隐患。

· 8岁以下的宝宝可能会将充气的气球或气球碎片放入口中，导致噎住或窒息。

· 婴儿走路器是事故的常见隐患，只有在您的严密监视下，在平坦的表面上才能让宝宝使用，不过最好还是不要使用。

会移动的宝宝

您的宝宝一旦学会了翻身，又学会了到处爬，他就会面临很多潜在的危险。

· 在电源插座上加装安全外罩，使用完电源以后将它关掉，将用旧的电线换掉。

· 在低处的玻璃上加安全膜，或换成安全玻璃。

· 考虑在桌子的拐角和其他尖角上加防护垫，还可以将易碎的重物移走，等宝宝长大一些再摆回来。

· 不要在宝宝附近熨烫衣服。熨衣服时将宝宝放在婴儿围栏中，或者等到他睡着的时候再熨。

· 将热饮放在宝宝所及范围之外。

· 宝宝开始能够扶着家具站起来以后，要注意侧面光滑的桌子，并提防可能倒下砸到他的架子。

小心楼梯

很多家庭里的意外伤害都是在楼梯上或楼梯附近发生的。

· 在宝宝能够独立上下楼梯之前，要在楼梯的顶端和底端安装安全门。

· 在宝宝学会爬行后，教给他怎样倒着爬下楼梯。

· 确保楼梯的栏杆是安全的，栏杆之间的间隔不要超过10厘米。门或窗户上的平行的木条可能会被宝宝当作梯子，因此要用木板把它们包起来。

· 不要把东西留在楼梯上面或楼梯附近。

· 确保宝宝够不到您家大门的门闩，或者在大门内侧的上方再加一个插销，防止宝宝走到外面去。

杜绝危险

当宝宝在附近活动的时候，千万不要熨衣服。要让他安全地坐在高脚椅上或婴儿的围栏中，最好是等他睡着了再熨衣服。

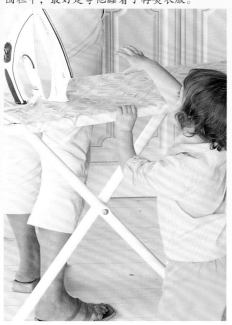

室内安全注意事项

在您的家里进行一次全面的安全检查是个好主意，有小宝宝或更大一些的小孩子在家里活动时，就更有必要了。

· 在需要加锁的窗户或壁橱上上锁。

· 注意将火柴、打火机和其他引火物放在宝宝拿不到的地方。

· 将化学物品和药品锁好。

· 安装一个烟雾报警器，定期检查它是否工作正常，并按照要求按时更换电池。

· 可以安装一个一氧化碳检测报警装置。

· 将地毯和垫子固定牢靠。

· 确保家具是用不易燃烧的材料制成的。

· 在有明火处安装防火装置。

厨房中的安全事项

厨房是家庭的"重地"，有很多的危险隐患。在厨房里，您的注意力最容易被分散，因此很难随时看着宝宝。如果可能的话，在您做饭的时候请不要让宝宝进厨房。如果要做到这一点有困难，请确保各项安全措施都到位。

· **把它们锁好** 将家用清洁剂和化学制品都锁好。刀具和其他锋利的用具都应锁在宝宝够不到的抽屉或壁橱里。确保宝宝拿不到任何塑料袋或塑料保鲜膜，它们是导致宝宝窒息的隐患。将垃圾筐放到宝宝拿不到的地方。在壁橱、抽屉上安装防止儿童打开的锁，冰箱和冰柜上也可以安装。

· **防止烫伤** 给炉灶装一个防护网，做饭时要将锅柄朝里。不要让宝宝碰到烤箱，因为即便是烤箱的门也可能很烫。另外，不要让电器的电源线拖到地上，因为宝宝可能会拿着它们玩。不用的时候，要把类似于洗衣机这样的电器关掉。

· **防火** 将火柴放在宝宝拿不到的地方。准备一个小型的灭火器或灭火毯，放在随手可以拿到的地方。学会怎样安全地扑灭小火，比如：扑灭平底锅的小火的正确方法是用一块湿的毛巾将它盖住。

· **彻底防范** 宝宝坐在高脚椅上的时候，要随时给他系好安全带。除了坐在上面

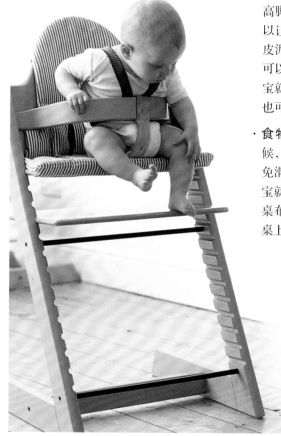

吃饭，在您做饭的时候也可以让他坐在高脚椅上玩一会儿。在您忙的时候，可以让大一些的宝宝坐在桌边画画或玩橡皮泥，但是也要注意他们的安全。您也可以在厨房的门口装一个小门，这样宝宝就可以在门外玩耍，您在做饭的同时也可以看着他。

· **食物和吃饭时间** 在您准备食物的时候，如果地上溅了水，请立即擦干，以免滑倒。将热菜放在桌子中央，这样宝宝就很难够到。在这个阶段先不要使用桌布，小宝宝很可能会拽住它，然后将桌上的东西也一同拽下来。

安全座位

宝宝坐在高脚椅上的时候，一定要给他系好安全带。不要让他在没有人照看的情况下独自吃饭，以防被噎着。

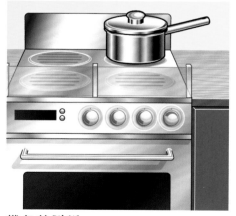

燃气灶附近

为了安全起见，最好在燃气灶前方装一个防护装置，并将锅柄向后放置，以免宝宝抓到，烫伤自己。

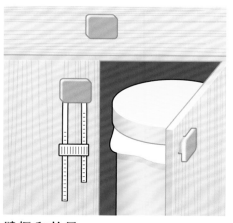

壁橱和抽屉

壁橱和抽屉上的锁，可以防止宝宝的小手将它们打开，看看里面装的是什么东西。但是它们不一定能够完全防止儿童打开，所以您还是要警惕。

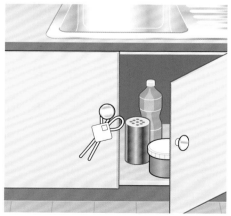

危险的物品

家用清洁剂和化学制剂应当随时锁好。如果您怀疑宝宝吞下了什么危险物品，请寻求紧急医疗救护。

263

浴室中的安全事项

很多婴儿和儿童都对玩水很着迷，洗澡是他们每天必不可少的欢乐时光。看着您的宝宝玩得高兴，您一定也很高兴。但是浴室也可能存在潜在的危险，溺水是尤其明显的一个。因此，了解洗澡时的危险隐患并采取预防措施非常重要。

· **警惕的眼睛** 不足5厘米的浅水也有溺死幼儿的可能。因此，在宝宝洗澡的时候不要离开，也不要将目光从他身上移开，哪怕是一刻也不行。确保在将他放进浴缸前，您已经拿好了所有需要的东西，即使是将他独自留在浴缸中一刻，也是不安全的。有人敲门或是电话铃响也不要管它。如果您的电话有自动应答装置，在给宝宝洗澡的时候将它打开。

· **扶持的手** 如果您的宝宝还不会直坐，当他在水中的时候您要时刻支撑他的颈后。在他学会了直坐以后，您可以扶着他的胳膊，起到稳定作用。同时要在浴缸底下放一个防滑垫。

· **防止烫伤** 在宝宝进入浴缸之前，将水龙头都打开——先开冷水，再开热水。如果水龙头发烫，您可以在上面裹上一

条毛巾。您还需要将其他的扶手包起来，并把暖气关上，因为宝宝们往往喜欢抓这些东西。如果可能，将热水管道上的温度调节装置关掉，以防止宝宝玩水龙头时将它打开，把自己烫伤。

· **其他危险** 在宝宝准备好如厕训练之前，将坐便器的盖子盖上。所有的药品、清洁工具、剃须刀、甚至洗发水和漱口液都应当安全地锁好。将浴室门上的钥匙拿下，撞锁卸掉，防止宝宝意外地把自己锁在里面，然后在门的内侧高处、宝宝够不到的地方装一个插销。

戏水的快乐

在浴缸里放一个橡胶防滑垫可以避免宝宝摔倒或撞伤。当有宝宝的兄弟姐妹在旁边的时候要特别注意。

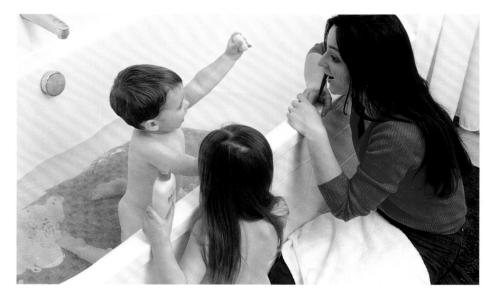

卧室中的安全事项

宝宝有很多时间都是在他的卧室里独自度过的，因此，尽可能地保证他的卧室安全，您才能放心。为了避免室温过高和窒息的危险，请您参考预防婴儿猝死综合征的建议措施（见101页）。

· **被褥** 羽绒被、婴儿床缓冲垫和羊皮都不适合婴儿使用，因为它们可能导致温度过高或窒息。帮宝宝铺好床，将他的脚放在床尾，将床单和被子都安全地掖好。在宝宝1岁大之前，请不要给他使用枕头。

· **良好的睡眠** 宝宝的婴儿床应当符合安全标准，将小床放在远离暖气和日光直接照射不到的地方。将床侧的护围支起，直到宝宝试图爬出去再将它放下。

· **床上的玩具** 不要在宝宝的小床上放

太多的玩具，这样会让宝宝感觉很热，甚至窒息。最好不要将玩具系在床的栏杆上，但是如果您这样做了，请确保系玩具的线绳短于25厘米。

· **换尿布** 如果您在床上或换尿布的台子上给宝宝换尿布，请时刻将他看好。地板上的垫子是最安全的地方。

· **安全的窗户** 在宝宝长大一些以后，您需要在窗户上加锁，甚至加防护栏杆。

· **暖气** 关掉所有暖气上的恒温调节装置，用毛巾将它们盖好。

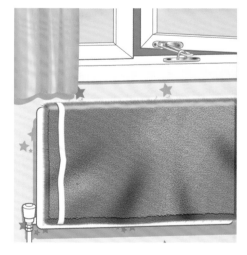

安全和保暖

关掉暖气上的恒温调节装置，并用毛巾将暖气盖好。

出门做客的安全事项

通过您和家人的努力，家里已经变成了安全的地方，但有时您要带着宝宝出门去做客，别人家里采取的安全措施也许和您的不同，而且，如果您拜访的家庭还没有孩子，那么他们对儿童的安全问题可能不会考虑得那么周到；如果拜访家庭的孩子已经长大了，可能就不再使用防护措施了。

· **密切注意** 在别人的家里，您需要比在自己家里保持更高的警惕性。同时也要放轻松——您一定不想让焦虑的情绪影响您做客。您只需给您的宝宝指导：他一定能找到安全的东西去玩耍。

· **其他孩子** 如果您做客的家里有其他孩子，请注意他们可能不愿意把自己所有的东西都拿出来分享，也可能他们的一些玩具不适合宝宝玩。

· **临时看护** 如果您计划将宝宝送到别人家，让别人帮您看护几个小时的话，请记得先和看护者讲讲保证宝宝安全需要注意的问题。您还要告诉看护者宝宝可能会而且经常干的"出格"行为。私人职业看护者会非常乐意跟您谈论他家里的安全措施，并将在照看您的宝宝之前对不妥之处进行改善。但是如果您不相信看护者有足够的安全意识，最后的决定权还是在您手里，不要让他帮您照顾宝宝。

花园中的安全事项

在户外玩耍，呼吸新鲜的空气对宝宝非常有好处。如果您家里或附近有花园，宝宝就有了一个可以探索和游戏的奇妙世界。但是花园也有危险，为了能让宝宝安全地在户外活动，您需要好好想想怎样减少可能的危险。

· **安全的花园** 将花园的大门锁上，并在周围树起篱笆，确保宝宝不会走到外面去。请记住，5厘米的浅水也可能将儿童溺死。不要让宝宝在无人看护的情况下在戏水池里玩耍，并在每次宝宝玩完以后就将池水放干。

· **有毒的植物** 很多植物都是有毒的，比如紫杉、毛地黄、羽扇豆、山梗菜和铃兰。如果可能的话，将有毒的植物挖出来，并确保宝宝不在有毒的植物丛中玩耍。要从小就告诉宝宝不要吃花园里的莓子或其他植物。一有真菌或毒蕈出现，就把它们除掉。

· **听话的宠物** 如果您的家里养了狗，请不要让它在花园里大小便，如果它这样做了，请立即清扫干净。您无法教会猫不在花园里大小便，但是您一定要告诉宝宝，不要把花园里的东西放进嘴里，尤其是泥土。

· **检查设施** 定期检查花园里的攀爬架和其他游戏设施是否安全，并且仔细查看花园折叠的设施，会不会夹到宝宝的小手指。当宝宝不在附近的时候，再使用除草机和其他的花园工具。将设备和化学药剂锁起来。

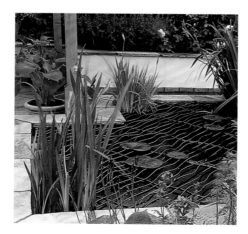

外出的安全事项

无论宝宝多大，在外出的时候您都需要考虑他的安全问题。即使开车去很近的地方也得采取防护措施，这的确比较麻烦，但是意外在顷刻之间可能发生在任何地方。因此，在车向前开的时候保护宝宝和在拐弯时保护宝宝一样重要。

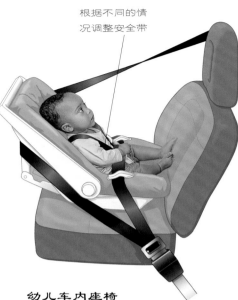

根据不同的情况调整安全带

幼儿车内座椅

婴儿车

· **系好安全带** 每次外出时，一定要给宝宝系好安全带，将他牢牢地固定在小车上——无论是那种宝宝可以睡在里面的四轮婴儿车，还是宝宝坐在里面的小推车。如果您从一开始就注意到了这点，宝宝会很自然地接受系安全带的习惯。

· **保持平衡** 推小推车的时候，要保持平衡，不要将路上购买的物品挂在扶手上，否则小车可能会失去平衡翻倒。

步行

· **马路训练** 等宝宝到了能够走在您身旁的年龄，就立即开始教他怎样安全地过马路。在这个阶段，虽然在过马路时

街道上的安全事项

当你们外出的时候，要从一开始就告诉宝宝在马路上的安全事项，在过马路时您也要做出榜样。

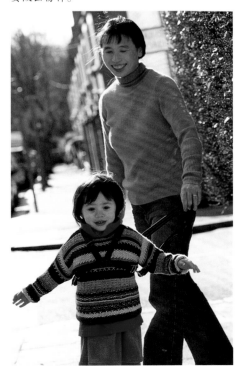

您还需要拉着宝宝的手，但您可以一边走一边为他进行解说，这样效果会很好。告诉他您正在寻找一个安全的地方过马路，您在过马路之前先看一看，听一听。为他解释一下红绿灯是怎么回事。培养他走人行横道的良好习惯，即使路面上没有车辆通过，也要等行人的指示灯亮了以后再走，不要跑着过马路。

乘车安全

· **旅途安全** 在小汽车里抱着宝宝是不安全的，因为如果发生意外或急刹车时，您的重量可能会给宝宝造成伤害。您一定要给宝宝准备一个特殊的幼儿车内座椅。选择座椅时，一定要注意看它是否符合安全标准，并且要买新的座椅，以避免潜在的危险，比如旧损的部件和皮带，或者这个座椅可能已经经历过一场事故。

· **牢固的安装** 不是所有的座椅都适用于各种车型，因此在购买之前，您需要确定一下您选择的这款座椅适合您的私家车型。安全带扣在任何时候都不要放在座位的框架上，因为这样它会在碰击时断裂。在安装座椅的时候，要将固定的带子绷紧——座椅需要被稳稳地固定，不会左右晃动。千万不要将座椅安装在前面紧挨着气囊的座位上——膨胀的气囊可能会给宝宝造成严重的伤害，甚至导致生命危险。每次外出前，要检查一下宝宝的座椅是否稳固。

· **正确的选择** 确保婴儿座椅的大小适合宝宝——要以他的体重而不是年龄为标准。面向后方的座椅适合体重至多为10～13千克的新生儿，一般可以使用9个月左右，要视宝宝的发育情况而定。面向

您可以自己安装座椅，但是一定要认真地遵照说明。如果需要的话，请征求专业人员的建议。每次外出时，都要将安全带调整好。

前方的座椅适合10～25千克的宝宝。在几年之内，您的宝宝都可以坐在上面，因此，在购买的时候，您最好选择可以长期使用的称心式样。理想的带扣应当是您可以轻松地操作，而宝宝无法解开的。

· **不要分神** 购买了婴儿座椅以后，要坚持使用。无论路程的远近，每次外出都要将固定的带子调整合适，安全地固定好。有的时候，宝宝也会因为受挫、疲倦或无聊而哭起来。如果您的宝宝哭了起来，请尽快停车。有哭喊的宝宝在车上，您的注意力很容易分散。大一些的孩子有时会试着解开安全带。如果您的宝宝解开了安全带，请尽快停下车，为他把安全带系好，并告诉他不要再解开，如果他又解开了，您还需要停车。这是有关安全的问题，因此，无论宝宝多么顽固，您都不能妥协。您的态度要坚决，但不要发火。如果在行进过程中，由于某种原因您需要照顾宝宝，您应当停车。即使您的视线离开道路一瞬间也是危险的。

度假安全事项

旅游对宝宝有很多好处。事先做一些计划和准备，您就能和宝宝度过一个绝妙的假期。尽量选择一个既能让您放松，又对宝宝们安全卫生的去处。最初的几年里，您也许不会安排太远的旅程，但是随着宝宝逐渐长大，您可能想试试更具冒险性的活动。

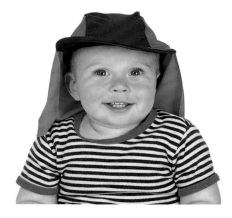

防护性帽子

婴儿和儿童一定要戴好遮阳帽。选择有宽帽檐和后垂部分的帽子，可以对脖颈也起到很好的保护。

出国

· **免疫** 宝宝接种的基本疫苗(见216页)必须是最新的。根据您要去的国家的情况，他可能需要接种其他的疫苗，或预防疟疾的药物。向您的医生或健康顾问咨询一下，因为您不能全部依赖旅行社提供的信息。

· **齐全的手续** 请记住，宝宝需要一张机票、他的护照和按照现行规定需要的其他旅行手续。请确认您的旅行保险将为您提供在国外需要的所有医疗。

乘坐飞机

· **在高空飞行** 事先订好座位。如果您的宝宝不满两岁，要预定一个可以请乘务人员为宝宝安装一个带篷的可以睡觉的小座位的位置，也可以安装一个婴儿车内座椅。在您随身携带的旅行包中，请装入充足的尿布以及牛奶和其他婴儿食品。飞机上不一定总为小宝宝们提供食物，但是空中服务员会乐于帮助乘客将携带的食物或牛奶加热。

晕车、晕机或晕船

从18个月开始，宝宝就可能会在乘车、乘船或乘坐飞机时有晕的反应。大多数孩子在进入青春期后反应就会消失。

· 确保您的宝宝在乘车、乘船或乘坐飞机时可以看到窗外的景色。

· 不要让他用看书的方法分散注意力——和他玩"我偷看你"这样的游戏效果会更好。

· 在旅途较长的情况下，可以考虑使用止眩晕恶心的药，或药店出售的醒脑贴。

· 随身准备一些塑料袋、纸巾和换洗衣服，以防万一。

· **气压** 如果您的宝宝还是婴儿，请在飞机起飞和下降的时候哺喂他，或用奶瓶喂他，让他吮吸奶嘴也可以。这样可以避免由机舱内气压的变化而引起的耳痛。大一些的孩子可以让他吮吸甜饮料或嚼软糖，但是要注意看着他，以防噎着。在飞行中要让宝宝喝足够的水以防止脱水。

· **旅途消遣** 带一些玩具和书，供宝宝消遣。飞机上一般会给小孩子们提供玩具袋，但是宝宝可能也需要他最喜欢的玩具的陪伴和安慰。

· **飞行时差综合征** 如果您跨过了几个时区，宝宝可能会受到时差影响，在一两天内感觉不舒服。尽可能快地按照新的时间让宝宝吃饭睡觉。您可以让宝宝在睡前服用一剂他常用的晕机药，睡个好觉。如果过了几天他还没有好转，您应当带他去看看医生，以防他生病。

防晒

· **护肤** 幼儿的皮肤要比成年人敏感得多，因此您的宝宝需要采取仔细的防晒措施，避免皮肤灼伤或过分日晒。6个月以下的宝宝最好不要接受直接的日光照射。在他的小推车上架一个阳篷或阳伞，并给他戴上宽沿的阳帽。给他穿上长袖上衣和长裤，质地应当凉快而针织紧密，比如棉质。

· **彻底防御** 在一天中最热的时候，不要让宝宝在日光的直射下，最热的时段一般为上午10点到下午4点，根据纬度的不同而不同。在水边和高处，日光一般要更强烈一些。您需要涂好防晒霜。防晒指数（SPF）代表对UVB紫外线的抵挡，而不同的星号标志，则表示对UVA紫外线的抵挡作用。在防晒时，您的宝宝对这两种紫外线都需要防御，防

晒油的指数越高，防晒作用越强。幼儿应当使用SPF30的防晒霜。在外出前半小时帮宝宝涂上。很多防晒霜都是防水的，但即使宝宝涂的是防水的防晒霜，如果他在水中玩耍的时间较长，还是应当每3～4小时再重涂一次。请参见防晒霜瓶子上的说明。

· **凉爽的气候** 即使是在较为凉爽的北部国家中，幼儿也可能被日光严重灼伤，这会给宝宝带来很大的不适，并增加以后患皮肤癌的危险。因此，无论是在家还是旅游在外，带宝宝外出的时候，将防晒霜带在身边都是明智的做法。有些时候可能早上凉爽多云，而一会儿就变得阳光灿烂了。

· **多多喝水** 为了防止宝宝在阳光强烈的炎热天气中脱水，请一定要让他补充大量的水分。如果您的宝宝还在哺乳阶段，请多哺喂他几次。奶瓶喂养的宝宝可以多喝一些白开水，或浓度非常低的果汁。

防虫

· **防止蚊虫叮咬** 宝宝幼嫩的皮肤对蚊虫最有吸引力，因此，在傍晚蚊虫最活跃的时段，要将宝宝的胳膊和腿都包得严严实实，并给他涂一些防蚊涂剂（儿童配方的）。在有疟疾发生的地区，涂防蚊水、搭蚊帐和吃预防疟疾的药都是必要的防护措施。

急救

　　宝宝们有强烈的好奇心，并且经常意识不到潜在的危险，因此，意外伤害常有发生。幸运的是，其中大部分都是轻微的小伤，但是您学习急救的常识还是非常有必要的，在情况发生之前就要掌握急救的本领，这样哪怕最坏的情况发生，您也有所准备。

　　本部分将为您详细介绍英国红十字协会推荐的急救程序。但是，除了这些指导性常识，您还需要更深入地学习急救的知识。因此，更好地保护您的家人的方法是您、您的伴侣和宝宝的其他看护者参加一个正规的急救课程。如果您受过正规的急救训练，拯救一个孩子的生命的可能性就大大增加了。此外，您还需要每几年就更新一下知识，参加一些新的急救课程。

复苏ABC

婴儿的急救（1岁以下）

1 给宝宝轻微的刺激：轻拍他的足底。如果宝宝没有反应，请大声呼救，然后进行复苏ABC，千万不要晃动宝宝。

2 使宝宝的呼吸道通畅：让宝宝躺在平坦的表面上，将您的手放在宝宝的前额上，轻轻使他的头后倾。用指尖清除任何明显的阻塞呼吸的异物。用一个手指轻轻地将他的下巴抬起。

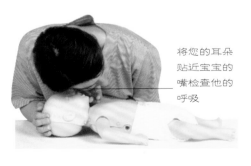

将您的耳朵贴近宝宝的嘴检查他的呼吸

3 检查呼吸：将您的耳朵贴近宝宝的嘴感觉他的呼吸，并且看看他的胸部是否起伏。检查10秒钟的时间。

4 如果您的宝宝还有呼吸，将他侧着抱起，支撑他的头部，并使头低于他的身体。将宝宝带在身边，叫一辆救护车。在等待救护车期间，检查他的呼吸。

　　如果宝宝的呼吸已经停止，请旁人帮忙叫一辆救护车，并开始人工呼吸。让宝宝仰卧，深吸一口气，然后将您的嘴紧贴宝宝的口鼻向内吹气，以防漏气，直到看到宝宝的胸部鼓起。应进行两次有效的人工呼吸。如果宝宝的胸部没有鼓起，让他的头部后仰，再继续，最多可至5次，要达到两次有效的人工呼吸。如果当时只有您一个人，为宝宝进行1分钟的人工呼吸和压胸式人工呼吸，然后将宝宝带在身边，去叫救护车

5 检查循环：在10秒钟的时间内检查宝宝是否有移动、咳嗽或呼吸。如果有循环的迹象，给宝宝做20个人工呼吸，每3秒钟一次，然后再检查他的循环。叫一辆救护车，然后重复这个过程，直到救护车来。

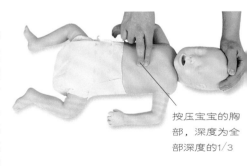

按压宝宝的胸部，深度为全部深度的1/3

6 如果宝宝没有循环的迹象，就开始给他进行压胸式人工呼吸（CPR）。将两根手指放在宝宝胸骨的下半部分，距乳线约1指宽，用力下压，深度为其胸部深度的1/3，每3秒钟5次。然后进行1分钟的人工呼吸，再按压5次，然后再进行人工呼吸。之后，如果您还没有叫救护车，就去叫一辆救护车。回来接着进行压胸式人工呼吸，直到救护车来。

幼儿的急救（1岁以上）

1 检查反应：呼叫宝宝的名字，并轻拍他的肩膀，看看他是否有反应。如果宝宝没有反应，大声求助，然后进行复苏ABC。

2 使宝宝的呼吸道通畅：将您的手放在宝宝的前额上，轻轻使他的头后倾。清除任何明显的阻塞呼吸的异物。轻轻地抬起他的下巴。

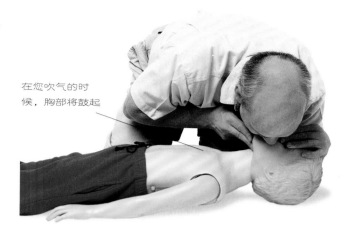

在您吹气的时候，胸部将鼓起

听听宝宝的呼吸，看您的脸上能否感到他的呼吸

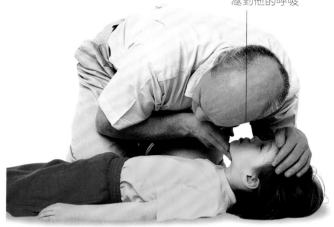

3 检查呼吸：将您的耳朵贴近宝宝的嘴感觉他的呼吸，并且看看他的胸部和腹部是否有什么动作。检查10秒钟的时间。

如果宝宝的呼吸已经停止，请旁人帮忙叫一辆救护车，并开始人工呼吸。让宝宝仰卧，捏紧宝宝的鼻孔，然后深吸一口气，将您的嘴紧贴宝宝的嘴，向内吹气。直到看到宝宝的胸部鼓起后再松开，看着他的胸部下降。应进行两次有效的人工呼吸，每3秒钟吹一次气。如果宝宝的胸部没有起伏，让他的头部再后仰一些，再继续，最多可至5次，要达到两次有效的人工呼吸。

5 检查循环：在10秒钟的时间内检查宝宝是否有移动、咳嗽或呼吸。如果有循环的迹象，给宝宝做20个人工呼吸，每3秒钟一次，然后再检查他的循环。叫一辆救护车，然后重复这个过程，直到救护车到来。

复原体位

将头向后倾以保证呼吸道畅通

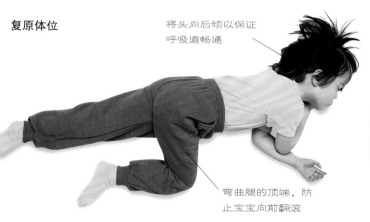

弯曲腿的顶端，防止宝宝向前翻滚

4 如果您的宝宝还有呼吸，将他侧着抱起，将他摆成复原体位。让他侧躺在结实的表面上，将前臂和腿支起。让他的头部后倾以保证呼吸道畅通。叫一辆救护车。在等待救护车期间，检查他的呼吸。

按压胸部，深度为全部深度的1/3

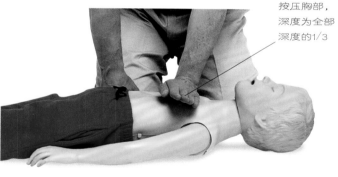

6 如果宝宝没有循环的迹象，就开始给他进行压胸式人工呼吸（CPR）。将一根手指放在宝宝胸骨的下端，另一只手的手掌根紧挨于手指之上，将掌根下压，深度为其胸部深度的 1/3，每3秒钟5次。然后进行1分钟的人工呼吸，再按压5次，进行人工呼吸。这时，如果您还没有叫救护车，就去叫一辆救护车。回来接着进行压胸式人工呼吸，直到救护车到来。

噎塞

如果宝宝失去知觉，而且您确信是由噎塞引起(见270页)，请立即为他进行压胸式人工呼吸。

噎塞

婴儿和儿童会把拿到的任何东西放进嘴里，因此噎塞是幼儿常见的紧急事故。噎塞是由食物、玩具或其他物件呛入气管引起的。您必须迅速地清除堵塞物，让宝宝恢复正常的呼吸。

我该做什么

幼儿的急救（1岁以上）：

- 如果宝宝不能将异物咳出，让他身体前倾，在他的肩胛骨之间快速拍击5下。
- 用您的指尖将他口中任何明显的堵塞物取出。
- 如果没有效果，站或跪在宝宝面前，一只手握成拳形，抵在宝宝的胸部下半部。
- 用另一只手压住拳头，快速而用力地推压（胸部推压）。5次之后检查宝宝的嘴里。
- 如果还是没有效果，将您的拳头放在宝宝的胸腔之下，上腹中部，向上推压5次。再次检查他的口中。
- 轮流进行3次背部拍击、胸部推压和腹部推压，然后去叫救护车。回来后继续，直到救护车来或宝宝失去知觉（见复苏ABC，269页）。

紧急情况

在下列情况下，请叫救护车：

- 您的宝宝停止呼吸。
- 您不能清除堵塞物。
- 您的宝宝在堵塞物清除以后继续噎塞。
- 您的宝宝失去知觉。

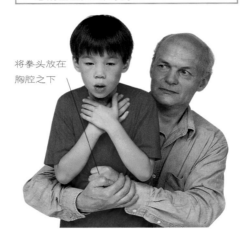

将拳头放在胸腔之下

婴儿的急救（1岁以下）

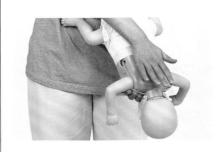

- 将宝宝面部向下放在您的前臂上，用您的手来支撑他。大一些的宝宝可能需要您坐下或跪着。
- 用掌根在肩胛骨之间拍击5次。
- 让宝宝转为面朝上，检查异物是否出来了。用您的指尖取出任何明显的异物。
- 如果他仍然噎塞，将两根手指放在他的胸骨下半部，然后向下推压5次。检查宝宝的口中。
- 轮流进行3次背部拍击和胸部推压，然后将宝宝带在身旁，叫一辆救护车。

  如果宝宝失去知觉，进行复苏ABC（见268页）。

中毒

将所有有毒的物质都锁好，因为好奇是小孩子的天性。酒、家用化学制剂和药品也都应当放好，注意有毒的植物。有毒的物质也可能在呼吸时吸入体内，或被皮肤吸收。

症状

中毒的症状随中毒的种类不同而有所不同，但是您可能会发现以下症状中的任何一种或几种：

- 呕吐。
- 腹泻或胃痛。
- 抽搐。
- 困倦。
- 失去知觉。
- 嘴唇周围烧灼或变色。
- 身旁有有毒的物质或盛有有毒物质的容器。

我该做什么

尽量查清毒物是什么以及宝宝吃下去多少。如果可能，问清宝宝发生了什么，不要对他生气。请记住，小孩子经常会把东西放进嘴里。

- 请医生来或叫一辆救护车，如果可能的话，留一些毒物的样品或把它的包装外壳给医生看。
- 如果您觉得宝宝吞下了一种化学产品，请用水清洗他的皮肤和嘴唇。不要让宝宝再喝任何东西，除非是在医生的建议下。
- 如果您的宝宝呕吐，请将呕吐物取样给医生看，但是不要故意让宝宝呕吐，这样可能会让他的情况恶化。
- 如果宝宝昏迷但是还在呼吸，将他放成复原体位（见269页）。

紧急情况

如果您认为宝宝吞咽了有毒物质——大量的药片、维生素以及不会对成年人造成影响的少量酒精，都可能对幼儿造成严重的后果——请叫救护车。

不要让宝宝呕吐，因为回流的毒素可能在上升的过程中对宝宝造成伤害。

- 如果您的宝宝昏迷，而且呼吸停止，请进行复苏ABC（见268~269页）。在您开始为他做人工呼吸之前，用湿毛巾为他擦脸，防止您再摄入毒素。

触电

即使是安全的电器和电源插座，如果宝宝将潮湿的手指或金属用具插进去，也可能有致命的危险。触电的程度不等，轻微的电击会导致短暂的麻刺感，而电击烧灼或严重的触电，甚至会使宝宝的呼吸和心跳停止。

症状

· 因受惊吓而哭泣。
· 深深的灼痕，通常很小。
· 肌肉痉挛。
· 失去知觉。
· 呼吸停止。

我该做什么

· 如果您的宝宝仍然没有脱离和电的接触，您要做的第一件事就是将电流切断。将电源关掉或拔下插头。

· 如果您无法切断电源，请您站在绝缘的材料上，比如一堆报纸、一本电话簿或一个橡胶汽车垫上。用干的、不导电的物体（比如扫帚的木头把）将电源从宝宝身旁移开。

· 如果实在没有其他办法，用干毛巾或报纸将您的手擦干或者戴上橡胶手套，以保证绝缘，然后拉着宝宝的衣服将他拽开。不要接触宝宝的皮肤。

· 如果宝宝失去了知觉，检查他的呼吸，必要时开始人工呼吸和压胸式人工呼吸。叫一辆救护车。

紧急情况

在下列情况下，请叫救护车：
· 您的宝宝失去知觉，哪怕只有几秒钟。

· 如果宝宝被电流烧伤，要立即呼叫急救。电流烧灼可能发生在宝宝触电的部位，但是也可能发生在接触地面的任何身体部位。这些灼痕第一眼看上去也许不很严重，但是它们可能很深，一定要紧急治疗。

灼伤和烫伤

治疗的目标是尽可能快地使受伤区域冷却。灼伤可能是表面的、部分皮层的、全皮层的或混合性的。小孩子们在灼伤的时候经常惊惶失措，会大叫或大哭着跑来跑去。

表面的灼伤是最外层表皮受伤，很疼。伤处看上去发红，但是好得很快。部分皮层灼伤是整层外皮的灼伤，发红，刺痛，起水泡。全皮层灼伤是所有皮层的损伤，可能由于神经末梢受损，并无痛感，可能会导致以后结痂。

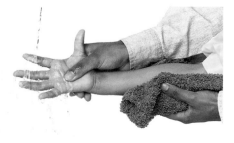

症状

· 被灼伤的表皮出现红肿。
· 部分皮层烧伤会发红、起水泡、刺痛。
· 全皮层烧伤的皮肤呈白色蜡状，或呈发暗的焦黑状。

我该做什么

· 将灼伤的地方放在冷水下冲10分钟左右。如果伤处在躯干上，请让宝宝冲冷水浴，但是不要让他太冷，以免导致体温过低（见275页）。

· 不要将粘在伤处的衣服除去，淋湿了也不要紧。必要的话，将粘在皮肤上的衣服部分剪下。

· 用消过毒的无绒毛的敷布将伤处敷上。或者您也可以使用厚的厨房用的薄膜将伤口包好。不要使用有黏性的敷布、药膏、凝胶、油等。

· 请医生来帮助治疗。

紧急情况

在下列情况下，请叫救护车：
· 宝宝的衣服着火。
· 宝宝被化学试剂或电流灼伤。
· 宝宝全皮层灼伤（伤处看上去苍白，或者发黑并结痂）。
· 如果宝宝有任何其他形式的灼伤，请带他去医院诊治。如果您不能确定，请叫医生来看看。

着火的衣服

· 如果宝宝的衣服着火，不要让他移动。即使他想跑，也不要让他动。
· 让他躺下，这样他的面部和气管就不会被烧伤。
· 用水将火扑灭。
· 让他将不可燃的衣服或毯子裹在身上，在地上打滚，熄灭火焰。

叫一辆救护车，即使宝宝看上去无恙。

抽搐

抽搐是由暂时性的脑细胞放电过度或脑紊乱引起的。幼儿抽搐的常见诱因是高烧（见224页和226～227页），这种抽搐被称为热抽搐。其他引起抽搐的原因还有头部损伤、肿瘤、一些疾病、中毒、感染和先天大脑缺陷。抽搐通常是一次性的，而癫痫发作则是反复性的（见261页）。

症状

· 呼吸声很大或停止呼吸。

· 突然失去知觉。

· 肌肉僵硬，伴有四肢抽搐。

· 暂时性身体功能失控，比如您的宝宝可能会大小便失禁。

· 可能会口吐白沫，如果宝宝咬破舌头，可能还会含血。

我该做什么

不要试图以任何方式限制宝宝。您最初的反应一定是想停止他的抽搐，但是您必须让抽搐的过程自然结束。在抽搐过程中，只有一个原因可以移动宝宝，那就是防止他受到伤害，比如将他从有车开过来的路上移开。

· 在宝宝的周围挪出空间，以免他被周围的物体伤到。

· 记录抽搐开始和结束的时间。

· 当发作结束后，在宝宝的身边陪伴他，并给他安慰。

· 如果宝宝发烧，尽可能快地使他的体温降下来（见224页和226页）。

· 如果宝宝在发作后失去了知觉，请检查他的呼吸，并寻求帮助。如果宝宝的呼吸停止，开始为他进行人工呼吸，必要的话，进行压胸式人工呼吸（见268－269页）。

紧急情况

在下列情况下，请叫救护车：

· 您的宝宝以前从未发生过抽搐。

· 最近宝宝头部受过损伤。

· 发作时间超过10分钟。

如果您不能确定该做什么，请给医生打电话。

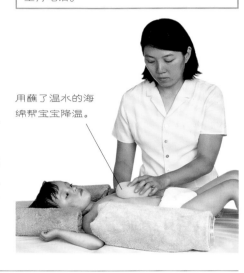

用蘸了温水的海绵帮宝宝降温。

过敏性休克

过敏性休克是一种少见而严重的过敏性反应，是由特殊的昆虫叮咬、食物（尤其是坚果）或药物引起的气管收缩导致的。症状可在几分钟内发作，发作时脸部和脖颈可能会肿胀，这更增加了窒息的危险。

症状

· 浑身出现红色斑疹。

· 眼皮或脸部浮肿。

· 呼吸浅而急促。

· 脉搏微弱急促。

· 皮肤湿冷。

· 焦虑或神志不清。

· 气喘或呼吸困难。

· 失去知觉。

我该做什么

· 先叫一辆救护车。

· 帮助宝宝做出最利于呼吸的姿势，并将他的衣物松开。

· 在等待救护车的时候安慰他。每隔几秒钟检查一次他的呼吸和脉搏。

· 如果您的宝宝失去知觉，要判断他的情况，并检查他是否有呼吸。如果他还在呼吸，将他放成复原体位，等待救援。

· 如果宝宝停止了呼吸，立刻开始人工呼吸（见268～269页）。

· 如果宝宝有确定的过敏物，就应该也有在过敏症发作时候服用的应急药：在发作开始的时候立即认真地按照说明给宝宝服药，如果可能的话，最好记下您给宝宝服药的时间。

紧急情况

如果您怀疑宝宝可能得了过敏性休克，要立即叫急救。

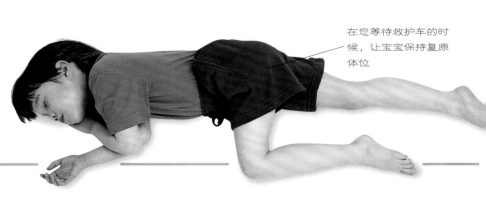

在您等待救护车的时候，让宝宝保持复原体位

骨折、扭伤和脱臼

　　小孩子们的骨头都很有柔韧性，因此骨折在这个年龄是很少见的。在医生证实宝宝是骨折、扭伤或脱臼之前，您应当按照以下描述的方法来护理。部分的骨头折断通常称为绿枝性骨折，很容易愈合。扭伤是韧带的损伤，症状和骨折相似，但没有骨折严重。如果一块或多块骨头脱位，那么关节就脱臼了。

症状

· 剧烈的痛感，或一碰就痛。

· 肿胀。

· 伤处变形，比如一侧的胳膊或腿可能显得畸形，看上去比另一侧要短。

· 无法或难以使用受伤的部位。

我该做什么

· 除非您有十足的把握，否则不要移动宝宝。将勒着伤处的衣物除掉。

· 您可以将宝宝受伤的手臂或腿，同没有受伤的身体部位缚在一起，达到固定的效果。您可以用绷带支撑宝宝受伤的胳膊，但是不要弯曲他受伤的肘部。如果

· 您怀疑宝宝的脊椎受伤，千万不要让他移动，要支撑起他的头部，身体四周垫好，然后叫一辆救护车。

· 不要让宝宝吃或喝任何东西，因为骨折或脱臼可能需要进行麻醉。

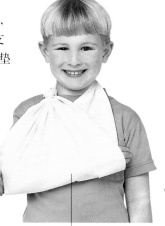

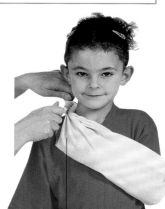

手臂悬带可以给手臂或腰部以支撑，或者减轻肩膀的负担

提高悬带可以减轻出血、疼痛或肿胀

手指和脚趾损伤

　　小孩子们的手指和脚趾很容易被挤伤或压伤。这类损伤非常疼痛，但是通常没有危险。手指切断是非常严重的状况，但是如果处理及时，还是可以补救的。

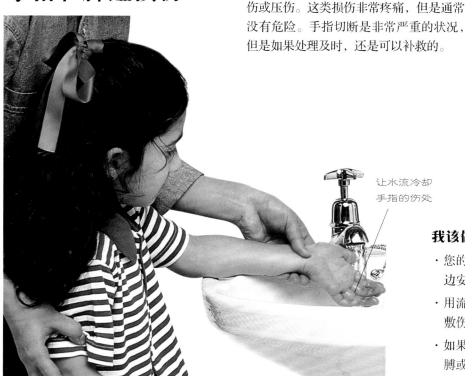

让水流冷却手指的伤处

我该做什么

· 您的宝宝一定又疼又怕，因此，您应当陪在他身边安慰他。

· 用流动的冷水冲伤处，或用清洁的布包着冰块冷敷伤处，减轻肿胀。

· 如果皮肤有伤口，紧压伤处止血，并将受伤的胳膊或腿举起，用清洁的敷布包扎伤口。

头部损伤

小孩子们会经常碰了头，幸运的是，大多数时候碰得都不严重。头皮上或前额上的伤口一般会大量地流血，这对家长和宝宝来说都很痛苦。头部严重的磕碰可能导致脑震荡，症状可能要到几个小时以后才出现。因此，及时地发现很重要。

我该做什么

· 如果宝宝的头部有擦伤和瘀伤，可以用毛巾浸冷水后拧干，或是用干净的湿毛巾包冰袋冷敷他的伤处。

· 不断地检查他的伤处，如果看到一片皮肤发红，中间呈白色，将敷布摘下。

· 如果伤处流血，将一块干净的手帕或毛巾盖在上面，用力压伤口。

· 在24小时内注意宝宝是否有什么异常的症状（见紧急情况）。

· 如果宝宝失去知觉或者有严重的肿块，叫一辆救护车。

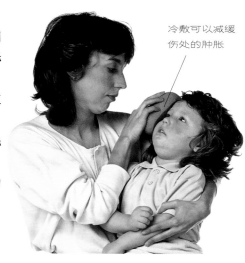

冷敷可以减缓伤处的肿胀

紧急情况

如果您的宝宝在头部严重受伤后的24小时内，出现什么异常行为或下列的任何症状，请叫一辆救护车：

· 失去知觉（即使时间很短）。
· 呕吐。
· 呼吸声很大或鼾声异常。
· 视觉出现重影。
· 昏昏欲睡或失去协调能力。
· 不愿见光或者头痛。
· 鼻或耳中有分泌物。
· 哭声异常。

失去知觉

如果您的宝宝失去了知觉，请检查他的呼吸。如果宝宝停止了呼吸，请别人帮忙叫一辆救护车，并开始为他做人工呼吸。如果宝宝还有呼吸，让他保持复原体位，然后去叫一辆救护车。

溺水

即使是很浅的水对小孩子们来说也有危险，因此，一刻也不要让宝宝独自待在水中或水边。溺水可能导致死亡，因为吸入肺部的水会阻止空气进入肺部。溺水还会导致咽部痉挛而使呼吸停止。此外，冷水还可能导致体温过低（见275页）。

我该做什么

· 在保证安全的前提下，将宝宝从水里拉出。如果宝宝有可能伤到了颈部和背部，请特别小心。

· 不要冒生命危险抢救水中的孩子，如果您在没有帮助的情况下不能安全地够到他，请寻求帮助。

· 如果您的宝宝还有意识，要给他安抚。他有体温过低的危险，因此要给他保暖，但不要太快地让他热起来。叫一辆救护车。

· 如果您的宝宝失去了知觉，但是还有呼吸，让他保持复原体位，然后叫一辆救护车。如果他咳嗽、噎塞或呕吐，说明他还在呼吸。用小毯子、毛巾或衣服给宝宝盖上，防止他体温过低。

· 如果您的宝宝失去了知觉，而且呼吸停止，将他口中的碎片（比如海草）清除，然后开始为他进行人工呼吸，必要的话要进行压胸式人工呼吸（见268～269页）。叫一辆救护车，然后继续进行压

紧急情况

即使您的宝宝此时已经苏醒，也要立即叫急救，因为宝宝的呼吸道可能会出现肿胀。

胸式人工呼吸，直到救护车来了或者宝宝开始呼吸。让他呈复原体位，并保持温暖。

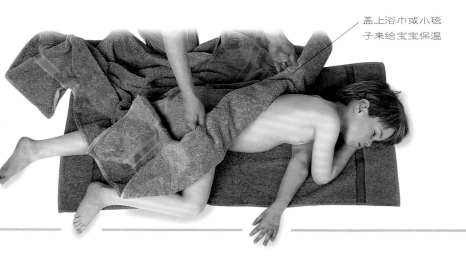

盖上浴巾或小毯子来给宝宝保温

体温过低

宝宝的体温低到危险的温度，会导致身体各个器官工作缓慢乃至停止。婴儿很容易出现这种情况（见右边方框），但是对大一些的孩子来说，这种情况容易出现在寒冷的户外活动之后或落入冷水中之后。

症状

· 发抖。

· 皮肤冰凉苍白。

· 脉搏微弱。

· 精神不振。

· 呼吸浅而缓慢。

· 神志不清。

我该做什么

· 最重要的是逐渐让宝宝暖和过来。不要将直接的热源，比如热水瓶贴近宝宝的皮肤。

· 将他的湿衣服脱下来，换上干的衣服。用温暖的浴巾或毯子把他裹起来，或者给他穿上温暖的衣服，戴上帽子，并

帮宝宝拿着杯子，让他小口地喝下热的饮料

紧急情况

如果您的宝宝失去知觉，请叫一辆救护车。开始为他进行复苏ABC（见268~269页）。

且让他在温暖的房间里卧床休息。

· 让他喝一些热的饮料，并吃一些高能量的食品，比如巧克力。不要将他一个人留下。请医生来。

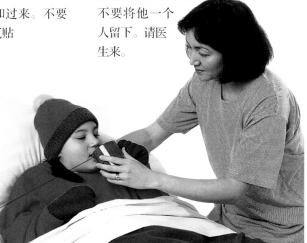

婴儿的体温过低

很小的婴儿由于尚未发育完全，还不能维持体温，因此婴儿的热量丧失得很快，甚至可能在温度低的房间里出现体温过低的状况。

症状包括：

· 肤色粉红健康，但皮肤感觉冰凉。

· 软弱无力，异常安静。

· 拒绝进食。

用以下办法在温暖的房间里使宝宝的体温回升：

· 帮宝宝换掉湿的或潮的衣物。

· 给他戴上帽子。

· 用小毯子裹着他。

· 抱着宝宝，用您的体温温暖他。请医生来。

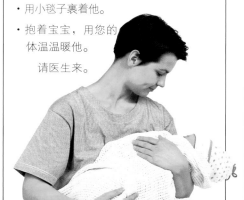

中暑衰竭和中暑

中暑衰竭和中暑发生在身体严重过热的时候，二者都通常发生于夏季。中暑衰竭是由于过度排汗导致身体中的盐分和水分流失而造成的。中暑是宝宝体温调节功能发生障碍。

症状

中暑衰竭

· 眩晕。

· 四肢或腹部有绞痛。

· 皮肤苍白，湿冷，出汗。

· 脉搏疾速而微弱。

中暑

· 皮肤发红发热且干燥。

· 40℃以上的高温。

· 迅速丧失知觉。

我该做什么

中暑衰竭

让宝宝躺在凉爽的地方，将他的外衣脱掉。用折叠的浴巾或枕头将他的腿垫起。安慰宝宝，并让他小口地喝水。

中暑

中暑发病很快，您的宝宝可能会失去知觉。为了防止这样，要让宝宝躺在凉爽的地方，并脱去他的衣服。用湿凉的单子盖在他身上，并给他吹风扇。您也可以用

紧急情况

在下列情况下，请叫救护车：

· 您的宝宝失去了知觉或是没有好转。

· 你的宝宝不足1岁。

通畅宝宝的呼吸道，检查他的呼吸，并且准备开始为他进行人工呼吸（见268~269页）。如果宝宝还在呼吸，让他保持复原体位。

海绵蘸温水（不要用冷水）给他降温，直到体温降低到38℃左右为止(见227页)。

蚊虫叮咬

对小宝宝来说，被昆虫蜇刺真是又可怕又疼痛，但好在大多数蜇刺都不严重。有些人会出现严重的过敏性反应，即通常所说的过敏性休克，虽然这种情况发生的几率很小，但是识别可能出现过敏性休克的迹象还是很重要的。

症状

· 宝宝在被叮之后非常恐慌，或哭起来。
· 被叮的区域常常中心发白并有一个小孔或针眼，能看出被叮的地方。
· 或许蜇刺还在，能看得到。
· 昆虫的叮咬通常比普通的蜜蜂蜇刺要严重，特别是马蝇，叮咬的地方会凹凸不平。

我该做什么

· 昆虫的蜇咬很吓人，因此要让宝宝冷静下来并安慰他，让他相信自己会没事的，这很重要。
· 尽量让他静止不动，好让您看清被蜇伤的地方。如果蜇刺还留在皮肤里，用您的指甲、刀背或信用卡将它挑出来。
· 将一块毛巾浸在冰冷的水里然后拧干，或者将冰块装入一个袋中，用一块毛巾包起，敷在伤处以减轻肿痛。如果几个小时或几天以后蜇咬的地方恶化，请让

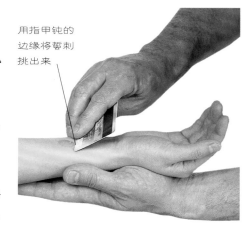

用指甲钝的边缘将蜇刺挑出来

医生诊治。

· 如果宝宝的嘴部被蜇咬，让他吮吸一些冷饮，或吃一根冰棍，然后直接带他去医院诊治。如果宝宝出现呼吸困难，不要给他喝任何东西。
· 如果宝宝昏倒，他可能对蜇咬产生了过敏性反应（见过敏性休克，272页）。

紧急情况

在下列情况下，请叫救护车：

· 您的宝宝呼吸困难。
· 他的嘴边或咽部被蜇。
· 他被蛇咬，或被蜘蛛、蝎子蜇咬，或者被水母严重蜇刺。
· 他觉得眩晕或已经晕倒。
· 他的身上出现大面积的皮疹。

荨麻疹

荨麻会引起皮肤上的红痒肿块。用炉甘石洗剂轻擦患处，或者冷敷10分钟，都可以减轻痛痒感。

酸膜叶是治疗荨麻疹的传统药方，因此您可以从附近找几片叶子，然后将汁轻轻涂擦到被荨麻蜇到的地方。如果疹子扩散面积很大，请医生看看。

割伤、擦伤和流血

割伤和擦伤是小孩子常有的事，只要伤口不脏，没有被感染，通常可以在家进行简单的处理。

我该做什么

割伤和擦伤

· 将您的手洗净。将宝宝的伤口放在水龙头下冲洗干净，或用消毒药水将伤口周围擦干净，也可以用脱脂棉蘸温水擦洗伤口。
· 将所有沙砾、泥土这样的脏东西清除，不要去除嵌入伤口的东西。
· 在伤口上贴上创可贴，一天一换。不要涂消毒药膏。
· 如果伤口疼痛并发红，请让医生诊治。

严重出血

· 如果宝宝的伤口严重出血，直接用力压住伤

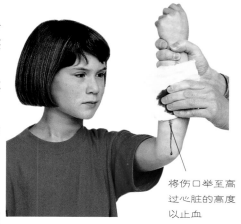

将伤口举至高过心脏的高度以止血

紧急情况

在下列情况下，请去医院处理：

· 宝宝的伤口很大、很深，或者伤口边缘不齐。
· 宝宝严重流血。
· 宝宝的脸部有大的伤口。
· 刺破宝宝的东西很脏。
· 宝宝的伤口中嵌有异物。

口，将受伤的胳膊举起，高过心脏的高度。
· 将清洁、没有绒毛的敷布用绷带固定在伤口上。
· 如果您觉得宝宝可能会休克，让他躺下，将伤处举起，然后叫救护车。

耳、眼、鼻中的异物

小宝宝们经常会把食物粒、小珠子和玻璃弹球塞到他们的耳朵里或鼻子里，因此在宝宝吃饭的时候看着他很重要，而且您也要禁止他玩有这样危险的玩具，直到他长大明白危险后再给他玩。

我该做什么

· 安慰您的宝宝。他可能会担心您生他的气。

· 如果宝宝塞了东西在鼻子里，温和地叫他擤鼻子（如果他能理解的话）。如果他还不会这样做，或是擤鼻子也无济于事，请冷静地安慰宝宝，让他用嘴呼吸，然后带他去医院。

· 虽然您一定很想帮宝宝把异物取出来，但千万不要这样做，因为这样搞不好会把异物推得更深。

· 如果异物在宝宝的耳朵里，也请您不要试图动手去取它。试着弄清异物是什么。安慰您的宝宝，带他去医院。

眼中的异物

灰尘和眼睫毛经常会进入眼睛，不过它们通常很好取出。

· 如果宝宝的视线模糊，眼睛发红流泪，那么他的眼中很可能进了异物，而且宝宝很可能会揉眼睛。

· 如果宝宝的眼睛有刺痛感，但是您看不到异物，请带他去看医生，因为他可能是眼部感染，或者异物可能在眼皮内。

· 安慰宝宝，并且尽量不要让他揉眼睛。

· 如果您能看到异物在眼白上，可以将干净的冷水倒在宝宝的眼睛上。让他的头部倾斜，对准他的内眼角倒水，这样水就可以冲洗到整个眼睛了。

· 如果这样没有效果，可以试着将干净的棉签蘸湿，去除异物。

· 不要接触眼睛有颜色的部分或眼球，这些部分都覆盖着薄薄的角膜，即使是用小块的脱脂棉也非常容易擦伤。如果您无法去除异物，或者异物在眼睛有颜色的部分或眼球上，请带宝宝去医院。

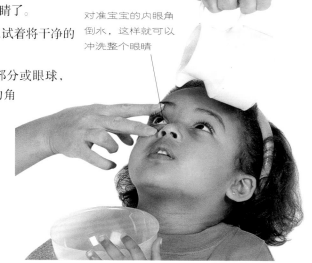

对准宝宝的内眼角倒水，这样就可以冲洗整个眼睛

流鼻血

小孩子流鼻血是经常的事，可能由游戏中的碰撞、挖鼻孔或过分用力地擤鼻子引起。一些孩子特别容易流鼻血。

我该做什么

· 帮助宝宝直坐，稍向前倾。

· 在鼻梁下捏紧鼻孔，保持10分钟时间。在此期间不要松开看流血是否停止。

· 鼓励宝宝用嘴呼吸，并将血吐出来，而不是咽下去。

· 如果10分钟后宝宝的鼻子仍然流血，再

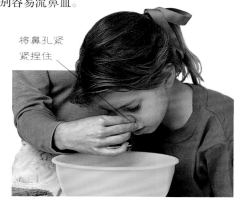

将鼻孔紧紧捏住

捏两个10分钟。如果仍然流血不止，请寻求医疗帮助。

· 如果您的宝宝经常流鼻血，或是流鼻血很严重，请和您的医生谈谈这个情况。

致　谢

Dr Carol Cooper would like to thank her agent Catherine Clarke, Anna Davidson and her team at DK, Alison Pottle of the cardiology department at Harefield Hospital, and Maria Buckingham of Chorleywood Health Centre.

Dorling Kindersley would like to thank the following writers:
Pregnancy: Joanna Moorhead
Baby and child care: Tracey Godridge
Development: 06 months Katy Holland, 612 months Tracey Godridge, 1224 months and 2436 months Harriet Griffey

Dorling Kindersley would also like to thank Viv Armstrong of the British Red Cross, Tracey Ward, Nicola Rodway, and Caroline Buckingham for their contributions to this book.

Illustrators Debbie Maizels and Philip Wilson
Indexer Dorothy Frame
Proofreader Alyson Lacewing
Models Whippersnappers Day Nursery, Felstead, Essex; Kasey Berhardsen and Simon Alpin with Lowell, Tracey Townsend, Mark, Sally, Harvey, and Sidney Barron; Arucha with Eya Choudhury, Esmari with Jeanri Burger, Fiona with Beatrice and Tabitha Ashley-Norman, Anne and Roland with Callum Nightingale, Danny with Violet Mermelstein, Mark and Lupia with Sasha Noor, Beej with Ria Shah, Chris Nunn and Julia Nicholls with Lauren, Erin with Gabriel Sorensen, Darren and Louise with Inca Rix, Alison with Leo and Evie Dolon, Julia Harris and Colin with Mari Short, Doug, Tali, Noa, Ella, and Gil Krikler, Joe Ejiofor and Anne Stenett with Lauren, Jeanette and Paul with Daisy Copperwaite, Famoush Bikdeli with Dara Adjudani, Lorna with Rhys and Bethan Holland, Mr and Mrs Stennett, Colin and Veronique with baby Bozunga, Beth and Biraj with Emma Parma, Sarah and baby Broome, Jo with Jade Salliger, Jason with Kasia Wall, Linda with Mackenzie Quick, Simon with Oban Murrell, Rachana with Arianna Shah, Penny with Anastasia Stephens, Thimmie with Emily Pickering, Andrea with Joel Peters, Rachel with Zoe Nayani, Rachel with baby Best, Isabelle with Carla Wicker-Jourdan, Alison with Phoebe Lee, Tali with Gil Krikler, Denise with Kymani and Kymarley Woodstock, Helen with Joseph Jack and Leo Stiles, Mulki with Wyse Ali, Janis and Maureen Lopatkin with Mia Lopatkin, Mr & Mrs Kiyomura with Eri, Michelle with Charlie Terras, Ivor with Ruby Baddiel, Rachel with Zoe Nayani, Maria with Jasmine Leitch, Lilian with Gregory Maya, Tracey with James Coleman-Ward, Faith Knight with her dad, Janis and Maureen Lopatkin with Mia Lopatkin, Mrs Sugiya with Nana and sister, Lina with Anna Maria Sheridan, Shelley with Sadie Goswell, Penny with Evie McCann, Kay with Ben Whiteley, Lynn with Esme Spencer, Carol with Hannah Tennant, Nicki with Max Riggall, Tina with Lewis Oakey, Fiona with Ellie Messer, Sarah with Phoebe Berman, Simon with Lauren Murrell, Deborah with Aaron Bright, Mr and Mrs Perez, George with Sophia Sirius, Tony with Christina and Louise Aquino, Sima and Tim with Danielle and Tal Randall, Gaynor with Oliver Benveniste, Sue with Anya Dziewulski, Deborah with Sadie Seitler, Meena with Shaun MacNamara, Jane with Luke Rimell, Cheryl and John with Yasmin Weekes, Orlean with Ethan Stennett, Sibel with Lara Peck, Teresa with Isabelle.
Hair and make-up Tracy Townsend

Picture researcher Samantha Nunn
Picture librarians Hayley Smith and Sarah Mills

Picture credits
Dorling Kindersley would like to thank the following for their kind permission to reproduce their photographs: (Abbreviations key: t=top, b=bottom, r=right, l=left, c=centre)
17: Stone/Getty Images (bl); 20: Mother & Baby Picture Library/emap esprit; 21: Mother & Baby Picture Library/emap esprit/Ian Hooton (tr); 29: Mother & Baby Picture Library/emap esprit (br); 33: Mother & Baby Picture Library/emap esprit (tl); 35: Stone/Getty Images (tr); 39: SPL (bl), SPL/Neil Bromhall/Genesis Films (tr); 43: SPL/Mike Bluestone (b); 47: SPL/Ruth Jenkinson/Midirs (t); 49: SPL/Joseph Nettis (b); 51: SPL/Petit Format/Nestle (bl); 53: TCL/Getty Images (br); 63: Art Directors & TRIP/Helene Rogers (tr); 65: Mother & Baby Picture Library/emap esprit/Ruth Jenkinson; 73: Mother & Baby Picture Library/emap esprit (t); Mother & Baby Picture Library/emap esprit/Mampta Kapoor (bl); 75: Mother & Baby Picture Library/emap esprit/Frances Tout (b); 76: Mother & Baby Picture Library/emap esprit (bc), Mother & Baby Picture Library/emap esprit/Eddie Lawrence (br); 77: Mother & Baby Picture Library/emap esprit (bc), Mother & Baby Picture Library/emap esprit/Eddie Lawrence (bl), SPL/Joseph Nettis (tc); 91: Corbis Stock Market/Jon Feingersh; 114: Stone/Getty Images; 116: TCL/Getty Images; 117: Corbis Stock Market/David Raymer; 125: Art Directors & TRIP/Helene Rogers; 145: Stone/Getty Images; 149: Robert Harding Picture Library/Caroline Wood/Int'l Stock (b); 169: Corbis Stock Market/Steve Prezant (tr); 216: Stone/Getty Images; 219: SPL/Medical Illustration, St. Bartholomew's Hospital (tr); SPL/Tricia Reid (tl); 232: Stone/Getty Images; 234: Corbis Stock Market/LWA-Dann Tardif; 235: SPL/Antonia Reeve; 244: Meningitis Research Foundation (tr); 252: SPL/Dr P. Marazzi; 253: SPL/Dr P. Marazzi (cr); 257: SPL/Hattie Young; 258: The Image Bank/Getty Images; 259: SPL/Dr P. Marazzi (br); 260: SPL/Gary Parker (cr); 261: SPL/Will & Deni McIntyre (tr); 265: Garden Picture Library/Juliet Greene.
All other images　Dorling Kindersley.
For further information see: www.dkimages.com